Loren Cordain und Joe Friel

Das Paläo-Prinzip der gesunden Ernährung im Ausdauersport

Loren Cordain und Joe Friel

DAS PALÄO-PRINZIP
DER GESUNDEN ERNÄHRUNG IM AUSDAUERSPORT

Aus dem Amerikanischen von Lea Bodora

Sportwelt Verlag

Gesamtbearbeitung und Druck: Druckerei Joh. Walch, Augsburg
Übersetzung: Lea Bodora
Lektorat: Brigitte Caspary
Covergestaltung: Oliver Linke

1. Auflage 2009

Am Wasserstein 3
D-91282 Betzenstein
mail@sportwelt-verlag.de
www.sportwelt-verlag.de

Bestellungen bitte an:
Herold Auslieferung & Service GmbH
Raiffeisenallee 10
D-82041 Oberhaching
Tel.: 0049-(0)89-613871-16
Fax: 0049-(0)89-613871-55 16
herold@herold-va.de
Lieferung innerhalb Deutschlands portofrei.

ISBN 978-3-941297-00-5

INHALT

Einleitung

Informationen über Ernährung für Sportler gibt es bereits seit etwa einem Jahrhundert. Es ist jedoch interessant zu sehen, wie sich die Ratschläge verändert haben. Vor 60 Jahren beispielsweise gab Trainer Willie Honeman die folgenden Ernährungsratschläge für Radrennfahrer:

Die Beantwortung der Frage nach Nahrungsmitteln und was man essen sollte würde sehr viel Platz in Anspruch nehmen. Eine einfache Faustregel ist, das zu essen, was einem gefällt, allerdings sollte es qualitativ hochwertig und frisch sein. Vermeiden Sie es, zu viel stärkehaltige Lebensmittel zu sich zu nehmen, wie Brot, Kartoffeln, Pasteten und Gebäck etc. Essen Sie viel grünes und gekochtes Gemüse.

— Willie Honeman, in *American Bicyclist*, 1945

Vergleichen Sie mal Honemans Ratschläge mit dem, was zwei Radsportexperten gut 50 Jahre später empfahlen.

Die ergänzende Zufuhr von Kohlenhydraten ist unentbehrlich, um den Bedarf bei hartem Training zu decken. Größere Portionen Pasta, Kartoffeln und Brot können dabei hilfreich sein, viele Sportler ziehen jedoch konzentrierte Kohlenhydrate in kohlenhydratreichen Sportgetränken vor. Mit Produkten von Ultra Fuel, Exceed High-Carbohydrate Source und Gatorlode können zusätzliche Kohlenhydrate aufgenommen werden, ohne dafür große Mengen fester Nahrung essen zu müssen.

— Dr. Edmund Burke und Dr. Jacqueline Berning
(anerkannte Diätassistentin), in *Training Nutrition*, 1996

Diese Auswahl zeigt, wie sich das Denken der Trainer, Sportler und sogar Sportwissenschaftler seit den 70er Jahren verändert hat. Die derzeit landläufige Meinung ist, dass Sportler fortwährend Kohlenhydrate zu sich nehmen sollten, und das kann sogar so weit gehen, dass die Ernährung mit handelsüblichen Produkten ergänzt und somit ‚echte' Nahrungsmittel vermieden werden. Die Abkehr von ‚qualitativ hochwertigen und frischen' Nahrungsmitteln, besonders von Obst, Gemüse und magerem Eiweiß, ist in der Welt der Sportler weit verbreitet. Diese Wendung ist zwar vorteilhaft für die Speicherung des für die Leistung notwendigen Glykogens – besonders bei Ausdauerveranstaltungen –, es berücksichtigt aber nicht die notwendige Aufnahme von Lebensmitteln, die auch reich an anderen Nährstoffen sind. Dieser konventionelle Standpunkt hat deshalb nicht nur negative Auswirkungen auf die Gesundheit, sondern setzt auch die Regenerationsfähigkeit eines Sportlers und somit die Qualität seines gesamten Trainings aufs Spiel.

Mit *Das Paläo-Prinzip der gesunden Ernährung im Ausdauersport* wollen wir diesen Trend umkehren. Wir möchten ein optimales Ernährungsmodell für Sportler vorstellen, das sich an den Prinzipien orientiert, denen wir unsere erfolgreiche Existenz als *Homo sapiens* zu verdanken haben: eine paläolithische oder altsteinzeitliche Ernährung, wenngleich auch leicht abgeändert, um die besonderen Bedürfnisse von Sportlern zu erfüllen.

Verglichen mit dem, was Ernährungsberater amerikanischen Sportlern an Nahrung empfehlen, ist die Steinzeiternährung etwas eiweiß- und fettreicher und enthält weniger Kohlenhydrate. Die größte Besonderheit dessen, was wir hier vorstellen, ist jedoch der **Aufnahmezeitpunkt** von Kohlenhydraten und Eiweiß, besonders bei verzweigtkettigen Aminosäuren, die gelegentliche Auswahl von Nahrungsmitteln nach der glykämischen Last* bezo-

*) Der glykämische Index (GI) gibt an, wie stark ein kohlenhydrathaltiges Nahrungsmittel den Blutzuckerspiegel erhöht, und zwar relativ zur Wirkung von Traubenzucker. Die Wirkung von Traubenzucker entspricht also 100 Prozent bzw. dem Referenzwert 100. Der glykämische Index wird jeweils für 50 Gramm Kohlenhydrate bestimmt. Gekochte Karotten beispielsweise haben zwar eine stark blutzuckersteigernde Wirkung (GI = 71), sind aber relativ kohlenhydratarm; um 50 Gramm Kohlenhydrate aufzunehmen, muss man daher etwa 700 Gramm Karotten verzehren.
Die glykämische Last (GL) dagegen berücksichtigt auch die Gesamtmenge des verzehrten Lebensmittels, und zwar nach der Gleichung: Glykämische Last = (glykämischer Index ÷ 100) x Kohlenhydratgehalt.
Für 100 Gramm gekochte Karotten (GI = 71, KH-Gehalt = 7,5 g je 100 g) ergibt sich: (71 ÷ 100) x 7,5 => GL ca. 5,3
Für 100 Gramm Baguettebrot (GI = 70, KH-Gehalt = 48 g je 100 g) ergibt sich: (70 ÷ 100) x 48 => GL ca. 33,6
Fazit: Der Blutzuckereffekt von 100 Gramm Baguette ist – wegen seines hohen Kohlenhydratgehalts – demnach trotz identischem glykämischem Index etwa 6 mal so groß wie der von 100 Gramm gekochten Karotten. (Quelle: Wikipedia.de) Weitere Informationen finden Sie in Teil 2 ‚Glykämischer Index und glykämische Last', Seite 105 (A.d.Ü.)

gen auf das Training, die basische Wirkung dieser Ernährungsweise auf das Blut und andere Körperflüssigkeiten sowie die Periodisierung der Ernährung parallel zum Training. All das zusammen bedeutet, dass Sie schneller regenerieren und Ihre Leistung steigern können, wenn Sie unserem Programm folgen: dem Paläo-Prinzip der gesunden Ernährung im Ausdauersport. Denn genau diese Wirkungen konnten wir in den letzten zehn Jahren an jedem einzelnen der von uns betreuten Sportler beobachten.

Was wir hier vorschlagen, ist keine schnelle Methode, um Gewicht zu verlieren, obwohl viele Sportler, die ihre Ernährungsweise entsprechend umstellten, überschüssige Fettpolster reduzieren konnten. Die von uns hier angebotenen Ernährungsstrategien sollen vielmehr Gesundheit und Leistung verbessern.

Leistungsverbesserung, das ist klar – aber warum die Gesundheit verbessern? Leider sind viele Sportler in Wirklichkeit nicht vollkommen gesund, obwohl sie eine fantastische Fitness besitzen. Gesundheit und Fitness gehen nicht immer Hand in Hand. Ein hoher Trainingsumfang von oftmals mehr als zwei Stunden pro Tag kann unser Immunsystem angreifen, wenn es nach dem Training nicht die geeigneten Nährstoffe für seine Erneuerung erhält. Eine überwiegend Stärke enthaltende Ernährung – besonders mit Stärke aus nur einer Quelle, wie beispielsweise Getreide – bewirkt zwangsweise, dass der Körper eines Sportlers zu wenig Eiweiß und Spurenelemente bekommt. Das Paläo-Prinzip erfüllt diese Bedürfnisse von Sportlern Tag für Tag.

Auch wenn der Nutzen einer Ernährung, die der unserer prähistorischen Vorfahren ähnelt, mehrfach wissenschaftlich bewiesen und von Sportlern gründlich getestet und verfeinert wurde, wird er von einigen Wissenschaftlern und Athleten nicht für bare Münze genommen, weil sich diese Ernährungsweise über vieles hinwegsetzt, was uns jahrelang eingetrichtert worden ist. Wer jemandem vorschlägt, sich auf diese Art zu ernähren, wird sogleich mit vielen Gegenargumenten konfrontiert. Auch Sie werden zunächst eine gesunde Skepsis an den Tag legen – was in gewisser Weise ja auch gut ist. Damit Sie dieses Buch jedoch unvoreingenommener weiterlesen können, möchten wir zunächst auf die häufigsten Bedenken eingehen.

DIE HÄUFIGSTEN GEGENARGUMENTE

Einige der am meisten verbreiteten, intuitiven Argumente gegen das Paläo-Prinzip sind, dass ‚sie (die Jäger und Sammler) jung gestorben sind‘ und deshalb ‚nicht lange genug gelebt haben, um Herzkrankheiten, Krebs oder andere chronische Krankheiten zu entwickeln'. Folglich ‚waren sie in Wirklichkeit nicht gesünder oder fitter als der moderne Mensch'.

Wenn Sie der ersten Aussage Glauben schenken, liegen Sie absolut richtig. Es besteht kein Zweifel daran, dass die durchschnittliche Lebenserwartung der Jäger und Sammler und der Steinzeitmenschen verglichen mit unserer ziemlich gering war. Beispiel: Das Durchschnittsalter der Neandertaler wurde auf 12 bis 15 Jahre geschätzt, das der Indianer vor Ankunft der Europäer auf 20 bis 25 Jahre. Heutzutage erreichen Frauen in den USA ein Alter von 79, Männer von 72 Jahren. Die ‚durchschnittliche Lebenserwartung' ist jedoch ein irreführender Begriff. In Wirklichkeit verbirgt sich hinter der durchschnittlichen Lebenserwartung das durchschnittliche Alter einer Bevölkerung zum Zeitpunkt des Todes; es gibt uns keinerlei Informationen über das Alter und die gesundheitlichen Merkmale der einzelnen Menschen. Die durchschnittliche Lebenserwartung einer vierköpfigen Gruppe bestehend aus einem Elternpaar mit einem Sterbealter von 79 bzw. 72 Jahren, deren zwei Kinder bei der Geburt gestorben sind, beträgt 37,7 Jahre ([79+72+0+0] : 4). Oberflächlich betrachtet erscheint es aufgrund der niedrigen durchschnittlichen Lebenserwartung, als wären *alle* Menschen dieser Gruppe nicht sehr gesund gewesen.

Um die Alters- und Gesundheitsdaten einer Bevölkerung genauer abbilden zu können, haben Wissenschaftler sogenannte Sterbetafeln entwickelt – Diagramme, die die gesamte Bevölkerung nach Altersgruppen getrennt zeigen und eine Aussage zur Lebenserwartung treffen. In einer Studie mit mehr als 450 Kung (ein Jäger- und Sammler-Volk in Botswana) zeigten die Sterbetafeln, dass zehn Prozent des Volkes 60 Jahre oder älter waren. Wichtiger jedoch ist, dass unter den älteren Angehörigen von Jäger- und Sammler-Völkern nahezu kein Übergewicht, kein Bluthochdruck, kein Diabetes, keine zu hohen Cholesterinwerte und sonstigen chronischen Krankheiten vorkommen, die in der älteren Bevölkerung westlicher Gesellschaften nahezu überall weit verbreitet sind. Jäger und Sammler starben nicht aufgrund chronischer, degenerativer Krankheiten sondern aufgrund von Unfällen und Verletzungen durch ein risikoreiches Leben in einer gefährlichen Umgebung.

Stellen Sie sich vor, Sie würden Ihr ganzes Leben lang im Freien kampieren, dann bekommen Sie eine Vorstellung davon, wie rau und gefährlich dieses Leben war. Während sich die meisten von uns bis zur Mitte ihres Lebens oder bis zum Alter keine Sorgen über den Tod machen müssen, starben Jäger und Sammler oft unvermittelt durch Ursachen, an denen heutzutage vergleichsweise wenige von uns sterben. Sie kannten keine moderne Medizin, keine fortschrittlichen chirurgischen Behandlungsmethoden und keine Antibiotika, und sie hatten keine Ahnung von Infektionen und Krankheitserregern. Bürgerkriege, Streitigkeiten und regionale Auseinandersetzungen gehörten zum Alltag und wüteten über fast ihre gesamte Lebensdauer. Auch Kindestötung (die absichtliche Tötung von Säuglingen und Kleinkindern) war gang und gäbe. Da sie ihr gesamtes Leben im Freien verbrachten und ständig durch Naturgewalten und andere Umweltbedingungen herausgefordert wurden, war das Risiko von Verletzungen durch Unfälle stets sehr hoch. Die Großwildjagd war, damals wie heute, ein risikoreiches Unterfangen und erhöhte selbstverständlich die Wahrscheinlichkeit von Unfällen oder Verletzungen. Entsprechend war die Sterberate in diesen Naturvölkern hoch. Umso bemerkenswerter ist es, dass 10 bis 20 Prozent der Bevölkerung überhaupt 60 Jahre oder älter geworden sind.

Bemerkenswert ist ebenfalls, dass die Lebenden ungeachtet ihres Alters allgemein schlank und fit waren und nicht unter chronischen degenerativen Krankheiten litten, die in unserer Welt wie Epidemien wüten. Abbildung 0.1 zeigt, dass junge Männer im Alter von 20 bis 30 Jahren aus Jäger- und Sammler-Völkern und nicht-verwestlichten Völkern eine weitaus höhere

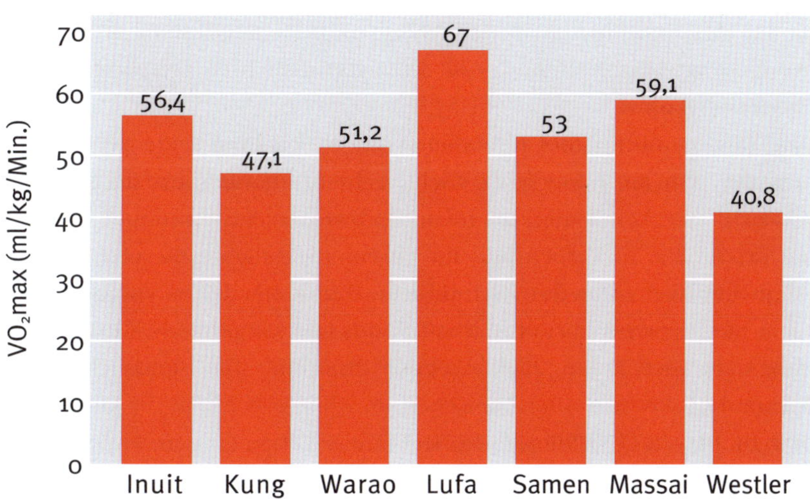

Abbildung 0.1

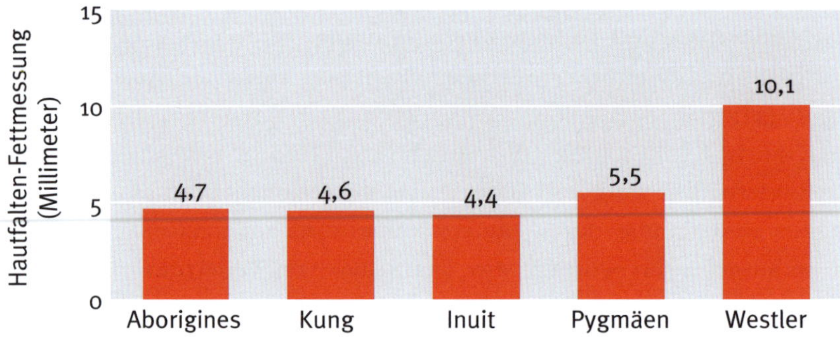

Abbildung 0.2

aerobe Fitness besitzen als der durchschnittliche westliche Couch-Potato; Abbildung 0.2 zeigt, dass auch ihr Körperfettgehalt um einiges niedriger ist als bei uns.

Es mag Sie überraschen, dass diese Völker trotz einer Ernährung, die reich an tierischen Bestandteilen ist, gesunde Cholesterinwerte aufweisen, die den durchschnittlichen Westler vor Neid erblassen lassen (siehe Tabelle 0.1). Darüber hinaus ist Bluthochdruck – der vorwiegende Risikofaktor für koronare Herzkrankheiten in den USA, von dem mindestens 50 Millionen US-Amerikaner betroffen sind – in nicht-verwestlichten Gesellschaften selten oder unbekannt.

Die Yanomami-Indianer in Südamerika, die bis zum Ende der 60er bzw. Anfang der 70er Jahre kein Salz kannten, litten überhaupt nicht unter Bluthochdruck. Tabelle 0.2 zeigt die bemerkenswerten Auswirkungen ihrer salzfreien Ernährung in Verbindung mit ihrem nicht-verwestlichten Lebensstil auf den Blutdruck. Der durchschnittliche Blutdruck dieses Volkes (102/64) ist nicht nur niedriger als der in den USA als normal geltende Wert (120/80), es zeigt sich auch keine altersbezogene Erhöhung des Blutdrucks. In den USA leiden 65 Prozent aller Menschen im Alter von 65 bis 74 Jahren unter hohem Blutdruck (140/90 oder höher).

Die fantastische Gesundheit und Fitness der Jäger und Sammler wurde nicht nur in der medizinischen Literatur dokumentiert, sondern bereits von frühen Forschern, Abenteurern und Fallenstellern. Der spanische Eroberer Cabeza de Vaca beispielsweise sah 1527 in Florida amerikanische Urein-

Tabelle 0.1: *Cholesterinspiegel im Blut nicht-verwestlichter Völker*

Gesellschaft	Land	Durchschnittliche Serum-cholesterin-Werte (mg/dl)
Pygmäen	Zaire	106
Hadza	Tansania	110
Kung	Botswana	120
Yanomami (Männer)	Brasilien	123
Aborigines	Australien	139
Inuit	Kanada	141
Yanomami (Frauen)	Brasilien	142
Bewohner westlicher Staaten	USA	210

Tabelle 0.2: *Blutdruck (systolisch/diastolisch) von 506 Yanomami-Indianern*

Alter (Männer)	Blutdruck	Alter (Frauen)	Blutdruck
0–9	93/59	0–9	96/62
10–19	108/67	10–19	105/65
20–29	108/69	20–29	100/63
30–39	106/69	30–39	100/63
40–49	107/67	40–49	98/62
50+	100/64	50+	106/64

wohner und beschrieb sie als „wunderbar gut gebaut, schlank und definiert, sehr stark und sehr flink". Ähnliche Beobachtungen machte der französische Kolonist René de Laudonnière 1564, der über die Indianer schrieb: „Die Behändigkeit der Frauen ist so groß, dass sie breite Flüsse durchschwimmen können und gleichzeitig ihre Kinder in einem ihrer Arme tragen. Auch klettern sie ebenso flink auf die höchsten Bäume der Gegend … sogar die ältesten Frauen der Gegend tanzen mit den anderen."

In seiner Darstellung der amerikanischen Ureinwohner in Kalifornien von 1773 erwähnt Johann Jakob Baegert, dass „die Kalifornier selten krank sind. Sie sind im Allgemeinen stark, abgehärtet und viel gesünder als die vielen Tausend, die täglich im Überfluss und von den auserlesensten Speisen leben, die von den fähigsten Pariser Köchen zubereitet werden.“ In seinem Buch *Across Unknown South America* von 1913 beschreibt Henry Savage Landor die Bororo-Indianer des Amazonas:

Sie weisen einen kraftvollen Brustkorb auf, dessen Rippen von Fleisch und Muskeln gut bedeckt sind. Mit ihrer dunkelgelben Haut sind sie wunderschönen Bronzeskulpturen nicht unähnlich. Ihr Unterleib war niemals übermäßig vergrößert, vielleicht aufgrund der Tatsache, dass sie eine gute Verdauung haben und auch, weil sie sich jeden Tag erheblich körperlich ertüchtigten .... Die anatomischen Einzelheiten ihrer Körper waren vollkommen ausgewogen. Die Arme waren kraftvoll, aber mit feinen, wohlgeformten Handgelenken – genauso fein abgesetzt wie alle anderen Verbindungen zu ihren Gliedmaßen. Die großartige Feinheit dieser Rasse konnte auch an der Form ihrer Beine beobachtet werden – fabelhaft geformt, ohne ein Gramm überflüssiges Fleisch und mit schlanken Knöcheln.

James Cook, der 1772 Neuseeland besuchte, war besonders von der guten Gesundheit der einheimischen Maori beeindruckt:

Es erscheint überhaupt nicht merkwürdig, dass diese Menschen eine vollkommene und ungestörte Gesundheit besitzen. Bei allen unseren Besuchen in ihren Städtchen, bei denen sich Jung und Alt, Männer und Frauen um uns scharten, getrieben von der gleichen Neugierde, mit der wir gekommen waren, sie zu betrachten, haben wir niemals eine einzige Person gesehen, die körperliche Beschwerden aufgewiesen hätte, noch haben wir unter den unzähligen, die wir nackt sahen, den kleinsten Hautausschlag oder davon verbliebene Veränderungen der Haut bemerkt.... Ein weiterer Beweis dafür, dass die Menschen hier nicht von Krankheiten beeinträchtigt sind, ist die große Anzahl an alten Männern, die wir sehen konnten ... die sehr alt zu sein schienen, jedoch war keiner von ihnen altersschwach; und obgleich sie nicht die Muskelkraft der jungen Männer besaßen, standen sie ihnen in Fröhlichkeit und Lebhaftigkeit in keinster Weise nach.

Ein weiteres häufiges Gegenargument, das von jedem ‚ungläubigen Thomas‘ hervorgeholt wird, ist dieses: „Man weiß doch in Wirklichkeit gar nicht genau, was unsere Steinzeitvorfahren gegessen haben.“ In Kapitel 8 werden wir uns eingehend mit all den archäologischen, anthropologischen, physiologischen und fossilen Beweisen befassen, die uns genau zeigen, was die steinzeitlichen Jäger und Sammler zu sich genommen haben. Für den Moment stellen wir Ihnen zunächst einmal eine Frage, die von den meisten intuitiv auch mit wenig oder gar keinem Wissen über fossile Funde oder Archäologie beantwortet werden kann: Welche Nahrungsmittel können die Steinzeitmenschen *nicht* verzehrt haben?

Es ist keine Fangfrage; denken Sie nur mal ein bisschen darüber nach, wie einige der Lebensmittel, die täglich auf Ihrem Teller landen, entstanden sind. Machen wir uns zuerst einmal an die einfachen Lebensmittel. Wie sieht es mit der Milch aus, die Sie zu Ihrem Frühstücksmüsli zu sich genommen haben – wo kam die her? Eine Kuh wurde vom Bauern gemolken, danach wurde die Milch in einer Molkerei verarbeitet, pasteurisiert, homogenisiert und abgefüllt und fand dann schließlich den Weg in Ihren Supermarkt. Bingo – so einfach ist das, oder?

Nun halten Sie einmal kurz inne, und denken Sie darüber nach, wo die gutmütige Milchkuh herkommt. Sind diese friedlichen, domestizierten Tiere schon immer bei uns gewesen? Natürlich nicht! Die moderne gezähmte Milchkuh stammt von wilden, unbändigen Viechern mit gewaltigen Hörnern ab, den Auerochsen. Julius Cäsar, der vor ihrem Aussterben in Europa auf diese wilden Tiere traf, bemerkte: „Ihre Größe ist nur wenig geringer als die eines Elefanten, und in Aussehen, Farbe und Form ähneln sie Stieren. Ihre Stärke und Geschwindigkeit sind außergewöhnlich; sie verschonen weder ein wildes Tier noch einen Menschen, den sie erspäht haben.“ Vor ihrer Zähmung ließen die Auerochsen genauso wie alle wilden Säugetiere keine Menschen an sich heran, ganz davon abgesehen, sich von ihnen melken zu lassen. Sie sehen also, dass die von uns heutzutage verzehrte Milch und sämtliche Milchprodukte einfach gar nicht auf dem Speiseplan unserer jagenden und sammelnden Vorfahren gestanden haben können. Auf dem durchschnittlichen amerikanischen Speiseplan machen Milch und Milchprodukte 10,6 Prozent der gesamten Energiezufuhr pro Tag aus.

Wie steht es mit raffiniertem Zucker? Der jährliche Verbrauch aller Zuckersorten in den USA beläuft sich auf gigantische 152 Pfund pro Kopf oder 18,6 Prozent der täglichen Kalorien aller Lebensmittel insgesamt! Meinen Sie, es wäre für unsere Steinzeitvorfahren möglich gewesen, so viel raffinierten Zucker zu sich zu nehmen? Absolut nicht! Kristallzucker (Saccharose) wird entweder aus Zuckerrohrpflanzen oder Zuckerrüben gewonnen. Die Jäger und Sammler besaßen schlicht weder die Werkzeuge noch das Wissen, um raffinierten Zucker herzustellen. Tatsächlich wurde der erste Zucker aus Zuckerrohr etwa 500 v. Chr. in Nordindien gewonnen, aus Zuckerrüben wurde erst 1747 in Deutschland Zucker gewonnen. Der allgegenwärtige High Fructose Corn Syrup*, der für Softdrinks und viele weiterverarbeitete Lebensmittel das bevorzugte Süßungsmittel ist, wurde erst in den späten 70er Jahren in der Lebensmittelversorgung der USA eingeführt. Mittlerweile wird in den USA fast genauso viel High Fructose Corn Syrup (63,6 Pfund pro Kopf) wie Saccharose (65,6 Pfund pro Kopf) konsumiert. Es besteht kein Zweifel daran, dass die Jäger und Sammler genauso versessen auf raffinierten Zucker gewesen wären wie wir. Mit der Ausnahme von Honig, der selten war und den es nur saisonabhängig gab, hatten sie jedoch einfach keine leicht verfügbare Zuckerquelle.

Da Sie jetzt eine Vorstellung davon bekommen haben, welche Nahrungsmittel sich auf dem Küchenzettel der Jäger und Sammler befanden und welche nicht, wird klar, dass sie gar keine weiterverarbeiteten Lebensmittel essen konnten. Dahinter steckt also keine hohe Wissenschaft, sondern nur einfache, schlussfolgernde Logik, die für fast jeden mit nur wenigen grundlegenden Tatsachen erschließbar ist.

Hier jedoch ein Umstand, der Sie wahrscheinlich überraschen wird: Auch wenn Brot, Getreide und Getreideprodukte in fast der gesamten westlichen Welt die Ernährungsgrundlage Nummer eins sind und mittlerweile fast 25 Prozent der Kalorien der typischen amerikanischen Ernährung ausmachen, wurden sie von unseren Steinzeitvorfahren selten oder gar nicht verzehrt. Woher wir das wissen? Haben Sie jemals versucht, eine Handvoll ungekochter ganzer Weizenkörner zu essen? Wie sieht es aus mit ungekochten Maiskörnern oder Naturreis? Wenn Sie diese kleinen Experimente durchführen werden Sie feststellen, dass diese harten Bissen genau so aus Ihrem Körper wieder herauskommen, wie sie beim Verzehr waren – vollkommen unversehrt und unverdaut! Ganze Getreidekörner sind hart wie Stahl, es sei denn, ihre Zellwände werden durch das Mahlen zerstört und die Stärke durch Kochen verdaulich gemacht. Auch wenn unsere Steinzeitahnen vor ungefähr 250.000 Jahren bereits Feuer besaßen, wissen wir aufgrund versteinerter Fundstücke, dass bis zum Aufkommen von Mahlwerkzeugen aus unbehauenem Stein im Nahen Osten vor gerade mal 13.000 Jahren Getreide kein Grundnahrungsmittel war. Die Schlussfolgerung daraus ist, dass Getreide ebenso wie Milchprodukte und raffinierter Zucker nicht Teil der natürlichen menschlichen Nahrung war.

---

*) Eine weiterverarbeitete hauptsächlich in den USA verwendete Variante des Maissirup (A.d.Ü.).

Obwohl sich Erdnussflips rein äußerlich sehr von Tortilla Chips, Toastbrot oder Bagels unterscheiden, sind all diese weiterverarbeiteten Lebensmittel einander sehr ähnlich, wenn man sich ihre einzelnen Bestandteile ansieht. Denken Sie mal darüber nach. Sie sind tatsächlich nicht mehr als Mischungen derselben drei bis sechs Hauptzutaten – gemahlenes Getreide, raffinierter Zucker, irgendein weiterverarbeitetes pflanzliches Öl, Salz, künstliche Aromen und eventuell irgendein weiterverarbeitetes Milchprodukt. Weiterverarbeitete pflanzliche Öle und Salz, ebenso wie Milchprodukte, Industriezucker und Getreide sind Neuheiten in der menschlichen Ernährung. Diese allgegenwärtigen Lebensmittel und daraus hergestellte weiterverarbeitete Lebensmittelmischungen machen mittlerweile 70 Prozent der Nahrungsmittel auf dem Speiseplan von Amerikanern aus. Durch die Aufnahme in unsere Ernährung verdrängen sie gesünderes Obst, Gemüse, mageres Fleisch, Fisch und Meeresfrüchte – die Grundnahrungsmittel unserer Urahnen in der Steinzeit. Im Verlauf der nächsten zwölf Kapitel werden wir Ihnen zeigen, wie Sie Ihre Ernährung verbessern und somit die Möglichkeiten zur Steigerung Ihrer Leistung erhöhen können; ganz einfach, indem Sie die Aufnahme von magerem Fleisch, Fisch und Meeresfrüchten, Obst und Gemüse erhöhen und das Ganze vorsichtig und überlegt mit einigen nichtsteinzeitlichen modernen Nahrungsmitteln ergänzen.

Kapitel 1

Die Ernährungsrevolution

Bücher über kohlenhydratarme, eiweißreiche Diäten wie beispielsweise *Die neue Atkins-Diät*, *Protein Power*, *Das Optimum: Die Sears-Diät* und *Die South Beach Diät* haben jahrelang die Bestsellerlisten bestimmt. Millionen Amerikaner nahmen erfolgreich mit solchen Ernährungsmodellen ab, die sich komplett über herkömmliches medizinisches Wissen und Ernährungsweisheiten hinwegsetzen. Im Juli 2002 erlangte dieses Thema in Amerika Berühmtheit durch Gary Taubes' aufrührerischen Artikel in der *New York Times* ‚Was, wenn das alles nur eine dicke, fette Lüge war?', in dem er die Ratschläge der Diät-Ärzte gegen skeptische Gesundheitsbehörden und Mediziner verteidigte. Im Mai 2003 wurde mit der Veröffentlichung der ersten völlig überwachten Langzeitstudie über kohlenhydratarme, eiweißreiche Ernährungsweisen das Unwahrscheinliche Wirklichkeit. Die in dem angesehenen *New England Journal of Medicine* publizierten Ergebnisse zeigten deutlich, dass eine kohlenhydratarme, eiweißreiche Ernährung für den Gewichtsverlust effektiver waren als die altehrwürdige fettarme, kohlenhydratreiche Kost, die von der American Heart Association befürwortet wurde.

Eine ähnliche Revolution des Ernährungsdenkens beginnt gerade in der Sportwelt Wellen zu schlagen, ausgelöst von einer kleinen Gruppe Sportler, die eine revolutionäre Ernährungsweise getestet hat und dadurch ihre sportlichen Leistungen drastisch verbessern konnte. Ihre ernährungstechnische Erfolgsformel war kein zufälliges, durch Experimentieren entstandenes Ergebnis, sondern hatte sich durch ein Gespräch zwischen zwei alten Freunden, Loren Cordain und Joe Friel, im Frühjahr 1995 entwickelt.

Spulen wir von diesem Tag einmal acht Jahre vor: Joe Friel ist inzwischen ein erfolgreicher Trainer geworden, hat fünf Bestseller über Sporttraining geschrieben und wird von vielen als Fachmann in Sachen Ausdauertraining angesehen. Loren Cordain, ein Universitätsprofessor, hat mehr als zwei Dutzend wissenschaftlicher Abhandlungen über Steinzeiternährung sowie ein allgemeines Ernährungsbuch auf der Grundlage seiner Forschungsergebnisse geschrieben und ist mittlerweile ein international anerkannter Experte auf dem Gebiet der Untersuchung altsteinzeitlicher Ernährung. Hätten sie nicht dieses eine Gespräch geführt, wäre das leichte Wellenkräuseln, das in Sachen Ernährung und sportlicher Leistung eine große Flutwelle zu werden versprach, niemals entstanden.

LORENS HERAUSFORDERUNG – DAS PALÄO-PRINZIP, KURZ UND BÜNDIG

1995 schlug ich Joe vor, das Paläo-Prinzip auszuprobieren. Joe war seit langem ein Anhänger der standardmäßigen, sehr kohlenhydratreichen Ernährung für Sportler und deshalb meiner Behauptung gegenüber skeptisch, dass seine Leistung profitieren würde, wenn er weniger stärkehaltige Produkte verzehrte. Fast jeder erfolgreiche Ausdauersportler in Joes Bekanntenkreis ernährte sich genauso wie er, mit einem Schwerpunkt auf Müsli, Bagels, Brot, Reis, Pasta, Eierpfannkuchen und Kartoffeln. In der Tat war es Joe mit seiner Ernährung als typisch amerikanischem Duathleten (Laufen–Radfahren–Laufen) in seiner Altersklasse sehr gut ergangen, denn er hatte landesweit Wettkämpfe gewonnen und bei Weltmeisterschaften eine Platzierung unter den ersten zehn erreicht. Auch hatte er viele erfolgreiche Sportler trainiert, sowohl Profis als auch Amateure, die sich genauso ernährten wie er.

Ich schlug Joe vor zu versuchen, sich einen Monat lang nach dem Paläo-Prinzip zu richten. Joe nahm die Herausforderung an und war davon überzeugt, mir beweisen zu können, dass die ideale Ernährung die war, die er seit Jahren befolgte. Er fing damit an, Stärke- und Milchprodukte erheblich zu reduzieren und die entsprechenden Kalorien durch Obst, Gemüse und sehr mageres Fleisch zu ersetzen. Obgleich das eine einfache Formel ist, war es anfangs nicht leicht.

In den ersten zwei Wochen fühlte Joe sich miserabel. Die Regeneration nach den Trainingseinheiten erfolgte nur langsam, und die Einheiten selbst fielen ihm sehr schwer. Er meinte, er befände sich auf einem guten Weg, mir zu zeigen, dass ich falsch lag. In der dritten Woche jedoch passierte etwas Eigenartiges. Er bemerkte nicht nur, dass er sich besser fühlte, sondern auch, dass die Regeneration nach den Trainingseinheiten erheblich schneller vonstatten ging; und so entschied er sich, auszuprobieren, wie viele Stunden er trainieren konnte. Seit Anfang der Vierziger (mittlerweile war er 51) war er nicht mehr in der Lage gewesen, mehr als zwölf Stunden pro Woche zu trainieren. Wann immer er diesen Wochenumfang überschritt warfen ihn kurz darauf Infektionen der oberen Atemwege zurück. In der vierten Woche des Versuchs trainierte er 16 Stunden ohne Anzeichen einer Erkältung, Halsschmerzen oder einer Mittelohrentzündung. Er war verblüfft – seit fast 15 Jahren hatte er nicht mehr so viel trainiert. Also entschied er sich, das Experiment fortzuführen. In diesem Jahr wurde Joe mit einer fantastischen Leistung Dritter bei den amerikanischen Meisterschaften und qualifizierte sich für einen Platz im US-Team für die Weltmeisterschaft. Es war eine hervorragende Saison, seit Jahren eine seiner besten.

Joes kleines Experiment sollte weitreichende Folgen haben. Nachdem er meine Basis-Steinzeiternährung etwas verfeinert hatte, fand Joe heraus, dass diese Ernährung ‚ergogen' war – ein von Sportphysiologen gebrauchter Begriff zur Bezeichnung von Nahrungszusätzen, die die sportliche Leistung verbessern können. In den späten 90er Jahren empfahl Joe die Steinzeiternährung bereits den von ihm trainierten Sportlern, einschließlich Ryan Bolton, Mitglied der US-Triathlon-Mannschaft bei den Olympischen Spielen 2000 in Sydney und Sieger beim Ironman-Triathlon in Lake Placid. Immer mehr Sportler weltweit erfuhren durch Mund-zu-Mund-Propaganda und das Internet von den sportlichen Vorteilen einer Ernährung nach den von mir entwickelten Ernährungsgrundsätzen, die durch Joes praktische Erfahrungen verfeinert wurden.

Das Paläo-Prinzip der gesunden Ernährung im Ausdauersport ist nicht nur für Weltklassesportler wie Ryan Bolton und Gordon Byrn (einen begeisterten Anhänger des Paläo-Prinzips und Sieger des Ultraman-Triathlon und des weltweit härtesten Half-Ironman Triathlon in Auburn, Kalifornien) gedacht, sondern auch für Jedermänner wie Don Moffat. Hier ist Dons Geschichte:

Ich wünschte, ich hätte das Paläo-Prinzip schon vor fünf Jahren gekannt, als ich den Marathon noch unter drei Stunden laufen konnte und bevor sich mein Gesundheitszustand aufgrund einer Insulinresistenz verschlechterte. Nachdem ich nun die letzten zwei Monate einem eiweißrei-

chen, kohlenhydratarmen Ernährungsplan gefolgt bin, hat das unglaubliche Auswirkungen auf meine Fitness. Ich konnte meinen Bauchumfang um 7,6 Zentimeter verringern (auf Hosengröße 32) und kann es kaum fassen, wie ich noch mit 38 Jahren an Muskelmasse zulege! Meine Laufzeiten sind um 25 Prozent schneller geworden (ich bin zwar immer noch nicht so schnell wie früher, aber ich verbessere mich kontinuierlich jede Woche). Die Erhöhung meiner Muskelkraft finde ich besonders erfreulich, denn das war schon immer ein Problem für mich, sogar mit Anfang Zwanzig. Es ist irgendwie, als würde man ein bisschen von seiner Jugend zurückbekommen.

WARUM IST DAS PALÄO-PRINZIP DER GESUNDEN ERNÄHRUNG IM AUSDAUERSPORT ERGOGEN?

Hinter diesem ganzen ‚Hokuspokus' steckt tatsächlich eine Methode, und ich habe die wissenschaftlichen Erklärungen für die Effektivität der Änderungen an der Original-Steinzeiternährung herausgefunden. Kurz zusammengefasst gibt es vier Hauptgründe, warum das Paläo-Prinzip die sportliche Leistungsfähigkeit verbessert.

1. Verzweigtkettige Aminosäuren. Zunächst einmal ist diese Ernährung reich an tierischem Eiweiß, das die reichhaltigste Quelle für verzweigtkettige Aminosäuren darstellt: Valin, Leucin und Isoleucin. Verzweigtkettige Aminosäuren unterscheiden sich von anderen Aminosäuren, den Grundbausteinen des Eiweiß, dadurch, dass sie stark anregend auf den Aufbau und die Reparatur von Muskelfasern wirken. Diese Informationen sind recht neu und wurden erst in den vergangenen Jahren in der wissenschaftlichen Literatur veröffentlicht. Das Geheimnis ist aber: Diese Aminosäuren können ihre Wirkung am besten entfalten, wenn sie in einem bestimmten Zeitfenster nach dem Training aufgenommen werden.

Mageres Fleisch und Fisch sind bei weitem die beste Quelle für verzweigtkettige Aminosäuren. Eine Portion mageres Rindfleisch mit 1.000 Kalorien enthält 33,7 Gramm, wohingegen die gleiche Portion Getreide nur armselige 6 Gramm enthält. Da sich die meisten Ausdauersportler auf Stärke (Brot, Müsli, Nudeln, Reis, Kartoffeln) und Zucker fixieren und dabei mageres Fleisch außer Acht lassen, nehmen sie durch ihre Ernährung, besonders nach hartem Training, ziemlich wenig muskelaufbauende verzweigtkettige Aminosäuren zu sich. Durch den Verzehr großer Mengen an magerem Eiweiß (und somit verzweigtkettigen Aminosäuren) können Sportler dem natürlichen Muskelabbau direkt nach dem Training schnell entgegenwirken, somit ihre Regenerationszeit verringern und während der nächsten Einheit mit höherer Intensität trainieren. Joes Rat für Sportler, Stärke durch mageres Fleisch zu ersetzen, ist daher sinnvoll und erklärt die fast immer gleichen Erfahrungsberichte von Sportlern über verbesserte Regeneration aufgrund dieser Ernährungsratschläge.

2. Säure-Basen-Gehalt des Blutes. Zusätzlich zur Anregung des Muskelwachstums durch verzweigtkettige Aminosäuren verhindert das Paläo-Prinzip der gesunden Ernährung im Ausdauersport gleichzeitig den Abbau von Muskeleiweiß, da es eine metabolische Alkalose (Anstieg des Blut-pH-Wertes) hervorruft. Alle Nahrungsmittel werden der Niere bei der Verdauung als entweder sauer oder alkalisch (basisch) gemeldet. Die typisch amerikanische Ernährung ist aufgrund des Anteils an säurebildendem Getreide, Käse und salzigen, weiterverarbeiteten Lebensmitteln eher sauer und lässt basisch wirkendes Obst und Gemüse außen vor. Der Körper eines Sportlers neigt wegen der durch den Sport entstehenden Nebenprodukte noch mehr dazu, Säuren zu produzieren. Eine Art, mit der der Körper versucht, die durch die Ernährung produzierten Säuren zu neutralisieren, ist der Abbau von Muskelgewebe. Da das Paläo-Prinzip der gesunden Ernährung im Ausdauersport jedoch viel Obst und Gemüse vorsieht, wird die durch die typische getreide- und stärkehaltige Sportlerernährung hervorgerufene Übersäuerung des Blutes umgekehrt und somit der Verlust von Muskelmasse verhindert.

3. Spurenelemente. Obst und Gemüse sind außerdem reich an antioxidativen Vitaminen, Mineralstoffen und sekundären Pflanzenstoffen und führen zusammen mit magerem Fleisch (ausgezeichnete Zink- und Vitamin-B-Quelle) zu einer optimalen Funktion des Immunsystems. Ausgemahlenes Getreide, raffinierte Öle und Zucker sowie weiterverarbeitete Lebensmittel, die die typischen Grundnahrungsmittel für die meisten Sportler sind, enthalten fast gar keine dieser Spurenelemente mehr. Durch die Untersuchung der Trainingstagebücher zahlreicher von ihm trainierter Sportler hat Joe herausgefunden, dass sich die Häufigkeit und Dauer von Erkältungen, Grippe und Infekten der oberen Atemwege verringert, wenn ein Sportler auf das Paläo-Prinzip umsteigt. Ein gesunder Sportler, der nicht unter Erkältungen oder anderen Krankheiten leidet, kann durchgehend und intensiv trainieren und somit seine Leistung kontinuierlich verbessern.

4. Glykogendepots. Eines der wichtigsten Ziele jeder Ernährung für Sportler ist die Erhaltung der hohen Glykogendepots in den Muskeln, einem für starke Leistungen unbedingt notwendigen Treibstoff des Körpers.

Über die Nahrung aufgenommene Stärke und Zucker sind die Hauptquelle des Körpers für die Produktion von Glykogen in den Muskeln. Weder Eiweiß noch Fett sind dafür geeignet. Sportlern und Sportwissenschaftlern ist diese Tatsache seit Jahrzehnten bekannt. Leider haben sie dieses Konzept ins Extreme abgewandelt und auf Getreide basierende, kohlenhydratreiche Ernährungspläne mit fast fanatischem Eifer jahrein, jahraus rund um die Uhr befolgt.

Es ist zwar kaum bekannt, aber ähnlich wie bei den verzweigtkettigen Aminosäuren ist die Glykogensynthese durch die Muskeln in einem Zeitfenster direkt nach dem Training am effektivsten. Muskeln können all das von ihnen benötigte Glykogen bilden, wenn sie innerhalb des schmalen Zeitfensters nach dem Training Stärke und Zucker bekommen. Den ganzen Tag lang Kohlenhydrate zu sich zu nehmen, ist zu viel des Guten und verdrängt tatsächlich nur die muskelbildenden mageren Eiweiße und das basenbildende, nährstoffreiche Obst und Gemüse, die zum Muskelwachstum und für das Immunsystem notwendig sind. Die wahrscheinlich wichtigste Änderung meines ursprünglichen Paläo-Prinzips war wohl Joes Erkenntnis, dass die Aufnahme von Stärke und einfachem Zucker nur während des Trainings und in der Phase unmittelbar nach dem Training notwendig und nützlich ist. Joe fand auch heraus, dass bestimmte Kohlenhydrate effektiver bei der Wiederherstellung von Glykogen in den Muskeln sind als andere, besonders spezielle Zuckerarten wie Glukose und basenbildende Stärkeformen in Bananen, Kartoffeln, Süßkartoffeln und Yamswurzeln.

SEIT 30 JAHREN NICHTS NEUES

Die standardmäßigen Ernährungsratschläge für Sportler von Sportphysiologen, Ernährungswissenschaftlern und Ärzten haben sich seit 30 Jahren kein bisschen verändert. Sie ähneln der Ernährungspyramide der USDA* – viele Kohlenhydrate aus Getreideprodukten und wenig Fett – und somit der Ernährung, die viele Wissenschaftler für die epidemieartige Ausbreitung der Fettsucht in diesem Land verantwortlich machen. Die Welt weiß jedoch mittlerweile, dass es Alternativen zu dieser Ernährungspyramide gibt. Eine kohlenhydratarme, eiweißreiche Ernährung hat sich in der Tat als effektiver für einen Gewichtsverlust erwiesen als die konventionelle kohlenhydratreiche,

---

*) US Department of Agriculture, Landwirtschaftsministerium der USA (A.d.Ü.)

fettarme Ernährung. Leider ist sich die sportliche Welt noch kaum bewusst, dass eine ähnliche Art der Ernährung (mehr Eiweiß und weniger Kohlenhydrate) sehr wirksam für eine Leistungssteigerung sein kann. Bis auf die wenigen, die an meinen Forschungen und Joes praktischer Anwendung teilgenommen haben, ist Sportlern im Allgemeinen unbekannt, dass eine alternative Form der Ernährung existiert – eine Ernährung, die die Leistungsfähigkeit in einer ganzen Reihe von Sportarten steigern kann, von Bodybuilding über Tennis bis zum Triathlon.

Das Paläo-Prinzip der gesunden Ernährung im Ausdauersport ist revolutionär und wird in der Welt des Sports einen Aufruhr auslösen, vergleichbar mit dem Aufsehen, für das Diätärzte bereits mit ihrer Empfehlung für eine eiweißreiche, kohlenhydratarme Ernährungsweise sorgten. Die Informationen in diesem Buch werden komplett von wissenschaftlicher Literatur getragen, zu der Loren weiterhin wegbereitende Beiträge leisten wird. Wichtiger ist aber, dass Joe gezeigt hat, dass die steinzeitliche Ernährung unserer Vorfahren mit leichten Veränderungen sowohl für Freizeitsportler als auch für Olympioniken praktikabel ist. Das Paläo-Prinzip der gesunden Ernährung im Ausdauersport hat also auch die wichtigste Prüfung durch das kritischste Publikum überhaupt bestanden: die Sportler selbst.

DAS PALÄO-PRINZIP DER GESUNDEN ERNÄHRUNG IM AUSDAUERSPORT: DIE ERNÄHRUNGSPRINZIPIEN KURZ UND BÜNDIG

Die wichtigsten Ernährungsprinzipien des Paläo-Prinzips sind einfach: Sie können so viel mageres Fleisch, Geflügel, Fisch und Meeresfrüchte, frisches Obst und Gemüse essen, wie Sie mögen. Zu den Nahrungsmitteln, die nicht Teil der modernen altsteinzeitlichen Kost sind, gehören Getreide, Milchprodukte, Obst und Gemüse mit hoher glykämischer Last, Hülsenfrüchte, Alkohol, salzige Lebensmittel, fettes Fleisch, raffinierter Zucker und fast alle weiterverarbeiteten Nahrungsmittel.

Es gibt ein paar wichtige Ausnahmen von diesen grundlegenden Regeln, die in den folgenden Kapiteln näher erläutert werden. Beispiel: Direkt vor, während oder nach einer Trainingseinheit oder einem Wettkampf sollten Sie bestimmte nicht-steinzeitliche Nahrungsmittel aufnehmen, um eine schnelle Regeneration zu ermöglichen. Zu allen anderen Zeiten unterstützen Mahlzeiten gemäß dem in Kapitel 9 beschriebenen Paläo-Prinzip im 21. Jahrhundert die umfassende, langfristige Regeneration und ermöglichen Ihnen, Ihr maximales Leistungspotenzial zu entwickeln.

Auf den ersten Blick mag es Ihnen kontraproduktiv oder sogar töricht erscheinen, nicht nur auf die meisten weiterverarbeiteten Lebensmittel in Ihrer Ernährung zu verzichten, sondern auch die Aufnahme von Lebensmitteln aus zwei Lebensmittelgruppen (Getreide- und Milchprodukte) zu reduzieren oder sogar vollständig zu meiden. Ein Weg, sich unsere Empfehlungen im Rahmen des Paläo-Prinzips zu erschließen, ist der Vergleich mit der Ernährungspyramide der USDA, also der Ernährung, die offiziell von der US-Regierung empfohlen wird und speziell darauf ausgerichtet ist, unsere Gesundheit zu verbessern und das Risiko chronischer Krankheiten zu verringern. Die USDA hat ein umfangreiches Handbuch mit dem Titel ‚Die Anwendung der Ernährungspyramide: Eine Hilfe für Ernährungspädagogen' (in englischer Sprache online abrufbar auf www.nal.usda.gov/fnic/Fpyr/guide.pdf) herausgegeben, in dem Ernährungsberater der Regierung Speisepläne für fünf Tage dargestellt haben, die den Richtlinien der Ernährungspyramide entsprechen. Die USDA war auch so großzügig, den Vitamin-, Mineral- und Nährstoffgehalt ihrer Beispielmenüs anzugeben. Deshalb ist es relativ einfach, die moderne Steinzeiternährung mit der offiziell von der USDA sanktionierten Ernährung zu vergleichen.

Erinnern Sie sich an die grundlegenden Regeln des modernen Paläo-Prinzips: Die Ernährung enthält kein Getreide, keine Milchprodukte, kein Salz, keine weiterverarbeiteten Lebensmittel oder fettes Fleisch; sie besteht fast ausschließlich aus frischem Obst, Gemüse, magerem Fleisch, Fisch und Meeresfrüchten. Tabelle 1.1 zeigt einen typischen Tag für eine 25 Jahre alte Frau, deren Energiezufuhr 2.200 Kalorien beträgt.

Um zu beurteilen, wie dieser repräsentative Tagesplan nach dem modernen Paläo-Prinzip im Vergleich mit der Ernährungspyramide der USDA abschneidet, schauen Sie sich bitte die Hauptinhaltsstoffe der Nahrungsmittel an, die in Tabelle 1.2 angegeben sind.

Wie Sie sofort erkennen können, enthält das Paläo-Prinzip mehr Eiweiß und weniger Kohlenhydrate als die Ernährungspyramide. Auch wenn mehr als die Hälfte der Kalorien in unserer Ernährung aus Fleisch, Fisch und Meeresfrüchten stammen, ist der Gehalt an gesättigten Fettsäuren ziemlich gering und liegt mit 6,4 Prozent deutlich unter dem empfohlenen Wert von 10 Prozent, der das Risiko hoher Cholesterinwerte und Herzkrankheiten verringern soll. Mit der Ernährung nach dem Paläo-Prinzip nehmen Sie einfach nur gesunde Fette zu sich! Im Vergleich zur Ernährungspyramide ist

Tabelle 1.1: *Beispielhafter Tagesplan einer modernen Ernährung auf Grundlage der steinzeitlichen Lebensmittelgruppen für eine 25-jährige Frau (täglicher Energiebedarf: 2.200 Kalorien)*

Lebensmittel	Menge (g)	Energie (Kcal)
Frühstück		
Cantaloupe-Melone	276	97
Atlantik-Lachs (gegrillt)	333	605
Mittagessen		
Rohkostsalat mit Walnüssen		
Romana-Salat, zerzupft	68	10
Möhren, in Scheiben	61	26
Gurke, in Scheiben	78	10
Tomaten, geviertelt	246	52
Dressing aus Zitronensaft	31	8
Walnüsse	11	70
Gegrillte magere Schweinelende	86	205
Abendessen		
Rohkostsalat mit Avocado und Mandeln		
Grüngemüse, zerkleinert	112	16
Tomate	123	26
Avocado	85	150
Mandelblättchen	45	260
Rote Zwiebel, in Scheiben	29	11
Dressing aus Zitronensaft	31	8
Gedämpfter Brokkoli	468	131
Magere Rinderfiletspitze, gebraten	235	400
Dessert		
Erdbeeren	130	39
Zwischenmahlzeiten		
Orange	66	30
Möhrenstifte	81	35
Selleriestifte	90	14

Tabelle 1.2: *Vergleich der Nährwerte einer Ernährung gemäß den steinzeitlichen Lebensmittelgruppen und einer von der USDA empfohlenen Ernährung gemäß der Ernährungspyramide für eine 25-jährige Frau (täglicher Energiebedarf: 2.200 Kalorien)*

Nährstoff	Ernährungs-pyramide	Modernes Paläo-Prinzip
Eiweiß (g)	113	217
Eiweiß (% der Gesamtenergie)	20	38
Kohlenhydrate (g)	302	129
Kohlenhydrate (% der Gesamtenergie)	53	23
Zucker, gesamt (g)	96,6	76,5
Ballaststoffe (g)	30	42,5
Fett (g)	67	100,3
Fett (% der Gesamtenergie)	27	39
Gesättigtes Fett (g)	19,6	18
Gesättigtes Fett (% der Gesamtenergie)	7	6,4
Einfach ungesättigtes Fett (g)	22,8	44,3
Mehrfach ungesättigtes Fett (g)	19	26,7
Omega-3-Fettsäuren (g)	1	9,6
Omega-6-Fettsäuren (g)	14,3	14,2
Cholesterin (mg)	219	461
Natrium (mg)	2.626	726
Kalium (mg)	3.450	9.062

dementsprechend der Anteil an guten Fetten (einfach ungesättigte und mehrfach ungesättigte Fette), die den Cholesterinspiegel senken, erheblich höher.

Die meisten Menschen haben davon gehört, dass Omega-3-Fettsäuren in Fischen wie beispielsweise Lachs gesund sind; aber nur wenige wissen, dass andere Fette, die Omega-6-Fettsäuren, die in pflanzlichen Ölen, Margarine und weiterverarbeiteten Lebensmitteln vorkommen, schädlich sein können, wenn zu viel davon auf Kosten der Omega-3-Fette verzehrt wird.

In der typischen amerikanischen Ernährung liegt das Verhältnis von Omega-6- zu Omega-3-Fettsäuren bei ungesunden 10:1. Vergleichen Sie dies mal mit dem gesunden Verhältnis von 1:1 bis 3:1 in der ursprünglichen menschlichen Ernährung. Schauen wir uns nun einmal die Ernährungspyramide an: Die dortige Empfehlung hat ein entsetzliches Verhältnis von 14:1 und ist somit noch schlimmer als das, was der durchschnittliche Amerikaner derzeit zu sich nimmt! Die Ernährungspyramide wurde ursprünglich 1992 vorgestellt und der US-Bevölkerung aufgenötigt – noch bevor weithin bekannt wurde, dass ein Ungleichgewicht von Omega-6- zu Omega-3-Fettsäuren einen so großen Einfluss auf die Gesundheit und das Wohlbefinden hat. Und leider behält dieser unselige Ernährungsratschlag offiziell immer noch seine Gültigkeit.

Aber neben dem Ungleichgewicht der Fette gibt es noch weitere Probleme bei der Pyramide. So war 1992 den für die Erstellung der Pyramide verantwortlichen Ernährungsberatern das Konzept der glykämischen Last und ihre Auswirkungen auf die Gesundheit gänzlich unbekannt. Und die glykämische Last eines Nahrungsmittels ist hoch interessant und bedeutsam! Die Ernährungspyramide unterscheidet allerdings ganz und gar nicht zwischen Nahrungsmitteln mit hoher oder niedriger glykämischer Last. Es besteht kein Zweifel daran, dass die erst kürzlich überarbeitete Ernährungspyramide dringend verbessert werden muss. Es ist höchste Zeit, dass die Ernährungsberater die evolutionären Grundlagen für die optimale menschliche Ernährung mit in Betracht ziehen, anstatt sich bei der Entwicklung gesunder, leistungssteigernder Ernährungspläne nur auf menschliche Eigenheiten und Vorlieben zu stützen.

Als Sportler möchten Sie Ihre Leistung durch eine verbesserte Ernährung steigern. Das beinhaltet eine Steigerung des Gehalts an Vitaminen und Mineralstoffen, die Sie durch die Nahrung aufnehmen. Betrachten wir mal die Nährstoffdichte unseres Beispielmenüs nach dem Paläo-Prinzip aus Tabelle 1.1 mit der USDA-Ernährungspyramide. Auch wenn Sie nur einen kurzen Blick auf die Werte in Tabelle 1.3 werfen, können Sie feststellen, dass die Ernährungspyramide in einem Vergleich extrem schlecht abschneidet. Außer bei Kalzium schlägt das Paläo-Prinzip die Ernährungspyramide um Längen. In Kapitel 5 und 9 werden wir noch ausführlich erklären, warum eine verringerte Kalziumzufuhr kein Problem darstellt, besonders wenn Sie reichlich Obst und Gemüse verzehren.

Damit diese Ernährung für Ausdauersportler wie Sie funktioniert, spielt die angemessene Zufuhr von Kohlenhydraten eine wichtige Rolle, um Ihre Glykogenspeicher in den Muskeln vor der nächsten Trainingseinheit wieder aufzufüllen. Deshalb müssen Sie zusätzliche Kohlenhydrate mit in Ihre Ernährung einbeziehen, besonders während und nach langen Einheiten. In den Kapiteln 2, 3 und 4 gehen wir näher auf die Einzelheiten der Kohlenhydrataufnahme in Bezug auf Ihre Trainingseinheiten, Ihren Trainingsplan und die persönlichen Bedürfnisse ein.

Tabelle 1.3: *Spurenelemente in einer modernen Ernährung gemäß der steinzeitlichen Nahrungsmittelgruppen und in einer Ernährung gemäß der von der USDA empfohlenen Ernährungspyramide für Frauen (25 Jahre alt, täglicher Energiebedarf: 2.200 Kalorien)*

	ERNÄHRUNGSPYRAMIDE		MODERNE STEINZEITERNÄHRUNG	
Nährstoff	Menge	% der empfohlenen Tagesdosis	Menge	% der empfohlenen Tagesdosis
Vitamin A	1.659 RE*	207	6.386 RE	798
Vitamin B1	2,3 mg	209	3,4 mg	309
Vitamin B2	2,6 mg	236	4,2 mg	355
Vitamin B3	30 mg	214	60 mg	428
Vitamin B6	2,6 mg	200	6,7 mg	515
Folsäure	453 µg	113	891 µg	223
Vitamin B12	4,7 µg	196	17,6 µg	733
Vitamin C	233 mg	388	748 mg	1.247
Vitamin E	10 IE**	125	19,5 IE	244
Kalzium	1.215 mg	122	691 mg	69
Phosphor	808 mg	258	2.546 mg	364
Magnesium	427 mg	138	643 mg	207
Eisen	19 mg	127	24,3 mg	162
Zink	14 mg	116	27,4 mg	228

*) RE = Retinol-Äquivalente; Retinol ist wichtig für das Wachstum sowie die Funktionsfähigkeit und Regeneration von Haut, Schleimhäuten und Blutkörperchen. Außerdem ist es am Stoffwechsel und Sehvorgang beteiligt (A.d.Ü.).

**) Internationale Einheit (IE) ist eine Maßeinheit für viele in der Medizin verwendete Präparate. Sie ist entweder durch Referenzpräparate oder international vereinbarte Standards definiert und wird jeweils von der Weltgesundheitsorganisation festgelegt. Für jeden Stoff ist das Verhältnis zwischen Internationaler Einheit und Masse beziehungsweise Stoffmenge anders, und häufig sind diese Verhältnisse willkürlich gewählt (A.d.Ü.).

Teil 1

Der Plan für Spitzenleistungen und Topgesundheit

Kapitel 2

Phase I – Nahrungsaufnahme vor dem Sport

Was sollte ein Athlet vor, während und nach dem Sport essen? Das ist eine Frage, auf die Sportler schon so lange eine Antwort suchen, wie es sportliche Wettkämpfe gibt. Zu Zeiten des Römischen Reiches aßen die Gladiatoren vor Kämpfen das Herz und die Muskeln von Löwen, da sie glaubten, dadurch die wilde Stärke des Tiers zu erlangen. Noch in den 60er Jahren aßen Sportler ungeheure Mengen rotes Fleisch, bevor sie in die ‚Schlacht' zogen. In den 70er Jahren kam der Trend auf, am Wettkampftag Kohlenhydrate zu sich zu nehmen. Dieser Trend hält immer noch an, aber seit kurzem hat auch die Aufnahme von Eiweiß und Fett am Wettkampftag wieder an Bedeutung gewonnen. Und so weht der Wind wieder aus einer anderen Richtung.

Während die Rolle der Kohlenhydrataufnahme vor, während und nach dem Sport die vergangenen 40 Jahre lang ausgiebig erforscht worden ist, werden die Rolle und der Zeitpunkt der Aufnahme von Eiweiß und Fett erst seit kurzem intensiver untersucht. Da die Forschung also erst in den Kinderschuhen steckt, ist vieles noch nicht vollkommen klar und – was die Sache noch komplizierter macht – sind die wenigen erhältlichen Ergebnisse widersprüchlich.

DIE ANFORDERUNGEN DES AUSDAUERTRAININGS

Das Training für Ausdauersportarten wie Laufen, Radfahren, Triathlon, Rudern, Schwimmen und Skilanglauf beansprucht den Körper enorm, und in Zeiten harten Trainings befindet sich der Sportler fast immer in irgendeiner Regenerationsphase. Der Schlüssel zu optimaler Regeneration ist Schlaf und eine gute Ernährung. Obgleich wir jedem empfehlen, sich ähnlich unserer Steinzeitvorfahren zu ernähren, wissen wir natürlich, dass bei Sportlern mit einem hohen Trainingsumfang von 10 bis 35 Stunden pro Woche oder mehr Zugeständnisse bei der Ernährung gemacht werden müssen. Schnelle Regeneration ist für Leistungssportler überaus wichtig. Eine Regeneration nach solchen Trainingsbelastungen ist mit der strikten Steinzeiternährung zwar nicht unmöglich, aber eher schwierig. Durch Änderungen in der Ernährung vor, während und direkt nach anspruchsvollen Einheiten schlägt ein Sportler mit dem Paläo-Prinzip gleich zwei Fliegen mit einer Klappe: schnelle Regeneration für die nächste Einheit und bessere Gesundheit für den Rest des Lebens.

Hohe Trainingsbelastungen erfordern eine hohe Zufuhr von Kohlenhydraten für das kurzfristige Wiederauffüllen der verbrauchten Glykogenspeicher, eventuell sogar 1.200 bis 1.500 Kalorien. Der Verzehr von Obst und Gemüse aus den empfohlenen Steinzeitkategorien mit niedrigem bis mittlerem glykämischen Index kann diese Defizite sicherlich beseitigen, geht jedoch mit ein paar Pfund Ballaststoffen einher. Bei einer solchen Ernährung wird das Wiederauffüllen der verbrauchten Glykogenspeicher in den Muskeln nach harten Trainingseinheiten oder Wettkämpfen langsamer vonstattengehen und somit in den nächsten Stunden und Tagen nachfolgende Einheiten oder Wettkämpfe verzögern oder erheblich beeinträchtigen. Deshalb ist es für leistungsorientierte Sportler erforderlich, die strikten Prinzipien der Steinzeiternährung etwas zu verändern.

In diesem und in den nächsten beiden Kapiteln werden wir die Zeiten untersuchen, zu denen es für leistungsorientierte Ausdauersportler notwendig ist, anders als bei der eher konventionellen Steinzeiternährung zu essen. Wir können jedoch nicht oft genug betonen, dass dies lediglich Ausnahmen von den Regeln sind, die in Kapitel 9 beschrieben werden und sie sich auf spezielle Zeiträume bei Trainingseinheiten und auf Wettkämpfe beschränken. In den Kapiteln 2, 3 und 4 werden wir die fünf Regenerationsphasen besprechen, die der Sportler an jedem Trainingstag durchläuft. Durch eine Einteilung des Tages in die folgenden Phasen und die Zufuhr angemessener

Nahrungsmittel in angemessenen Mengen in jeder dieser Phasen werden sowohl die Regeneration verbessert als auch die Leistung erhöht.

Phase I: Direkt vor der Einheit oder dem Wettkampf
Phase II: Während der Einheit oder dem Wettkampf
Phase III: 30 Minuten direkt nach dem Sport
Phase IV: Ein Zeitraum gleich der Dauer der vergangenen Einheit
Phase V: Langfristige Regeneration bis zur nächsten Phase I

Bevor wir uns diese Phasen im Detail anschauen, werfen wir einmal einen Blick auf einen Zeitraum, in dem die meisten Sportler sich unsicher sind, was sie essen sollen – die Wettkampfwoche. Um die Wichtigkeit aller Wettkämpfe in Ihrem Kalender unterscheiden zu können, versehen wir sie mit den Buchstaben A, B oder C. Wettkämpfe der Kategorie A sind die wichtigsten in Ihrem Terminplan. Normalerweise plant ein Sportler davon nur zwei oder drei pro Saison ein, da bei jedem ein paar Tage bis zu ein paar Wochen vorher die Trainingsbelastung reduziert werden muss. Diese Reduzierung erlaubt dem Sportler zwar eine gute Vorbereitung auf den Wettkampf, kann jedoch auch zu einer Verringerung der Fitness führen, wenn sie mehr als ein paar Mal pro Saison erfolgt. C-Wettkämpfe sind die am wenigsten wichtigen Veranstaltungen in Ihrem Kalender. Davon kann es recht viele geben, denn sie gelten nur als anspruchsvollere Trainingseinheiten, beispielsweise, um die Fitness zu testen oder die letzten Vorbereitungen für einen wichtigeren Wettkampf zu treffen. Wie Sie sich sicher denken können, fallen B-Wettkämpfe hinsichtlich ihrer Wichtigkeit genau zwischen A und C. Bei diesen Wettkämpfen möchten Sie gut abschneiden und ruhen sich eventuell die letzten paar Tage vorher aus, aber Sie reduzieren Ihr Training nicht für einen längeren Zeitraum wie bei den A-Wettkämpfen.

NAHRUNGSAUFNAHME WÄHREND DER WETTKAMPFWOCHE

Jetzt ist nicht die passende Zeit, um bei der Ernährung große Veränderungen vorzunehmen. Bleiben Sie bei den Nahrungsmitteln, die Sie bis jetzt auch verzehrt haben – aber denken Sie daran, dass Sie bei A-Wettkämpfen vielleicht in dieser Woche auch die Nahrungsmenge verringern sollten, da ja Ihr Trainingsumfang reduziert ist und Sie somit vermeiden können, an Gewicht zuzunehmen. Wahrscheinlich werden Sie trotzdem zwei bis drei Pfund zulegen, aber das meiste davon ist Wasser. Für jedes in den Muskeln gespeicherte Gramm Glykogen werden auch 2,6 Gramm Wasser gespeichert. Eine Extraportion Wasser an Bord zu haben kann besonders bei Wettkämpfen in großer Hitze oder bei feuchtem Wetter von Vorteil sein.

Am Tag vor dem Wettkampf sollten Sie bei der Wahl der Lebensmittel leichte Änderungen vornehmen, wenn Sie sich vorher genau an die Steinzeiternährung gehalten haben, und etwas mehr Kohlenhydrate als sonst aufnehmen. Dadurch gehen Sie sicher, dass die Kohlenhydratspeicher voll sind. Durch den reduzierten Trainingsumfang in dieser Woche ist der Körper darauf ausgerichtet, Glykogen zu speichern, weshalb dieser letzte Tag mit erhöhter Aufnahme von Kohlenhydraten dazu ausreicht. Jetzt ist auch ein guter Zeitpunkt, um mehr Obst wie beispielsweise Bananen, Pfirsiche, Cantaloupe-Melonen, Wassermelonen und Honigmelonen zu essen oder Gemüse wie beispielsweise Kartoffeln, Süßkartoffeln und Yamswurzeln. Essen Sie heute Trockenfrüchte als Snack für zwischendurch. Um den hohen glykämischen Index dieser Lebensmittel abzuschwächen, nehmen Sie bei jeder Mahlzeit auch ein wenig Eiweiß und Fett auf. Gute Fette für den heutigen Tag sind Oliven-, Raps- und Lein- bzw. Leinsamenöl. Kaltwasserfische wie Thunfisch, Schellfisch oder Makrele decken sowohl den Eiweiß- als auch den Fettbedarf. Lassen Sie die Pasta-Party am Abend vor dem Wettkampf ausfallen.

Verringern Sie am Tag vor dem Wettkampf auch die Aufnahme von Ballaststoffen, um eine leichtere Verdauung der Nahrungsmittel zu ermöglichen. Dauert der Wettkampf länger als vier Stunden und sind hohe Temperaturen vorhergesagt, sollten Sie Ihr Essen außerdem etwas mehr salzen. Diese ‚Natrium-Fuhre‘ kann dabei helfen, eine Hyponatriämie am nächsten Tag zu vermeiden. Ansonsten sollten Sie zu den üblichen Zeiten essen und bei der Wahl der Lebensmittel soweit wie möglich die ‚normalen‘ wählen.

PHASE I – NAHRUNGSAUFNAHME VOR DEM SPORT

Das passiert nur allzu häufig: Ein Sportler bereitet sich seit Wochen und Monaten sorgfältig auf eine wichtige Veranstaltung vor. Keine Trainingseinheit ist zu anspruchsvoll, kein Opfer zu groß. Dann ist der Wettkampftag da, und bei der Mahlzeit vor dem Wettkampf passiert der Fehler: Der Sportler nimmt Nahrungsmittel zu sich, deren Verdauung viel zu lange dauert oder zu schnell geschieht, er isst zu viel zu kurz vor dem Start, trinkt zu wenig oder isst überhaupt nichts. Das Ergebnis ist eine desaströse Leistung – all die Vorbereitung umsonst. Das haben wir schon so oft gesehen und in Wirklichkeit auch schon selbst durchgemacht. Aus Fehlern lernt man.

Wie hätte man das verhindern können? Wie kann die sportliche Leistung durch die vor einem Wettkampf oder einer Trainingseinheit verzehrten Nahrungsmittel verbessert werden? Zweck dieses Abschnitts ist, Ihnen dabei zu helfen, eine Routine in Ihrer Ernährungsweise zu entwickeln, die Ihnen gut tut – ob bei einer Trainingseinheit zu Hause oder einem Wettkampf einige hundert Kilometer entfernt. Natürlich ist es einfacher, wenn man zu Hause ist als unterwegs. Unser Ziel ist aber, einen ausgewählten Speiseplan zusammenzustellen, dessen Lebensmittel Sie überall finden können, egal, ob Sie zu Hause sind oder für einen Wettkampf zum Beispiel nach Australien reisen.

Ziele der Nahrungsaufnahme vor dem Sport

Fangen wir damit an, den Zweck zu untersuchen, den wir mit dem Essen und Trinken vor dem Sport verfolgen. Es gibt fünf Hauptziele, die wir mit der Aufnahme von Nährstoffen direkt vor einem Wettkampf oder dem Training erreichen möchten:

- **Den Hunger stillen.** Das ist so nahe liegend, dass es umso verwunderlicher ist, wie viele Sportler morgens gar nichts essen. Am Wettkampftag ist man oft so sehr mit anderen Dingen beschäftigt, dass man die kleinen Hungeranzeichen zunächst übersieht. Später wird der Körper jedoch umso stärker nach Nahrung verlangen. Je länger Sie warten, desto größer ist das Risiko, dass Sie nicht mit genug Sprit im Tank starten. Der größte Nachteil eines solchen Fehlers ist das, was Radrennfahrer oder Läufer allgemein den ‚Hungerast' oder den ‚Mann mit dem Hammer' nennen. Ihre Glykogenreserven – die im Körper gespeicherten Kohlenhydrate – in Muskeln und Leber sind nahezu erschöpft. Wenn das passiert, zwingt Sie Ihr Körper dazu, langsamer zu werden oder ganz aufzuhören.

  Bemerken Sie in der Stunde vor dem Wettkampf oder Training, dass Sie hungrig sind, kann es schon zu spät sein. Wenn man so kurz vor dem Start noch etwas isst, hat das höchstwahrscheinlich mehr Nach- als Vorteile. Starten Sie also nie hungrig in den Tag, und schieben Sie das Essen nicht auf! Falls möglich, essen Sie mindestens zwei Stunden vor dem Sport. Am Anfang mag es schwierig erscheinen, direkt nach dem Aufstehen etwas zu essen, aber diese Abneigung ist meist nur mentaler Art. Wenn Sie sich daran gewöhnen, jeden Tag früh irgendetwas zu essen, fällt es Ihnen am Wettkampftag umso leichter. Mögen Sie früh am Morgen einfach nichts essen, ist flüssige Nahrung vielleicht die bessere Alternative für Sie.

- **Auffüllen der Kohlenhydratspeicher, die während der Nachtruhe geleert wurden.** Während Sie die Nacht über geschlafen haben, war Ihr Körper fleißig damit beschäftigt, Körperzellen zu reparieren und zu ersetzen – also mit der immerwährenden, routinemäßigen Wartung des Körpers, die er seit dem Zeitpunkt der Empfängnis ständig durchführt. Natürlich braucht der Körper auch in der Nacht eine gewisse Energie zum Überleben – für Atmung, Herzaktivität, Bewegungen, Verdauung und andere überlebenswichtige Funktionen. Alle diese Funktionen benötigen Energie, und eine der besten Energiequellen dafür sind die Kohlenhydrate, die in Ihren Muskeln als Glykogen gespeichert sind. Wenn Sie also nach ein paar Stunden Schlaf aufwachen, sind Ihre Kohlenhydratspeicher abhängig von Statur und magerer Körpermasse (Muskeln, Knochen, Haare, Fingernägel, Organe – alles außer Fett) um 140 bis 260 Kalorien geschrumpft. Diese verbrauchten Kalorien wieder zu ersetzen, ist sehr wichtig für Ihre unmittelbare sportliche Leistungsfähigkeit und wird umso wichtiger, je länger der Wettkampf oder die Trainingseinheit ist.
- **Die Menge an Körperflüssigkeiten normalisieren.** Neben dem Energieverbrauch des Körpers während des Schlafes haben Sie zusätzlich durch die Atmung, die Hautporen und durch mögliche Toilettenbesuche Wasser verloren. Am frühen Morgen kann es sein, dass Ihr Körper bis zu 700 Milliliter weniger Flüssigkeit enthält als normal. Wenn Sie diese Fehlmenge nicht gleich wieder auffüllen, sind Sie auf dem besten Weg zur Dehydrierung und einem katastrophalen Wettkampf oder Training.
- **Die Leistung steigern.** Ganz wichtig! Eine angemessene Nahrungszufuhr vor dem Sport füllt nicht nur die Speicher wieder auf, sondern hat auch einen großen Einfluss auf Ihre Leistung. Für bestimmte Nährstoffe wurde nachgewiesen, dass sie bei einigen Wettkampfarten die Leistung steigern können. Diese Möglichkeiten untersuchen wir weiter hinten in diesem Kapitel genauer.

- **Den Körper darauf vorbereiten, nach dem Sport schnell zu regenerieren.** Je besser Ihre Nahrungs- und Flüssigkeitsspeicher vor dem Start des Wettkampfes oder der Trainingseinheit aufgefüllt worden sind, desto schneller werden Sie sich regenerieren; vorausgesetzt, Sie haben während des Sports genug Nahrung und Flüssigkeit zu sich genommen. Starten Sie jedoch mit einem fast leeren Tank, kann sich die Regeneration sehr verzögern, auch wenn Sie während des Sports genug gegessen und getrunken haben. Das bedeutet, dass es für Sie in den folgenden Tagen länger dauern wird, wieder ein höheres Trainingsniveau zu erreichen. Noch entscheidender ist dies, wenn Sie zwei bis dreimal am Tag trainieren oder an Etappenrennen teilnehmen.

Nahrungsaufnahme vor dem Sport

Es bestehen kaum Zweifel daran, dass die Aufnahme von Nährstoffen vor dem Sport die sportliche Leistung verbessern kann. Die Frage ist jedoch, *was* man essen und trinken sollte. Wir können mehrere Richtlinien anbieten, die nicht nur aus der Forschung stammen, sondern auch aus unserem persönlichen Erfahrungsschatz als Sportler und durch das Training von Hunderten Menschen in mehreren Sportarten seit 30 Jahren. Kurz zusammengefasst sind hier nun ein paar Anhaltspunkte, die Ihnen bei der Entscheidung helfen werden, was Sie vor einem Wettkampf oder einer Trainingseinheit zu sich nehmen sollten.

- **Nehmen Sie 200 bis 300 Kalorien pro Stunde vor dem Sport zu sich.** Die für Sie richtige Menge ist abhängig von Ihrer Größe, wie viel Sie am Abend zuvor gegessen haben, um wie viel Uhr Sie gegessen haben und wie Ihre Erfahrungen mit dem Essen vor dem Sport sind. Generell empfehlen wir, spätestens zwei Stunden vor dem Wettkampf oder dem Training zu essen. Drei Stunden sind normalerweise besser, vor allem, wenn Sie an Wettkampftagen zu einem nervösen Magen neigen. Essen Sie zwei Stunden vorher, nehmen Sie 400 bis 600 Kalorien auf. Essen Sie drei Stunden vorher, sollten es 600 bis 900 Kalorien sein.
- **Nehmen Sie überwiegend Kohlenhydrate auf.** Wie wir im vorherigen Abschnitt erklärt haben, hat Ihr Körper während des mehrstündigen ‚Fastens' in der Nacht seine Glykogenspeicher verringert. Die schnellste und wirksamste Möglichkeit, diese lebenswichtige Energiequelle wiederherzustellen, ist die Aufnahme von Kohlenhydraten. Wenn Sie sie ge-

schickt auswählen, haben Kohlenhydrate auch den Vorteil, dass sie recht schnell verdaut werden können – somit schleppen Sie zum Anfang der Einheit oder des Wettkampfs keine unnötige nicht-verdaute Nahrung mit sich herum.

- **Verringern Sie den glykämischen Index der Mahlzeit je nach Zeitabstand bis zum Wettkampf- oder Trainingsstart.** Der glykämische Index eines Nahrungsmittels gibt an, wie schnell der Zucker aus den Kohlenhydraten ins Blut gelangt. Wird der in der Nahrung enthaltene Zucker schnell freigesetzt, löst das die Ausschüttung des Hormons Insulin in der Bauchspeicheldrüse aus. Das führt zu einem schnellen Absinken des Blutzuckerspiegels, gefolgt von größerem Hunger kurz vor Beginn des Wettkampfes. Das ist nicht das, was wir wollen. Aber wenn Sie zwei oder mehr Stunden vor dem Start Lebensmittel mit niedrigerem glykämischem Index essen, hat Ihr Körper genug Zeit zur Verdauung und zum langsamen Auffüllen der Glykogenspeicher. Obst ist beispielsweise eine gute Wahl, weil der darin enthaltene Zucker Fruktose nur langsam verdaut wird.
- **Essen Sie nicht zu viele Ballaststoffe.** Es gibt mehrere Möglichkeiten, den glykämischen Index eines Nahrungsmittels zu senken. Eine der wirksamsten Arten hierbei ist der gleichzeitige Verzehr von Ballaststoffen. Für eine Mahlzeit vor dem Sport kann das jedoch zu wirksam sein, denn einige Lebensmittel, beispielsweise Vollkorngetreide, haben eine so hohe Dichte an Ballaststoffen, dass sie mehrere Stunden in Ihrem Verdauungstrakt verweilen können, dabei Flüssigkeit aufsaugen und aufquellen. Das ist kein gutes Gefühl am Start eines Wettkampfs oder einer anstrengenden Trainingseinheit!
- **Nehmen Sie Eiweiß zu sich, besonders verzweigtkettige Aminosäuren.** Aminosäuren sind die Grundbausteine des Eiweiß. Bestimmte Aminosäuren, die ‚essentiellen' sind entscheidend für Ihre Gesundheit und Fitness und müssen mit der Nahrung aufgenommen werden, da sie nicht vom Körper produziert werden können. Erst kürzlich durchgeführte Studien aus dem Labor von Dr. Peter Lemon an der University of Western Ontario zeigen, dass drei dieser essentiellen Aminosäuren, die sogenannten verzweigtkettigen Aminosäuren, vorteilhaft für die Leistung sind, wenn sie vor einer aeroben Betätigung zugeführt werden (wenn Sie sich für Eiweiß im Sport interessieren, stolpern Sie sicherlich recht oft über Dr. Lemon, da er weltweit als einer der führenden Experten auf diesem Gebiet gilt). In der besagten Studie wurden Radfahrern eine

Stunde vor einer erschöpfenden Trainingseinheit 6 Gramm verzweigtkettige Aminosäuren oder 6 Gramm Gelatine verabreicht. Im Vergleich zur Gelatine hat die Verabreichung der verzweigtkettigen Aminosäuren die Zeit bis zur Erschöpfung und die maximale Leistungskraft erheblich verbessert und gleichzeitig die Herzfrequenz bei submaximalen Anstrengungen verringert. Die Blutzucker- und Laktatspiegel wiesen bei beiden Versuchsgruppen keine Unterschiede auf.

Andere Forschungen haben ergeben, dass die Einnahme einer Mischung aus essentiellen Aminosäuren und Kohlenhydraten kurz vor anstrengendem Sporttraining die Eiweißsynthese und somit die Zellreparatur nach dem Sport ankurbelt. Das sind tolle Neuigkeiten für ehrgeizige Ausdauersportler, denn die Regenerationszeit ist entscheidend für die Leistung. Je schneller Sie regenerieren, desto früher können Sie den nächsten Trainingsreiz setzen; und je mehr Trainingsreize Sie in einer bestimmten Trainingsphase setzen können, desto besser wird später auch Ihre Wettkampfleistung.

Zu guter Letzt besteht ein zusätzlicher Nutzen der Eiweißaufnahme vor dem Sport darin, dass sie den glykämischen Index der gleichzeitig aufgenommenen Kohlenhydrate verringert. Ein verringerter glykämischer Index bedeutet eine längere, langsamere Abgabe von Zucker in den Blutkreislauf während der nachfolgenden Sporteinheit, wodurch Ermüdungserscheinungen hinausgezögert werden.

- **Trinken Sie viel.** Eine Dehydrierung während des Sports lässt sich oft vermeiden, indem Sie vor dem Start genug Flüssigkeit aufnehmen. Darüber hinaus haben Forschungen ergeben, dass eine auf den Durst bezogene angemessene Flüssigkeitszufuhr die Aufspaltung von Eiweiß während des Sports vermindert. Alles, was man tun kann, um während eines Wettkampfs oder des Trainings Eiweiß zu erhalten oder die Nutzung von Eiweiß als Treibstoff zu verhindern, ist sowohl für die Leistung als auch für die Regeneration von Vorteil. Sie wollen doch nicht wirklich Muskelgewebe als Energiequelle nutzen – vor dem Sport genug zu trinken ist eine einfache Maßnahme, um sicherzustellen, dass dies nicht geschieht.
- **Trinken Sie in der letzten Stunde vorher nur Wasser.** Dadurch wird eine schnelle Abgabe von Zucker ins Blut, gefolgt von der Insulinproduktion zur Kontrolle des Blutzuckerspiegels verhindert. Nach der Aufnahme zuckerhaltiger Flüssigkeiten führt solch eine Zucker-Insulin-Reaktion (hypoglykämische Reaktion) meist zu einem niedrigen Blutzuckerspiegel am Start – genau das Gegenteil von dem, was Sie haben wollten – und nach

ein paar Minuten körperlicher Anstrengung wird Ihnen etwas schwindelig werden, und Sie fühlen sich leicht benommen.

In den letzten zehn Minuten vor dem Sport können Sie dann allerdings Flüssigkeiten mit hohem glykämischen Index trinken. Das wird weiter unten genauer erklärt.

Geeignete Nahrungsmittel vor dem Sport

Die Nahrungsmittel, die Sie vor dem Sport essen sollten, finden Sie in Supermärkten, wo auch immer Sie zum Wettkampf hinfahren, oder sie lassen sich einfach mitnehmen. Im Folgenden finden Sie ein paar Beispiele für Lebensmittel, die Sie mindestens eine Stunde vor dem Sport zu sich genommen haben sollten. Wählen Sie davon diejenigen aus, auf die Sie am frühen Morgen am meisten Appetit haben und die Ihr Körper gut verträgt. Probieren Sie sie an Tagen aus, an denen Sie im Training Wettkämpfe simulieren oder bei Wettkämpfen der Priorität C, lange genug vor dem von Ihnen anvisierten A-Rennen. Natürlich können Sie zwei oder mehr dieser Vorschläge kombinieren, um etwas Abwechslung in Ihre letzte Mahlzeit vor dem Sport zu bringen.

- **Obst mit Eiern.** Eier stecken voller Eiweiß und sind für die meisten Menschen leicht verdaulich. Hartgekochte Eier können Sie mit zu einem Wettkampf nehmen, wenn Sie sie kühl lagern können, oder Sie bestellen sich in einem Restaurant Rührei. Ein großes Ei enthält etwa 6 Gramm Eiweiß und 1,5 Gramm verzweigtkettige Aminosäuren. Kombinieren Sie es mit frischen ballaststoffarmen Früchten, beispielsweise Banane, Pfirsich, Cantaloupe-Melone, Honigmelone und Wassermelone. Zu vermeidende ballaststoffreiche Früchte sind Äpfel, Beeren, Datteln, Feigen, Weintrauben, Birnen, Mango, Papaya und Ananas.
- **Apfelmus mit Eiweißpulver.** Nehmen Sie ungesüßtes Apfelmus – es hat einen geringen Ballaststoffgehalt und einen niedrigen glykämischen Index, hauptsächlich wegen seines geringen Fruktosegehalts, und wird von den meisten Menschen gut vertragen. Rühren Sie zwei bis drei Esslöffel Hühnereipulver oder Molkeneiweiß unter, um die glykämische Reaktion weiter zu verlangsamen und verzweigtkettige Aminosäuren aufzunehmen. Der Gehalt an verzweigtkettigen Aminosäuren des Eiweißpulvers hängt von der Substanz und dem Hersteller ab, aber im Allgemeinen beinhalten sie ca. 2,2 Gramm pro Esslöffel. Nehmen Sie das Eiweißpulver in einer kleinen Plastiktüte mit, wenn Sie zu Wettkämpfen reisen.

- **Babynahrung mit Fleisch und Fisch.** Zerkleinerte und pürierte Babynahrung findet man fast überall, und sie ist für Menschen jeden Alters gut verdaulich. Besonders zu empfehlen sind Obst oder Gemüse mit zerkleinertem Fleisch wie Pute und Hähnchen oder Fisch.
- **Flüssignahrung.** Sollten Sie vor Wettkämpfen zu einem nervösen Magen neigen, erhalten Sie durch das Pürieren von Lebensmitteln eine Flüssigkeit, die leichter verdaulich ist. Mixen Sie Obst mit niedrigem Ballaststoffgehalt wie die oben genannten Früchte mit Fruchtsaft und zwei oder drei Esslöffeln Eiweißpulver. Gekaufte Sportgetränke sind zwar nicht optimal, können aber hilfreich sein, wenn Sie nicht zu Hause sind und kein Mixgerät in der Nähe ist. Nehmen Sie dann Produkte, die zusätzliches Eiweiß enthalten, wie beispielsweise Ensure High Protein. Getränke mit Milchprodukten als Grundlage sollten Sie vermeiden. Denken Sie daran, dass diese Getränke mittlerweile bei Sportlern so beliebt sind, dass sie in Geschäften in der Nähe von Wettkampforten oft schon Tage im Voraus ausverkauft sind. Bringen Sie also Ihren eigenen Vorrat mit, oder gehen Sie rechtzeitig einkaufen.
- **Energieriegel mit Eiweiß.** Das ist die am wenigsten empfehlenswerte Option, hilft zur Not jedoch ebenfalls. Eiweißriegel, die oft auch als Nahrungsersatz deklariert werden, können gut transportiert und fast überall gekauft werden. Zur Grundlage haben sie zwar meist kohlenhydrathaltige Nahrungsmittel, enthalten jedoch gerade genug Eiweiß, um die glykämische Reaktion zu verlangsamen und führen dem Körper auch einige verzweigtkettige Aminosäuren zu. Achten Sie darauf, dass Sie beim Verzehr eines Riegels genug Wasser dazu trinken, denn sie sind trocken und würden sonst Ihrem Körper bei der Verdauung Flüssigkeit entziehen und Sie so dehydrieren.
- **Getränke einschließlich Wasser.** Sie können auch Kaffee oder Tee trinken, was durch den Koffeingehalt wie in Kapitel 6 beschrieben Vorteile bringen kann. Bedenken Sie jedoch, dass Koffein auch Nebenwirkungen haben kann, beispielsweise einen nervösen Magen oder erhöhte Nervosität hervorrufen könnte. Obst- und Gemüsesäfte sind auch in Ordnung, Sie sollten sie jedoch vorher während des Trainings ausprobieren. Tomatensaft enthält oft zusätzliches Natrium, das bei längeren Wettkämpfen beziehungsweise Trainingseinheiten oder bei Hitze von Vorteil sein kann.

Zehn Minuten vor dem Start

Bei Menschen, die besonders sensibel auf Zucker reagieren, kann der Verzehr von Kohlenhydraten innerhalb der letzten Stunde – die letzten zehn Minuten nicht mit eingerechnet – während der ersten Minuten der sportlichen Anstrengung eine Hypoglykämie (Unterzuckerung) hervorrufen. Bei ihnen verursachen Kohlenhydrate, besonders aus Quellen mit hoher glykämischer Last, einen fast sofortigen Anstieg des Insulinspiegels zur Senkung des Blutzuckers, was eine Hypoglykämie zur Folge hat. Viele Sportler fühlen sich dann bei der nachfolgenden Aktivität leicht schwindelig oder benommen. Aber warum passiert dies nicht, wenn während der letzten zehn Minuten vor dem Start Kohlenhydrate mit hohem glykämischen Index zugeführt werden? Die Antwort darauf ist, dass der Körper einfach nicht mehr die Zeit dazu hat, Insulin auszuschütten. Wenn die sportliche Aktivität beginnt, fängt der Körper sofort damit an, seinen Bedarf an Insulin herunterzuregulieren. Während des Sports führt die Zufuhr von Zucker nur zu einer geringeren Erhöhung dieses Hormons, weil die Muskeln sensibler darauf reagieren und durchlässig für Glukose werden. Dadurch wird deutlich weniger Insulin benötigt, um den Zucker in die Muskeln zu befördern.

Die Zufuhr von 100 bis 200 Kalorien durch ein paar Gramm Sportgetränk oder Energieriegel gefolgt von 180 bis 240 Millilitern Wasser kann Ihnen also ohne Nebenwirkungen den Energiekick geben, den Sie direkt vor dem Start brauchen. Das ist besonders vorteilhaft bei solchen frühmorgendlichen Trainingseinheiten, bei denen Sie innerhalb einer Stunde nach dem Aufstehen aus dem Haus gehen, oder wenn Sie früh am Morgen einfach nichts hinunterbekommen.

Wie die anderen oben beschriebenen Beispiele für Mahlzeiten vor dem Sport dient auch der Zehn-Minuten-Kick dazu, die Glykogenspeicher aufzufüllen, wobei es wichtig ist, genug zu trinken.

Kapitel 3

Phase II – Nahrungsaufnahme während des Sports

Während des Sports zu essen, ist eine erlernbare Fähigkeit, die einige Planung und Tests erfordert. So müssen Sie beispielsweise geeignete leckere Nährstoffquellen, die für Sie angemessenen Mengen und den richtigen Zeitpunkt der Nahrungsaufnahme herausfinden. Sorgfältiges Ausprobieren und genaues Beobachten der Einzelheiten sind hierfür notwendig. Glauben Sie nicht, dass etwas auch für Sie funktionieren muss, nur weil es bei jemand anderem der Fall ist. Die Verträglichkeit bestimmter Lebensmittel während des Sports ist bei jedem anders.

LEBENSMITTELTOLERANZ WÄHREND DES SPORTS

Trainingseinheiten, die Ihrem Zielwettkampf in Bezug auf Dauer, Intensität, Gelände und Wetter am ähnlichsten sind, eignen sich besonders gut, um auszuprobieren, was Sie essen können oder nicht. Sie werden herausfinden, dass die Toleranz Ihres Körpers gegenüber bestimmten Lebensmitteln und Flüssigkeiten auch von den äußeren Bedingungen abhängt. Die am wenigsten wichtigen Wettkämpfe der Stufe C in Ihrem Kalender, die ähnliche Bedingungen haben wie die A-Wettkämpfe, sind daher noch bessere Gelegenheiten, um die Ernährung auszutesten, weil Sie dabei auch psychisch gefordert werden. Der größte Prüfstein ist der eigentliche Zielwettkampf. Mit den dort gewonnenen Erfahrungen können Sie zukünftige Wettkämpfe noch besser gestalten.

Die Belastbarkeit während des Sports hängt sehr davon ab, wie gut der Magen bestimmte Lebensmittel und Flüssigkeiten verträgt. Bei einer hohen Intensität, beispielsweise über 85 Prozent der VO_2max (ungefähr an der anaeroben Schwelle), stellt das Magen-Darm-System im Prinzip seine Arbeit ein, da das Blut in die hart arbeitenden Muskeln und zur Kühlung in die Haut gepumpt wird. Umgekehrt setzt bei niedriger Intensität, beispielsweise bei einem mehrere Stunden dauernden Ultra-Marathon, bei vielen Sportlern ein noch nicht erforschter Mechanismus ein, der Übelkeit hervorruft. Ist das Rennen, für das Sie trainieren, kurz und intensiv, wie ein Fünf-Kilometer-Lauf oder ein Radkriterium, besteht zum Glück nicht die Notwendigkeit, zusätzlichen Treibstoff zu tanken. Davon haben Sie bereits genug an Bord.

Ist Ihr Wettkampf jedoch lang und erfordert keine gleichmäßige Anstrengung, sondern gelegentliche hochintensive Phasen, wie bei einem Straßenradrennen, müssen Sie während der Phasen essen und trinken, in denen die Intensität niedrig ist. Die Übelkeit bei sehr langen Veranstaltungen, beispielsweise bei einem Langdistanz-Triathlon oder Ultra-Marathon, lässt sich nicht so einfach erklären. Zu den möglichen Ursachen für das Unwohlsein gehören:

- **Schlechte Einteilung der Geschwindigkeit.** Dies ist der häufigste Grund für Übelkeit zu Beginn eines langen, gleichmäßigen Wettkampfs. Ist man am Anfang zu schnell – zum Beispiel aufgrund von Nervosität und einer zu hohen Geschwindigkeit bei gleichzeitiger Zufuhr von Nahrung, ob in flüssiger oder fester Form – wird der Verdauungstrakt übermäßig belastet. Aufgrund der hohen Intensität verarbeiten die Organe nicht so viel wie zugeführt wird. Nimmt man auch dann, wenn die Intensität geringer und gleichmäßiger geworden ist, weitere Kalorien auf, verschlimmert sich die Situation nur noch. Die einzige Lösung ist, das Tempo drastisch zu verringern und vorübergehend die Nahrungsaufnahme auszusetzen.
- **Zu viel Flüssigkeit.** Ein anderer Grund für Übelkeit bei lange andauernden Rennen ist die Aufnahme von zu viel Flüssigkeit. Der Magen kann ungefähr 950 Milliliter aufnehmen und leert sich um etwa 900 bis 1.250 Milliliter pro Stunde, je nach Körpergröße beziehungsweise -gewicht und der Intensität des Sports. Ist die Aufnahmekapazität des Magens überschritten, beispielsweise durch eine schlechte Verpflegungsstrategie und mangelnde

Erfahrungen während der Wettkampfvorbereitung, hat der Magen keine andere Wahl, als den Überschuss durch Erbrechen loszuwerden.

- **Zu viele Nährstoffe.** Mit dem zuletzt genannten Grund für Übelkeit ist ein weiterer verbunden: die Aufnahme von Nahrung oder Flüssigkeit mit übermäßig hohem Nährstoffgehalt. Je höher der Nährstoffgehalt der Nahrung ist, desto langsamer wird sie vom Magen verarbeitet. In den Physiologiebüchern steht zwar, dass der Magen durchschnittlich 6 Kalorien pro Minute oder 360 Kalorien pro Stunde verarbeitet, die meisten Langdistanz-Sportler wissen jedoch, dass er wesentlich mehr verarbeiten kann – bis zu 600 Kalorien pro Stunde (und bei großen Sportlern vielleicht sogar mehr). Bei der individuellen Toleranz von Lebensmittelmengen scheint es also große Schwankungen zu geben. Wo auch immer Ihre Grenze liegt: Wenn Sie sie über mehrere Stunden auch nur leicht überschreiten, überfüllen Sie Ihren Magen, und dieser kennt dann nur einen Ausweg – den Rückwärtsgang einzuschalten und sich zu übergeben.
- **Dehydrierung.** Übelkeit kann auch durch Dehydrierung bei großer Hitze verursacht werden. Wer über einen längeren Zeitraum weniger Flüssigkeit aufnimmt, als durch das Schwitzen verloren geht, entzieht den Verdauungsorganen notwendige Flüssigkeit, die stattdessen in die Haut (zum Abkühlen) und die Muskeln (für die Arbeitsleistung) fließt. Wenn das passiert, wird die Verarbeitung von fester und flüssiger Nahrung verringert. Mit anderen Worten: Der Magen leert sich langsamer, und was auch immer hinzugeführt wird, sammelt sich dort an, bis es Übelkeit hervorruft. Auch wenn es widersprüchlich klingt, ist es durchaus möglich, dehydriert zu sein und gleichzeitig den Magen voller Flüssigkeit zu haben.
- **Aufnahme von Salzwasser.** Bei Veranstaltungen bei denen im Meer geschwommen wird, beispielsweise Langdistanz-Triathlons oder Langstreckenschwimmen, kann das Schlucken von Meerwasser im Verlauf des Wettkampfs Übelkeit hervorrufen. Eine Vergiftung durch Salzwasser entsteht, wenn der hohe Natriumgehalt des Meerwassers den Magen dazu bringt, sich zu verschließen, bis der Natriumgehalt der Organe vorzugsweise durch die Aufnahme von reinem Wasser wieder reduziert wird. Nimmt der Sportler nicht schrittweise Wasser zur Verdünnung des Natriums auf, oder nimmt er oder sie Energie (fest oder flüssig) zu sich, sorgt der Körper selbst für ‚Abhilfe', indem er dem Blut und den Intrazellularräumen Wasser entzieht und dieses dem Magen zur Verfügung stellt. Das wiederum kann zur Dehydrierung führen und die Lage weiter verschlimmern.

- **Nichts des eben genannten.** Das Unbehagen Ihrer Verdauungsorgane während eines Wettkampfs könnte von mehreren der oben genannten Ursachen hervorgerufen werden – oder es wird von etwas ganz anderem verursacht, beispielsweise Nervosität, Lebensmittelvergiftung, Erschöpfung oder extremer Hitze. Es kann auch sein, dass Ihr Körper noch nicht vollständig für einen Langdistanz-Wettkampf bereit ist, obwohl Sie gut in Form sind. Ein für Ihren Fitnessstand zu extremer Wettkampf kann Ihren Körper schlichtweg überfordern.

Die gute Nachricht ist, dass Sie sich wahrscheinlich besser fühlen werden, sobald Sie sich erst einmal übergeben haben. Freuen Sie sich aber nicht zu früh über diese Erlösung, denn das Problem kann Sie schnell wieder einholen. Sie sollten nun – sofern Sie das noch nicht getan haben – Ihr Tempo drosseln, in kleinen Schlucken Wasser trinken und beobachten, wie Ihr Körper das annimmt. Sieht es nach 10 bis 20 Minuten so aus, als könne Ihr Körper damit umgehen, steigen Sie auf ein verdünntes Getränk um, indem Sie Wasser und ein Sportgetränk mischen. Trinken Sie davon nur 60 bis 90 Milliliter während der nächsten 10 bis 20 Minuten. Wenn Sie das wiederum vertragen, können Sie ein normales Sportgetränk versuchen. Irgendwann werden Sie feststellen, dass dieser vorsichtige Ansatz funktioniert hat und können nun die Intensität wieder erhöhen; seien Sie jedoch weiterhin vorsichtig, denn Ihr Magen kann immer noch durcheinander sein. Auch wenn Sie diese Aktion Zeit kostet, ist dieser Weg doch besser, als gar nicht ins Ziel zu kommen.

FLÜSSIGKEITSZUFUHR WÄHREND DES SPORTS

Vergessen Sie nicht, dass die Aufnahme von Flüssigkeit mindestens genauso wichtig ist wie die Aufnahme von Nährstoffen. Es ist einfacher, sich von einem Kaloriendefizit zu erholen als von einer Dehydrierung. Und da Flüssigkeiten vom Magen schneller verarbeitet werden als feste Nahrung und oftmals weniger Magenprobleme hervorrufen, ist es das Beste, die meisten Kalorien während des Sports über Flüssigkeiten einzunehmen. Das ist umso wichtiger, je kürzer der Wettkampf ist. Wenn Sie jedoch spüren, dass eine Dehydrierung droht, sollten Sie Wasser oder Sportgetränken den Vorzug geben – und nicht konzentrierten flüssigen Kalorien. Flüssige Energiequellen außer Sportgetränken oder Wasser tragen zwar auch zur Flüssigkeitszufuhr bei, sie sollten aber nicht den Hauptteil Ihrer Flüssigkeitszufuhr ausmachen.

Beim Versuch, den eigenen Flüssigkeitsbedarf während des Sports festzustellen, ist es hilfreich, wenn Sie Ihr Körpergewicht bei optimalem Flüssigkeitsgehalt kennen. Um das zu bestimmen, wiegen Sie sich jeweils morgens vor dem Frühstück, nachdem Sie mit etwas Wasser Ihren Durst gestillt haben, nach drei bis vier Ruhetagen und nach sehr reduziertem Training (beachten Sie, dass Personenwaagen mit einer Feder eine Messungenauigkeit von einem Pfund oder mehr haben; deshalb empfehlen wir, eine Balkenwaage zu benutzen). Das angegebene Gewicht dient als Referenz für künftige Vergleiche nach dem Training. Wahrscheinlich werden Sie feststellen, dass Sie nach der mehrtägigen Ruhephase etwa ein bis drei Prozent an Gewicht zugelegt haben. Das liegt daran, dass Sie ‚zusätzliche' Flüssigkeit mit sich tragen, wenn Sie einen optimalen Flüssigkeitsgehalt haben und Ihre Glykogenspeicher voll sind. Dieser Überschuss ergibt sich aus dem in den Muskeln gespeicherten Glykogen aufgrund des verringerten Trainings. Für jedes in den Muskeln gespeicherte Gramm Glykogen werden gleichzeitig 2,6 Gramm Wasser gespeichert. Während des Sports wird das Glykogen dann als Energie genutzt; dabei wird das gespeicherte Wasser freigesetzt und kann vom Körper dazu genutzt werden, die Zellräume mit Flüssigkeit zu versorgen. Für den arbeitenden Körper ist das natürlich hilfreich, auch wenn durch den Flüssigkeitsverlust an anderer Stelle – besonders durch das Schwitzen – der Nutzen wieder verringert wird.

Ein paar Stunden nach dem Beginn des Sports sind die Glykogenspeicher und das eingelagerte Wasser verbraucht, und Ihr Körper ist wieder bei seinem Gewicht mit leeren Speichern (wie morgens nach dem Aufstehen) angelangt. An dieser Stelle ist es wichtig zu erwähnen, dass Ihr Körpergewicht auch nach intensiven sportlichen Leistungen niemals unter dieses ‚Leergewicht' fallen sollte. Ein Gefühl für die verschiedenen ‚normalen' Flüssigkeitsstufen Ihres Körpers bekommen Sie, wenn Sie sich Ihr Körpergewicht 1.) vor dem Training nach einer Ruhephase und mit vollen Glykogenspeichern, 2.) vor dem Training ohne Ruhephase und ohne volle Glykogenspeicher und 3.) nach dem Training bei verschiedenen Temperaturen und wechselnder Luftfeuchtigkeit notieren. Ihr optimales Trainingsgewicht liegt zwischen Ihrem Körpergewicht nach einer Ruhephase und dem nach dem Training. Nach dem Sport sollte es Ihr Ziel sein, schnell und rechtzeitig vor dem nächsten Training wieder diesen Zustand des optimalen Flüssigkeitsgehalts zu erreichen.

Das Rezept zur Vermeidung eines weiteren Gewichtsverlustes und des direkt damit zusammenhängenden Flüssigkeitsverlustes ist, während des

Sports zu trinken. Da ein halber Liter Wasser genau ein Pfund wiegt, können Sie anhand Ihres Körpergewichts nach dem Sport Ihren Flüssigkeitsbedarf bei unterschiedlicher Intensität und Dauer sowie verschiedenen Wetterbedingungen gut schätzen. Ein Gewichtsverlust von zwei Pfund nach dem Training bedeutet, dass Sie einen Flüssigkeitsbedarf von einem Liter Wasser haben. Wenn Sie sich den Flüssigkeitsverlust nach dem Training zusammen mit den unterschiedlichen Bedingungen notieren, können Sie daraus ableiten wie viel Sie jeweils trinken müssen, um eine Dehydrierung zu vermeiden. Sie werden feststellen, dass Ihr Flüssigkeitsbedarf nicht immer derselbe ist, sondern sich je nach der Intensität oder dem Wetter, besonders der Temperatur, und im Laufe einer Saison verändert. Je intensiver die Betätigung und je höher die Temperatur, desto mehr Flüssigkeit müssen Sie während des Sports zu sich nehmen. Im Frühling beispielsweise, wenn es langsam wärmer wird, werden Sie mehr Flüssigkeit benötigen als später im Jahr, wenn Sie sich an die Wärme gewöhnt haben. Auch die Dauer spielt eine Rolle: Bei sehr kurzen Rennen – die etwa nur wenige Minuten dauern – benötigen Sie kein Wasser, da Sie nicht so viel Flüssigkeit verlieren, als dass die Gefahr einer Dehydrierung bestünde.

HYPONATRIÄMIE

Genauso wie die Aufnahme von *zu wenig* Flüssigkeit zu Leistungsverlusten oder sogar lebensbedrohlichen Situationen führen kann, kann auch die Aufnahme von *zu viel* Wasser die Wettkampfleistung beeinträchtigen oder gar das Risiko erhöhen, an den Folgen einer sogenannten Hyponatriämie zu sterben. Je länger der Wettkampf oder das Training und je geringer die Leistungsfähigkeit (bzw. Intensität), desto höher ist die Wahrscheinlichkeit einer Hyponatriämie. In den letzten Jahren sind bei Marathons zwei Menschen an Hyponatriämie gestorben, weil sie unterwegs zu viel getrunken hatten. Beide waren eher schwächere Läufer aus dem hinteren Teil des Feldes, die schon seit mehreren Stunden auf den Beinen waren.

Eine Hyponatriämie entsteht, wenn der Natriumgehalt des Blutes gefährlich sinkt. Sie kann durch häufiges Erbrechen, anhaltenden Durchfall oder die Einnahme von Diuretika verursacht werden. Bei Ausdauersportlern hingegen wird sie meist durch eine übermäßige Flüssigkeitsaufnahme (vor allem Wasser) bei längeren Veranstaltungen hervorgerufen. Bei Wettkämpfen, die nicht länger als 4 Stunden dauern, kommt es selten zu einer Hyponatriämie, dagegen ist sie bei Wettkämpfen mit einer Dauer von 8 oder mehr Stunden häufiger anzutreffen. Untersuchungen bei Triathlon-Wettkämpfen über die Langdistanz in Neuseeland und auf Hawaii, für die ein Sportler zwischen 8 und 17 Stunden benötigt, haben ergeben, dass bis zu 30 Prozent der Finisher an einer leichten bis schweren Hyponatriämie litten.

Wie kann es dazu kommen? In dem Irrglauben, dass man während des Sports gar nicht zu viel Wasser trinken könne, nimmt ein Sportler zu viel Flüssigkeit zu sich und kann dadurch während des Wettkampfs sogar an Gewicht zunehmen. Dieses Problem tritt häufiger bei langsameren Wettkampfteilnehmern auf, da sie mehr Möglichkeiten und mehr Zeit zum Trinken haben. Schnelle Sportler neigen eher zur Dehydrierung als zur Hyponatriämie; ab einem gewissen Konkurrenzniveau tun sie sich schwer damit, Flüssigkeit aufzunehmen. Außerdem verbringen sie weniger Zeit auf der Wettkampfstrecke.

Eine Hyponatriämie lässt sich nicht leicht erkennen, denn die Symptome treten erst mit einer gewissen Verzögerung auf. Vorboten sind Kopfschmerzen im Stirnbereich, Übelkeit, Muskelkrämpfe, Lethargie, Verwirrung, Orientierungslosigkeit, nachlassende Koordinationsfähigkeit und Tunnelblick. Ein sicheres Zeichen für eine Hyponatriämie sind Schwellungen. Hier sollten Sie nach angeschwollener und gespannter Haut um Ringe, Armbanduhren, Sockenbündchen und elastische Hosenbunde herum suchen. In extremen Fällen kann es zu Krämpfen, Bewusstlosigkeit, Atemnot oder Herzstillstand kommen. Da bei einem geringen Natriumgehalt des Blutes die Blasenentleerung drastisch nachlässt oder ganz aussetzt, wird eine Hyponatriämie häufig falsch als Dehydrierung diagnostiziert – das kann ein tödlicher Fehler sein! Wird bei dieser irrtümlichen Annahme die Wasserzufuhr ohne zusätzliches Natrium erhöht, um dem vermeintlich dehydrierten Sportler zu helfen, verschlechtert sich sein Zustand.

Während ausgiebiger sportlicher Betätigung verlieren Sie zweifellos Natrium (in Form von Natriumchlorid = Salz), was Sie anhand der weißen Flecken (Salzränder) auf Ihrer Haut und Bekleidung eindeutig feststellen können. Der Schlüssel zur Vermeidung einer Hyponatriämie liegt darin, ein ausgewogenes Verhältnis von Flüssigkeit und Natrium zu sich zu nehmen. Da Sie mittlerweile anhand des oben Beschriebenen bestimmen können, wie viel Flüssigkeit Sie aufnehmen müssen, um den Flüssigkeitsverlust durch Schweiß und andere Körperflüssigkeiten während des Sports auszugleichen, können Sie auch schätzen, wie viel Natrium Sie verloren haben und wie viel Sie deshalb ersetzen müssen. Ein während des Sports verlorener halber Liter

Schweiß oder ein Pfund Körpergewicht enthält ca. 500 Milligramm Natrium. Somit sollten Sie mit jeden 500 Millilitern Flüssigkeit, die Sie trinken, auch bis zu 500 Milligramm Natrium aufnehmen. Das kann in Form von natürlichen salzhaltigen Lebensmitteln und Getränken, mit Salz angereicherten Lebensmitteln und Getränken oder natriumhaltigen Kapseln geschehen. Sportgetränke allein sind nicht genug (der Natriumgehalt ist nur halb so hoch wie die Konzentration im Schweiß) und können bei langer sportlicher Betätigung zu einer Hyponatriämie führen, wenn sie die einzige Natriumquelle darstellen.

Das alles klingt zwar sehr exakt und wissenschaftlich, allerdings gibt es einen Haken: Es wird vermutet, dass weniger Natrium mit dem Schweiß abgesondert wird, wenn man sich an die Hitze gewöhnt hat. Das kann eine Verringerung des bisher benötigten Natriums um 60 Prozent bedeuten. Beim Training und Wettkämpfen im Spätsommer werden Sie folglich nicht ganz so viel Natrium benötigen wie im Frühjahr, da Sie sich wahrscheinlich bereits an die Hitze gewöhnt haben. Der Schlüssel zur richtigen Menge ist hier wieder die Erfahrung. Im Zweifelsfall sollten Sie jedoch lieber mehr Natrium zuführen; die möglichen Nebenwirkungen sind nicht so schlimm wie die von zu wenig Natrium.

Zu Beginn der Hitzegewöhnung, wenn Sie also die ersten paar Mal im frühen Sommer trainieren oder an Wettkämpfen teilnehmen, erhöht sich während der Regenerationsphasen der Anteil an Plasma in Ihrem Blut um bis zu zehn Prozent. Da diese Erhöhung des Blutplasmas den Natriumgehalt verdünnt, müssen Sie während jedes Trainings oder Wettkampfs über vier oder mehr Stunden Ihre Natriumaufnahme um ebenfalls zehn Prozent erhöhen. Ist der Trainingsumfang während der Anpassungsphase an wärmeres Wetter im Frühsommer hoch, sollten Sie direkt vor und nach dem Sport Ihrer Nahrung etwas mehr Salz hinzufügen (zu anderen Jahreszeiten nehmen Sie sicherlich genug Natrium mit der Nahrung zu sich, selbst wenn Sie eher sparsam salzen). Sobald er sich an die Hitze angepasst hat, stellt sich Ihr Körper neu ein und verliert weniger Natrium durch das Schwitzen. Je nach Wetterbedingungen kann das zwei bis vier Wochen dauern.

Es ist recht einfach festzustellen, wie viel Natrium in Ihrer Nahrung und in Sportgetränken enthalten ist, da diese Angabe auf Verpackungen Pflicht ist. Sportgetränke beispielsweise enthalten 200 bis 250 Milligramm pro 500 Milliliter. Ziehen Sie die Gesamtmenge des über Flüssigkeiten aufgenommenen Natriums von Ihrem (über den Gewichtsverlust ermittelten) Natriumbedarf ab, so zeigt Ihnen das Ergebnis, um wie viel Sie Ihre Natriumaufnahme erhöhen müssen. Dazu ein Beispiel:

Ihr Gewichtsverlust während des Trainings beträgt während einer dreistündigen Trainingseinheit zwei Kilo. Das entspricht einem Flüssigkeitsverlust von zwei Litern bzw. 2.000 Millilitern. Pro 500 Milliliter Flüssigkeit wollen Sie etwa 500 Milligramm Natrium aufnehmen; in diesem Fall benötigen Sie also 2.000 Milligramm oder 2 Gramm Natrium und zwei Liter Flüssigkeit. Wenn Sie mit Sportgetränken und Wasser pro halben Liter 200 Milligramm Natrium aufnehmen, ergibt das bei zwei Litern 800 Milligramm Natrium. Somit müssen Sie über feste Nahrung oder zusätzliches Salz in Ihren Getränken weitere 1.200 Milligramm Natrium zu sich nehmen.

Wenn Sie Nahrungsmitteln und Getränken Salz hinzufügen, sollten Sie wissen, dass ein Teelöffel Speisesalz (Natriumchlorid) zu etwa 40 Prozent aus Natrium besteht. Und da ein Teelöffel Salz etwa 6 Gramm wiegt, erhalten Sie mit einem Teelöffel etwa 2,4 Gramm (2.400 Milligramm) Natrium (6.000 Gramm Salz x 0,40 = 2.400 Gramm Natrium). Der einfachste und von vielen Sportlern genutzte Weg zur zusätzlichen Natriumzufuhr sind natriumhaltige Ergänzungsmittel. Dort ist der Natriumgehalt auf der Verpackung aufgedruckt.

Im Folgenden schauen wir uns einmal die ernährungstechnischen Besonderheiten beim Training und bei Wettkämpfen verschiedener Dauer an.

NAHRUNGSAUFNAHME BEI VERANSTALTUNGEN VON 2 BIS 90 MINUTEN DAUER

Hiermit sind die kürzesten sportlichen Veranstaltungen gemeint, die als Ausdauersport gewertet werden, zum Beispiel Läufe von 800 Metern bis zum Halbmarathon, Ausdauerwettkämpfe, Radkriterien und Zeitfahren über die Sprintdistanz, die meisten Mountainbike-Rennen, Skilanglauf-Wettkämpfe von 5 bis etwa 30 Kilometer und die meisten Ruderveranstaltungen.

Solche Veranstaltungen unterscheiden sich von Rennen über längere Distanzen durch ihre hohe Intensität. Bei dem Tempo, mit dem sich der Sportler bewegt, ist die Aufnahme fester Nahrung ausgeschlossen und glücklicherweise auch nicht notwendig. Im Mittelpunkt des Trainings für solche Rennen oder des Rennens selbst steht – unabhängig vom Tempo – die Vermeidung einer Dehydrierung, die bei einer Dauer von bis zu 90 Minuten und mit steigender Hitze zum Risiko wird.

Gehen wir davon aus, dass der Sportler sich in den Tagen und Stunden vor einer 2 bis 90 Minuten dauernden Veranstaltung angemessen ernährt hat, sollten seine Glykogenspeicher gut gefüllt sein. Bei erfahrenen Sportlern ist das Risiko eines Hungerastes eher gering. Neulinge und Wochenendsportler sollten jedoch annehmen, dass sie bereits nach 60 Minuten Kohlenhydrate zu sich nehmen müssen, da sie nicht so viel Glykogen in ihren Muskeln gespeichert haben.

Somit wird bei dieser Dauer hauptsächlich Wasser benötigt. Trinken Sie je nach Ihrer Körpergröße und Schweißrate bis zu 130 Milliliter pro zehn Minuten. Bei den kürzesten Veranstaltungen – etwa 15 Minuten oder weniger – werden Sie möglicherweise sogar bei Hitze gar kein Wasser benötigen, da eine Dehydrierung sehr unwahrscheinlich ist. Es ist aber trotzdem von Vorteil, wenn Sie vor dem Start genug Flüssigkeit zu sich genommen haben.

Tatsächlich gibt es Anhaltspunkte dafür, dass ein kohlenhydratreiches Getränk bei einem einstündigen Wettkampf die Leistung verbessert – allerdings ist der dahinterstehende Mechanismus noch nicht ganz erforscht, und die Untersuchungsergebnisse sind widersprüchlich. Es ist jedoch nicht schädlich, bei solchen Veranstaltungen ein Sportgetränk zu trinken; feste Nahrung und sogar Energiegels sollten Sie dagegen vermeiden, da diese weniger wirkungsvoll sind als Sportgetränke, auch zur Dehydrierung beitragen und außerdem den Verdauungstrakt belasten können.

NAHRUNGSAUFNAHME BEI VERANSTALTUNGEN VON 90 MINUTEN BIS VIER STUNDEN DAUER

Beispiele für Wettkampfveranstaltungen dieser Größenordnung sind Halbmarathons, Marathons, Radkriterien und Straßenrennen, Triathlonwettkämpfe über die Olympische Distanz oder Mitteldistanz und Skilanglaufwettbewerbe zwischen 30 und 100 Kilometer. Lange Trainingseinheiten bei eher leichter Anstrengung fallen auch in diese Kategorie.

Bei einer solchen Dauer fordern eine unangemessene Ernährung und die hohen Anforderungen an den Körper ihren Tribut in Form nachlassender Leistung. Es besteht ein erhöhtes Risiko leerer Glykogenspeicher sowie der Dehydrierung, weshalb das Ziel in Sachen Ernährung sein sollte, genug Flüssigkeit und Kohlenhydrate aufzunehmen. Hierbei eignet sich am besten ein Sportgetränk, das sowohl Kohlenhydrate als auch Natrium enthält. Trinken Sie je nach Ihrer Körpergröße und Schweißrate bis zu 800 Milliliter pro Stunde. Je länger die Veranstaltung ist, desto wichtiger ist es, sich an diese Richtlinie zu halten – denn eine Dehydrierung ist nicht nur schlecht für Ihre augenblickliche Leistungsfähigkeit, sondern auch für Ihre Gesundheit.

Sie sollten von Anfang an einen Teil des verbrauchten Glykogens durch neue Kohlenhydrate ersetzen, um den Beginn der Erschöpfung hinauszuzögern und Ihre Leistungsfähigkeit zu erhalten. Warten Sie mit der Aufnahme von Kohlenhydraten nicht bis zur letzten Phase des Wettkampfs oder der Trainingseinheit, um einem Leistungseinbruch oder Hungerast vorzubeugen. Für Veranstaltungen dieser Dauer eignen sich am besten Kohlenhydrate in flüssiger Form. Sportgetränke sind optimal, aber auch Energiegels mit genügend Wasser zum ‚Nachspülen' sind in Ordnung. Denken Sie jedoch daran, pro 100 aufgenommener Kalorien etwa 180 bis 240 Milliliter Wasser – kein Sportgetränk – zu trinken. Wenn Sie weniger Wasser zu sich nehmen, kann das zu Dehydrierung führen, da der Darm dann dem Blutplasma und anderen Körperflüssigkeiten Wasser entzieht, um das hochkonzentrierte Gel zu verdauen. Aus genau diesem Grund sollten Sie auch keine feste Nahrung zu sich nehmen. Sofern Sie vor dem Start ausreichend essen und während der Veranstaltung ein Sportgetränk trinken, sind Kohlenhydrate in fester Form nicht nachweislich von Vorteil, sondern möglicherweise eher von Nachteil.

Besonders bei längeren Veranstaltungen in diesem Bereich haben Sportgetränke anstelle von Wasser den Vorteil, dass Schädigungen der Muskeln verringert werden. Bei hochintensiver sportlicher Betätigung greift der Körper auf Eiweiß als Energiequelle zurück, sobald die Glykogenspeicher sich dem Ende neigen. Dieses Eiweiß stammt überwiegend aus den Muskeln. Nimmt man also während intensiven Sports im Bereich von 90 Minuten bis zu vier Stunden Dauer nicht genug Kohlenhydrate zu sich, kann das zum Verlust von Muskelmasse führen!

Bei vergleichenden Studien zur Wirkung von Kohlenhydraten und Wasser auf das Anstrengungsempfinden während intensiver sportlicher Betätigung im Rahmen dieser Dauer, waren Kohlenhydrate die klaren Gewinner. Das bedeutet, dass sich bei unverändertem Puls und Säuregehalt Ihres Blutes die Anstrengung geringer anfühlt, wenn Sie ein kohlenhydrathaltiges Sportgetränk zu sich nehmen (besonders, wenn Sie noch Eiweiß hinzufügen). Ein Verhältnis von 4:1 von Kohlenhydraten zu Eiweiß (vor allem den verzweigtkettigen Aminosäuren wie in Kapitel 4 beschrieben) kann in der Tat die Leistung und die anschließende Regeneration verbessern und gleichzeitig den Transport übermäßiger Mengen Serotonin in das Gehirn

DER SCHLECHTE RUF DER MILCHSÄURE

Den größten Teil des vergangenen Jahrhunderts haben sowohl Sportler als auch Physiologen Milchsäure als eine der Hauptursachen für Ermüdung während hochintensiver sportlicher Betätigung betrachtet und sie als ‚Abfallprodukt' des Muskelstoffwechsels bezeichnet. Dieser Denkansatz wird jedoch mittlerweile in Frage gestellt, da Wissenschaftler herausgefunden haben, dass diese während des Sports in großen Mengen produzierte Substanz nicht der Grund für die Ermüdung ist, sondern vielmehr dabei hilft, Ermüdung zu vermeiden.

Die damalige Falschdarstellung entstand durch den britischen Physiologen und Nobelpreisträger Archibald V. Hill, der 1929 in seinem Labor die Muskeln von Fröschen bis zur Ermüdung beanspruchte und bemerkte, dass sich beim Versagen der Muskeln Milchsäure ansammelte. Daraus schloss er, dass die Milchsäure die durch die wiederholte Muskelkontraktion entstehende Ermüdung verursachte. Was er damals nicht wusste und was wir erst vor kurzem gelernt haben, ist, dass wenn der Muskel als Teil eines kompletten biologischen Systems untersucht wird – anstatt, wie in Hills Experiment, unabhängig vom Rest des Körpers – die Milchsäure weiterverarbeitet und in Energie umgewandelt wird, die den Muskel in Gang hält. Sie verursacht also *keine* Ermüdungserscheinungen.

Milchsäure verursacht auch keinen Muskelkater am Tag nach einem harten Training oder Wettkampf. Dieses Märchen existiert seit Jahrzehnten und hält sich hartnäckig, obwohl es seit etwa 20 Jahren Beweise für das Gegenteil gibt. Ein Muskelkater entsteht vielmehr dadurch, dass übermäßige Beanspruchung die Muskelzellen schädigt.

Wenn also nicht die Milchsäure der Bösewicht ist, für den wir sie halten, was verursacht dann die Ermüdung und das brennende Gefühl in den Muskeln bei kurzen, intensiven Belastungen wie beispielsweise Intervallen oder Sprintrennen? Für die Antwort benötigt man ein Verständnis der pH-Skala, auf der man ablesen kann, wie sauer oder alkalisch (basisch) die Körperflüssigkeiten in einem Bereich von 1 bis 14 je nach Konzentration der Wasserstoffionen sind. Auf dieser Skala zeigt ein Abfall der Wasserstoffionen unter den neutralen Wert von 7 einen erhöhten Säuregehalt an, wohingegen ein Wert über 7 für eine verstärkt basische Lösung steht. Beispiele für saure Flüssigkeiten sind Salzsäure (pH-Wert = 1), Zitronensäure (2,4), Essig (3) und Bier (5), wohingegen Seife (9–10), Ammoniak (11,7) und Natronlauge (14) basisch sind.

Im Ruhezustand beträgt der pH-Wert unseres Blutes etwa 7,4 – ist also leicht basisch. Bezogen auf das Blut haben kleine Veränderungen im Säure-Basen-Gleichgewicht große Auswirkungen. Wenn Sie beispielsweise zwei bis drei Minuten alles geben, kann der pH-Wert Ihres Blutes bis auf 6,4 sinken. Was die Biochemie angeht, ist das ein großer Säureschub, der in den arbeitenden Muskeln ein brennendes Gefühl auslöst und sie daran hindert, weiter zu kontrahieren. Die Ermüdung ist eingetreten.

Wenn also nicht die Milchsäure den Fall des pH-Wertes verursacht hat, was dann? Die Antwort hängt mit unseren Energiequellen während solch kurzer intensiver Anstrengungen zusammen: Glykogen und Glukose. Beide sind Kohlenhydrate, haben aber eine etwas unterschiedliche chemische Zusammensetzung. Glykogen wird in den Muskeln gespeichert, wo es schnell zur Energiegewinnung aufgespaltet werden kann. Glukose wird in der Leber gespeichert und fließt im Blutkreislauf mit und wird dann als Energiequelle beim Sport genutzt, wenn die Glykogenspeicher die Nachfrage nicht mehr befriedigen können oder geleert sind. Wenn Glykogen aufgespaltet wird, um Energie zu gewinnen*, wird ein Wasserstoffatom freigesetzt. Muss jedoch Glukose als Energie genutzt werden – wenn beispielsweise die Intensität höher ist als das Glykogen verarbeitet werden kann – werden zwei Wasserstoffatome freigesetzt. Diese schnelle Verdopplung der Wasserstoffionen (H^+) im Kreislauf senkt den pH-Wert des Blutes und verursacht so das Brennen und die Ermüdung, die mit der Übersäuerung in Zusammenhang gebracht werden. Egal, welche Energiequelle genutzt wird – es wird immer dieselbe Menge an Milchsäure freigesetzt.

Milchsäure ist kein Übeltäter; sie ist im Gegenteil ein wertvoller Helfer während intensiver sportlicher Betätigung. Sie trägt eine Menge dazu bei, den Körper am Laufen zu halten, wenn es mühsam wird. Laktat – das Salz der Milchsäure – wird nicht nur wieder in eine Energiequelle umgewandelt, sondern transportiert auch den sich ansammelnden Wasserstoff aus den arbeitenden Muskelzellen heraus und wirkt so als Puffer oder Ausgleich für die negativen Auswirkungen des Wasserstoffs. Nach fast 80 Jahren ist der gute Ruf der Milchsäure jetzt wieder hergestellt.

---

*) Es gibt unterschiedlichste Energieformen, darunter mechanische, elektrische, magnetische, thermische und innere Energie. Sie alle können weder erzeugt noch vernichtet, sondern lediglich ineinander umgewandelt werden – zum Beispiel Bewegungsenergie in Wärme. Die Begriffe ‚Energiegewinnung' oder ‚Energieverlust' sind somit physikalisch nicht korrekt, werden jedoch oft verwendet und beziehen sich auf die Umwandlung von einer Energieform in eine andere (A.d.Ü.).

verhindern. Serotonin ist ein sogenannter Neurotransmitter, eine chemische Substanz, die zur Entstehung von Ermüdungserscheinungen im Zentralnervensystem führen kann, gleichzeitig auch zu erhöhtem Anstrengungsempfinden und sogar Schläfrigkeit. Die Zufuhr von Kohlenhydraten verzögert natürlich auch Erschöpfung, die bei anhaltender Betätigung aufgrund leerer Glykogenspeicher normalerweise eintritt.

Treiben Sie während einer Dauer von 90 Minuten bis vier Stunden mit maximaler Intensität Sport, sollten Sie pro Stunde 200 bis 300 Kalorien gleichmäßig verteilt alle 10 bis 20 Minuten aufnehmen, überwiegend aus flüssigen Quellen. Die minimale Zufuhr ist eine Kohlenhydratkalorie pro Pfund Körpergewicht pro Stunde, das entspricht bei einem Körpergewicht von 70 Kilogramm also 140 Kohlenhydratkalorien pro Stunde. Dabei kann es hilfreich sein, auch ein Viertelgramm (250 Milligramm) Eiweiß pro Pfund Körpergewicht hinzuzufügen. Während wir dieses Buch schreiben, ist nur ein Sportgetränk mit diesem Kohlenhydrat-Eiweiß-Verhältnis von 4:1 erhältlich: Accelerade, hergestellt und vermarktet von Pacific Health (www.accelerade.com).

Trinken Sie abhängig von Ihrer Körpergröße, Schweißrate und den Tagestemperaturen 500 bis 800 Milliliter Flüssigkeit pro Stunde. Hier sind Getränke mit einem hohen glykämischen Index und höherem Gehalt an Maltodextrin oder Glukose als an Fruktose vorzuziehen, da auch ein geringer Fruktosegehalt bei vielen Sportlern Magen-Darm-Probleme auslöst. Die meisten im Handel erhältlichen Getränke enthalten zumindest etwas Fruktose. Auch hier sind Ihre eigenen Erfahrungen ausschlaggebend.

Eventuell möchten Sie auch ein koffeinhaltiges Sportgetränk oder Gel zu sich nehmen, denn es hat sich gezeigt, dass Koffein die Aufnahme und Verwertung der in Sportgetränken enthaltenen Glukose verbessert. Die Wirkungsweise dahinter ist noch nicht vollkommen klar, und die Forschungen in diesem Bereich sind begrenzt. In der einzigen Studie zu diesem Thema, die am Universitätskrankenhaus in Maastricht in den Niederlanden durchgeführt wurde, ergab sich jedenfalls kein Unterschied beim Säuregehalt des Magensaftes zwischen Versuchspersonen, die Getränke mit Koffein oder ohne Koffein getrunken hatten.

Zu guter Letzt noch ein Blick auf die Elektrolyte: Hiervon sollten Sie während sportlicher Betätigung bei Hitze überwiegend Natrium zuführen. Die Zufuhr anderer üblicher Elektrolyte (Chlorid, Kalzium, Kalium und Magnesium) ist bei dieser Dauer nicht notwendig. Die beste Quelle hierfür ist wieder ein natriumhaltiges Sportgetränk. Eine weitere zusätzliche Zufuhr ist nicht notwendig, da das Risiko einer Hyponatriämie bei übermäßiger Aufnahme von reinem Wasser zwar theoretisch möglich, aber in der Praxis eher gering ist.

NAHRUNGSAUFNAHME BEI VERANSTALTUNGEN VON VIER BIS ZWÖLF STUNDEN DAUER

Bei einer solchen Dauer kommen wir allmählich zu Wettkämpfen, während derer die Gesundheit und das Wohlbefinden des Sportlers nicht immer selbstverständlich sind. Eine Hyponatriämie wie oben beschrieben wird jetzt eine ernste Bedrohung, und die Planung der Nahrungszufuhr ist nicht nur für die Leistung entscheidend.

Wettkämpfe in diesem Bereich sind Marathon- und Ultramarathonläufe, Mittel- und Langdistanztriathlons, Straßenradrennen und Radtouristikfahrten, Skilanglaufveranstaltungen über die Ultradistanz und mehrstündige Ruderregatten.

Im Bereich dieser Dauer ist die Intensität recht gering, und die Anstrengung erreicht bei den meisten Sportarten nur selten oder gar nicht die anaerobe Schwelle. Die Energie wird hier überwiegend aus Fett bezogen, wobei Kohlenhydrate eine geringere aber trotzdem wichtige Rolle spielen. In der Bewegungswissenschaft gibt es eine Weisheit, die besagt, dass ‚Fett im Feuer der Kohlenhydrate verbrennt'. In der wirklichen Welt der Ausdauersportler bedeutet dies, dass der Körper allmählich die Fähigkeit verliert, Fett in Energie umzuwandeln, wenn die in den Muskeln als Glykogen gespeicherten Kohlenhydrate zur Neige gehen. Mit anderen Worten ist ein Hungerast bei Veranstaltungen dieser Kategorie sehr wahrscheinlich, wenn man die Kohlenhydratzufuhr auch nur eine kleine Weile vernachlässigt. Hinkt ein Sportler mit seiner Kohlenhydratzufuhr erst einmal weit hinter seiner Verbrauchsrate her, ist ein Wiederaufholen schwierig und kann nur durch eine drastische Verlangsamung des Tempos oder ein Abbrechen des Trainings oder Wettkampfs erreicht werden. Das ist der sogenannte Todesmarsch, den man häufig am Ende solcher Wettkämpfe sieht.

Kohlenhydrate müssen gleich vom Beginn des Trainings oder Wettkampfes an zugeführt werden, um nahe der Verbrauchsrate zu bleiben und somit einsetzende Ermüdung hinauszuzögern und die Kraft zu erhalten. Auch wenn bei Wettkämpfen dieser Dauer das Ziel ist, das verbrauchte Glykogen zu ersetzen, lässt sich dies vermutlich nicht vollständig erreichen. Bei der höchsten Intensität verbraucht der schnellste Sportler etwa 1.000 Kalorien pro Stunde, wovon vielleicht bis zu 60 Prozent aus Kohlenhydraten bzw. dem Glykogen stammen. Es ist unwahrscheinlich, dass andere außer großen und somit schwereren Sportler so viele Kohlenhydrate (also etwa 600 Kalorien pro Stunde) zu sich nehmen können. Tatsächlich brauchen Sie auch nicht alles zu ersetzen, wenn Sie in den letzten 24 Stunden vor dem Training oder Wettkampf ausreichend hochwertige Kohlenhydrate aufgenommen haben. Haben Sie das getan, haben Sie je nach Ihrer Körpergröße etwa 1.500 bis 2.000 Kalorien in Form von Kohlenhydraten in Ihren Muskeln und der Leber gespeichert. Auch Elitesportler – die wahrscheinlich am meisten Kalorien verbrauchen – können bei den längsten dieser Veranstaltungen einen Hungerast vermeiden, indem sie das Energiedefizit unter 100 Kalorien pro Stunde halten. Langsamere Sportler können das Defizit noch niedriger halten, was aber kein besonderes Problem darstellen dürfte, da sie ohnehin weniger Kalorien verbrennen.

Bei vier bis zwölf Stunden langen Veranstaltungen sollten Sie etwa 300 bis 600 Kalorien pro Stunde (überwiegend aus flüssigen Quellen) gleichmäßig alle 10 bis 20 Minuten aufnehmen und dabei das Minimum von 0,5 Kohlenhydratkalorien pro Pfund Körpergewicht pro Stunde beachten. Am oberen Ende dieser Wettkampfdauer, also bei etwa zehn bis zwölf Stunden, können Sie nach Wunsch auch Energieriegel oder sogar feste Nahrung zu sich nehmen; Sie sollten diese jedoch nicht als Hauptenergiequelle zuführen. Feste Nahrungsmittel müssen einen mittleren bis hohen glykämischen Index aufweisen, ballaststoffarm und leicht verdaulich sein. Achten Sie darauf, für jeweils 100 aufgenommene Kalorien 180 bis 240 Milliliter Wasser (kein Sportgetränk) zu trinken.

Manche Sportler sind recht erfolgreich, wenn sie bei einer Dauer von acht Stunden oder länger handelsübliche Nahrungsersatzgetränke zu sich nehmen. Falls Sie das ausprobieren möchten, sollten Sie milchbasierte Produkte möglichst meiden. Leider ist die Grundlage der meisten dieser Getränke Kuhmilch. Mit einer Ausnahme: Ensure.

Ansonsten gelten für das Wiederauffüllen der Kohlenhydratspeicher dieselben Grundsätze wie im vorherigen Abschnitt, einschließlich des möglichen Verzehrs eines koffeinhaltigen Getränks mit zusätzlichem Eiweiß. Wie auch bei den 90 Minuten bis vier Stunden dauernden Veranstaltungen sollten Sie mit dem Eiweiß zusammen vier Mal so viele Kohlenhydrate aufnehmen, um das Einsetzen von Ermüdungserscheinungen des Zentralnervensystems zu vermeiden, die sich durch allgemeines Unwohlsein und Gähnen äußern – auch wenn Sie ausreichend Kohlenhydrate zu sich nehmen und nicht besonders gelangweilt sind.

Bei Wettkämpfen dieser Dauer gilt die größte Sorge von Elitesportlern der Dehydrierung. Langsamere Sportler sollten diese Katastrophe einfach abwenden können, indem sie je nach Körpergröße und Schweißrate 500 bis 800 Milliliter Flüssigkeit pro Stunde trinken – allerdings müssen sie darauf achten, eine Hyponatriämie wie oben beschrieben zu vermeiden. Dieser gefürchtete Zustand kann schon durch eine Überversorgung mit Wasser von nur zwei Prozent verursacht werden.

Hand in Hand mit der Sorge, zu viel zu trinken, geht die Notwendigkeit, Natrium mit Hilfe von Sportgetränken, Ergänzungspräparaten oder fester Nahrung aufzunehmen. Letzteres ist eher nur bei den längsten Wettkämpfen in diesem Bereich notwendig, wenngleich manche Sportler auch bei bis zu zwölfstündigen Veranstaltungen ihren Energienachschub nur in flüssiger Form bestreiten.

Mit der Dauer einer Veranstaltung steigt auch die Notwendigkeit, Elektrolyte zuzuführen, vor allem Natrium. Von den anderen Elektrolyten – Chlorid, Magnesium, Kalium und Kalzium – verliert der Körper während des Sports nur so geringe Mengen, dass eine zusätzliche Zufuhr erst bei den längsten Ultra-Ausdauerwettkämpfen notwendig wird, wie beispielsweise Ganztages-Veranstaltungen, 24-Stunden-Läufe oder mehrtägige Etappenrennen.

Beim Natrium, dem wichtigsten der Elektrolyte, beträgt die Obergrenze für die Zufuhr etwa 1.000 Milligramm pro Stunde bei hohen Temperaturen. Unter bestimmten Voraussetzungen kann dieser Wert sogar noch höher liegen. In einer Studie mit Rennradfahrern fand man heraus, dass der durchschnittliche Natriumverlust während sechs Stunden Radfahrens bei warmem Wetter (30 Grad Celsius und 30 Prozent Luftfeuchtigkeit) 2 Gramm bzw. 2.000 Milligramm pro Stunde beträgt. Da ein halber Liter Schweiß etwa 500 Milligramm Natrium enthält, können wir dieser Studie entnehmen, dass diese Sportler etwa 2 Liter Flüssigkeit pro Stunde verloren. Das ist ein kolossaler Gewichtsverlust, wenn keine Flüssigkeit aufgenommen wird. Bei einer solchen Menge besteht die akute Gefahr einer Dehydrierung, weshalb Sie die äußeren Begebenheiten stets berücksichtigen müssen.

Ergänzungspräparate können zusätzlich zu festen und flüssigen Elektrolytquellen dann notwendig sein, wenn der Körper durch wechselnde Wetterbedingungen, besonders Hitze, einen wesentlich höheren Bedarf an Salzen als an Kalorien oder Flüssigkeit hat. Bei hohen Temperaturen sollten

WAS VERURSACHT MUSKELKRÄMPFE?

Wer kennt das nicht: Der Wettkampf läuft gut, bis dann plötzlich aus dem Nichts heraus ein Muskel anfängt zu zucken und ‚dichtmacht'. Man wird langsamer und hofft, dass es vorübergeht. Es geht auch vorüber, aber sobald man dann wieder einen Gang höher schaltet, kommt es zurück. Der fantastische Wettkampf ist vorbei.

Es gibt kein verwirrenderes Problem für Sportler als Krämpfe. Die Muskeln verhärten zu den denkbar ungünstigsten Zeiten – selten im Training, dafür aber oft bei Wettkämpfen. Es gibt natürlich viele Theorien, von denen die am weitesten verbreitete ist, dass der Muskel sich aufgrund einer Dehydrierung oder eines Ungleichgewichts im Elektrolythaushalt verkrampft. Diese Behauptungen scheinen einen Sinn zu ergeben – zumindest oberflächlich betrachtet. Krämpfe treten am häufigsten in der Sommerhitze auf, wenn das Flüssigkeitsvolumen und der Salzgehalt im Körper durch das Schwitzen am ehesten abnehmen.

Allerdings werden diese Erklärungen nicht ganz von der Forschung getragen. In der Mitte der 80er Jahre beispielsweise wurden 82 männliche Läufer vor und nach einem Marathon auf bestimmte Blutwerte untersucht, von denen man glaubte, sie wären für die Entstehung von Muskelkrämpfen verantwortlich. Fünfzehn der Läufer hatten nach etwa 29 Kilometern Krämpfe. Weder vor noch nach dem Wettkampf unterschieden sich die Blutwerte bei Natrium, Kalium, Hydrogencarbonat, Hämoglobin oder Hämatokrit. Auch beim Blutvolumen gab es keine Unterschiede zwischen den krampfenden und nicht-krampfenden Sportlern, und beim Training der zwei Gruppen gab es ebenfalls keine erheblichen Unterschiede.

Über sehr lange Veranstaltungen – solche, die länger als vier Stunden dauern – ist etwas mehr bekannt. In einigen Studien wurden die Krämpfe mit einer Hyponatriämie oder niedrigen Natriumwerten in Verbindung gebracht, die durch das Trinken großer Flüssigkeitsmengen mit geringem Natriumgehalt hervorgerufen werden und noch verschlimmert werden können, wenn der Sportler den Wettkampf schon mit einem Natriummangel beginnt. Am Tag und am Morgen vor einem langen Wettkampf kann es deshalb sinnvoll sein, dem Körper zusätzlich Salz zuzuführen. Auch das für den Wettkampf gedachte Sportgetränk sollte einen angemessenen Natriumgehalt aufweisen. Bei langen Wettkämpfen kann der Verzehr salziger Speisen nicht nur Krämpfe, sondern auch die lebensbedrohenden Symptome einer Hyponatriämie verhindern.

Selbstverständlich leiden nicht nur Sportler unter Muskelkrämpfen. Auch Arbeiter in Berufen, bei denen ein Muskel ständig beansprucht wird – besonders, wenn er zwei Gelenke miteinander verbindet –, die jedoch bei ihrer Arbeit nicht übermäßig schwitzen, sind empfänglich dafür. Ein gutes Beispiel sind Musiker, die unter Krämpfen in den Händen und Armen leiden.

Wenn also weder eine Dehydrierung noch ein Ungleichgewicht des Elektrolythaushalts die Muskelkrämpfe verursachen, woher kommen sie dann? Einige Forscher machen eine schlechte Haltung oder ineffiziente Biomechanik dafür verantwortlich. Ungünstige Bewegungsabläufe können zu einer Beeinträchtigung der Aktivitäten der Golgi-Sehnenorgane führen – in die Sehnen eingebaute ‚Dehnungsmesser', die Muskelrisse verhindern sollen. Werden sie aktiviert, bringen diese Organe den bedrohten Muskel dazu, sich zu entspannen, während sie gleichzeitig den Antagonisten – den Muskel, der das Gelenk in die andere Richtung bewegt – dazu stimulieren, sich zu bewegen. Bestimmte Eigenarten in der Mechanik des Körpers können einen Golgi-Apparat durcheinanderbringen und einen Krampf auslösen. Ist das die Ursache, können Krämpfe durch eine verbesserte Biomechanik und regelmäßiges Dehnen und Kräftigen aller krampfenden Muskeln zusammen mit ihren Antagonisten verhindert werden.

Eine andere Theorie über Muskelkrämpfe ist, dass sie entstehen, wenn bei einem Mangel an sofort verfügbaren Kohlenhydraten Eiweiß für die Energiebereitstellung verbrannt wird. Und tatsächlich gibt es eine Studie, die diese Auffassung stützt: Krämpfe entstanden bei trainierenden Testpersonen mit den höchsten Werten an freigesetztem Ammoniak – ein Anzeichen dafür, dass während des Sports Eiweiß als Energiequelle für die Muskeln genutzt wird. Das deutet darauf hin, dass diesen Sportlern größere Kohlenhydratreserven vor dem Sport und ein effizienteres Wiederauffüllen dieser Speicher während intensiver und langer Betätigung helfen würden.

Wenn Sie bemerken, dass Sie einen Krampf bekommen, gibt es zwei Möglichkeiten: Die erste ist, die Intensität zu verringern und langsamer zu werden – nicht gerade eine beliebte Option bei wichtigen Wettkämpfen. Die zweite ist, die betroffene Muskelgruppe abwechselnd zu dehnen und zu entspannen, während Sie sich gleichzeitig weiter bewegen. Bei bestimmten Muskeln und einigen Sportarten ist das schwierig bis unmöglich, wie beispielsweise beim Laufen.

Allerdings schwören einige Sportler auf eine dritte Möglichkeit: in die Oberlippe kneifen. Wer weiß, vielleicht hilft es auch Ihnen, wenn beim nächsten Mal ein Krampf droht.

Sie deshalb die Zufuhr von Elektrolyten getrennt von der Nahrungs- und Flüssigkeitsversorgung überdenken.

NAHRUNGSAUFNAHME BEI VERANSTALTUNGEN VON ZWÖLF BIS 18 STUNDEN DAUER

Veranstaltungen mit dieser Dauer beinhalten Triathlons über die Langdistanz, Radmarathons und Brevets sowie Ultramarathons in Sportarten wie Laufen, Mountainbiken, Skilanglauf, Schwimmen und Kajakfahren. Die auf den Sportler einwirkenden Belastungen können extrem sein, wobei Erschöpfung, Feuchtigkeit, Berge, Wind und Strömungen und andere Strapazen allmählich die Leistung verringern. Bei Veranstaltungen dieser Art ist die Nahrungsaufnahme absolut entscheidend.

Auch hier kann wieder vieles aus dem vorherigen Abschnitt übernommen werden, jedoch mit der Einschränkung, dass feste Nahrung jetzt zur Notwendigkeit wird und Ihr Hunger bestimmt, was Sie als Treibstoff zu sich nehmen. Das können zum Beispiel Bananen, Kekse, Marmeladenbrote, Fruchtsäfte und Suppe sein. Der glykämische Index der ausgewählten Lebensmittel sollte sich jedoch im oberen Bereich befinden. Ansonsten kann die Zufuhr von Kohlenhydraten, Eiweiß (besonders verzweigtkettigen Aminosäuren) und Koffein wie oben beschrieben zusammen mit der Aufnahme von elektrolythaltigen Flüssigkeiten, besonders solchen mit Natrium, erfolgen.

NAHRUNGSAUFNAHME BEI VERANSTALTUNGEN MIT EINER DAUER VON ÜBER 18 STUNDEN

Dies sind die wahren ‚Ultra'-Veranstaltungen in der Welt des Ausdauersports: der Race Across America (RAAM) und Radveranstaltungen wie Paris–Brest–Paris, Triathlons über die doppelte Langdistanz, der Western States 100-Meilen-Lauf und Mehrtages-Radrennen wie beispielsweise die zermürbende Tour de France, die Vuelta a España und der Giro d'Italia. Hierbei kann es sehr schwierig sein, ausreichend Nahrung und Wasser aufzunehmen; bei Veranstaltungen mit täglichen Etappen wie der Tour de France kann die Art der Nahrungszufuhr zwischen den Etappen jedoch oftmals den Unterschied zwischen dem Erreichen der Ziellinie oder dem vorzeitigen Ausscheiden bedeuten.

Je länger die Veranstaltung ist, desto entscheidender ist die Deckung des Kalorienbedarfs mit gleichzeitigem Ausgleich der verbrauchten Nährstoffe. Bei Veranstaltungen ohne Streckenverpflegung muss der Sportler seine Verpflegung selbst mit sich führen oder sie entlang der Strecke erhalten, weshalb eine gute Planung umso entscheidender ist – die bevorzugten Nahrungsmittel müssen leicht und handlich bzw. in jedem Supermarkt erhältlich sein. Planen Sie ein, dass Sie mindestens 6.000 Kalorien täglich aufnehmen sollten – und das ist noch eine vorsichtige Schätzung. Teilnehmer des Race Across America, die mindestens fünf Tage von der West- an die Ostküste quer durch die USA fahren, berichten üblicherweise von 10.000 Kalorien pro Tag.

Je länger die Veranstaltung, desto niedriger ist die Intensität und somit die jeweilige Menge an Kohlenhydraten gegenüber Fett, die als Energiequelle genutzt wird. Während bei Veranstaltungen von weniger als 90 Minuten die Kohlenhydrate etwa 80 Prozent der verbrauchten Kalorien betragen, können es bei Ultra-Veranstaltungen gerade mal 50 Prozent sein. Das bedeutet, dass der Kohlenhydratgehalt Ihrer Energiequellen nicht so hoch sein muss wie bei kürzeren Veranstaltungen. Umgekehrt wird die Eiweißaufnahme umso wichtiger und sollte 5 bis 15 Prozent Ihrer Energiezufuhr betragen. Stimmen Sie also Ihre Nahrungsmittel auf diesen Bedarf ab. Eine zu geringe Eiweißzufuhr kann zu Muskelabbau führen. Und das trägt nicht unbedingt zu einer guten Leistung bei.

Fett wird bei Veranstaltungen dieser Dauer ebenfalls wichtiger. Da Sie sehr viel davon verbrennen werden, können Sie während des Sports durchaus eine gewisse Menge – ein Fünftel bis ein Drittel der zugeführten Energie – Fett zu sich nehmen. Tatsächlich berichten Ultramarathonis oftmals davon, dass sie während der Veranstaltung ein heftiges Verlangen nach fetthaltiger Nahrung verspüren. Fett bereitet während des Sports teils weniger Verdauungsprobleme als Kohlenhydrate, was allerdings nicht bedeutet, dass es auf Ihren Magen überhaupt keine Wirkung hat. Vor der Veranstaltung sollten Sie unbedingt ausprobiert haben, welche Mischung und Energiequellen für Sie am besten sind.

Ziele der Nahrungsaufnahme

Aufgrund der Wichtigkeit der Nahrungsaufnahme bei Veranstaltungen dieser Dauer lohnt es sich, alle Aspekte der Nährstoffzufuhr sehr detailliert zu betrachten. Sehen wir uns also einmal die Ziele der Nahrungsaufnahme für einen Ultramarathon-Sportler an.

- **Verbrauchte Kohlenhydrate ersetzen.** Auch bei relativ niedriger Geschwindigkeit benötigt man eine beachtliche Menge an Kohlenhydraten, um das Einsetzen von Ermüdungserscheinungen hinauszuzögern und gleichzeitig die Kraft zu erhalten. Kohlenhydrate sollten von Beginn der sportlichen Betätigung an zugeführt werden, wobei überwiegend Nahrungsmittel mit hohem glykämischen Index vorzuziehen sind. Im Allgemeinen ist es am besten, wenn Sie ein Sportgetränk wählen, das einen höheren Gehalt an Maltodextrin oder Glukose als an Fruktose hat.

  Gegenüber den in den vorherigen Abschnitten besprochenen Punkten sinkt hier jedoch der Bedarf an Kohlenhydraten im Verhältnis zur Zeit. Sie werden weniger Kohlenhydratkalorien, dafür aber mehr Fettkalorien verbrennen, womit das Wiederauffüllen der Kohlenhydratspeicher nicht ganz so schwierig ist wie bei kürzeren, schnelleren Veranstaltungen.
- **Dehydrierung und Hyponatriämie vermeiden.** Bei Veranstaltungen dieser Dauer ist eine angemessene Flüssigkeitszufuhr entscheidend. Sobald Sie erst einmal dehydriert sind, ist es schwierig, das Flüssigkeitsniveau wieder auf den normalen Stand zu bringen. Eine Hyponatriämie ist bei derart langen Veranstaltungen eine Bedrohung für alle Sportler, sogar die schnelleren. Der Trick hierbei ist, wie oben beschrieben auf eine angemessene Natriumzufuhr zu achten.
- **Ermüdung des Zentralnervensystems verhindern.** Ein niedriger Gehalt an verzweigtkettigen Aminosäuren im Blut kann während dieser langen Veranstaltungen dazu führen, dass Serotonin ins Gehirn gelangt und somit das Zentralnervensystem ‚einschläfert', auch wenn die anderen Körpersysteme in Ordnung sind (siehe dazu ‚Was ist Ermüdung?' auf Seite 144).
- **Muskelabbau vermeiden.** Für Sportler bei Ultradistanz-Veranstaltungen, wie beispielsweise der Tour de France, ist es nicht ungewöhnlich, einige Pfund (überwiegend Muskelmasse) zu verlieren. Eine Studie mit Trekkern in den Anden zeigte, dass diejenigen Trekker, die ihre Ernährung 21 Tage lang mit verzweigtkettigen Aminosäuren ergänzten, an Muskelmasse zunahmen; wohingegen ihre mit Placebos versorgten Kameraden, die sich ansonsten gleich ernährten, Muskulatur abbauten. Ohne eine angemessene Eiweißzufuhr ‚fraßen' die Körper der Trekker sich also selbst auf. Das erklärt auch, warum Sportler nach Ultramarathon-Veranstaltungen so ausgemergelt aussehen. Um den Muskelabbau zu verhindern, ist es für Sportler entscheidend, während des Wettkampfs Kohlenhydrate und Eiweiß im Verhältnis von 4:1 aufzunehmen.

- **Hunger vermeiden.** Mit nichts weiter als Sportgetränken und Gels dürften Sie bei 18 Stunden oder mehr ziemlich hungrig werden. Nun werden auch feste Nahrungsmittel notwendig, da diese eine höhere Energiedichte aufweisen als Flüssigkeiten. Dabei kann es gut sein, dass Sie nach mehreren Stunden keine süßen Sachen mehr sehen können und eher ein Verlangen nach Fett haben. Geben Sie Ihren Gelüsten nach, und essen Sie, auf was Sie Appetit haben – betrachten Sie das aber eher als Belohnung und nicht als generelle Hauptenergiequelle. Auch hier gelten die üblichen Warnungen: Achten Sie darauf, dass diese Nahrungsmittel ballaststoffarm sind, und probieren Sie sie vor Wettkämpfen im Training aus.

Ernährungsrichtlinien

Die Richtlinien für die Aufnahme von Fett und Eiweiß (überwiegend verzweigtkettige Aminosäuren) bewegen sich mit zunehmender Wettkampfdauer eher weg von Kohlenhydraten und mehr in Richtung Fett und Eiweiß. Die stündlich aufgenommenen 300 bis 600 Kalorien sollten wie folgt aufgeteilt werden: 60 bis 70 Prozent Kohlenhydrate, 20 bis 30 Prozent Fett und 10 bis 15 Prozent Eiweiß. Diese Verteilung kann die Leistung und Regenerationsfähigkeit verbessern und gleichzeitig sowohl den Aufbau von Serotonin im Gehirn – und somit Ermüdungen des Zentralnervensystems – als auch ein erhöhtes Anstrengungsempfinden verhindern.

Neben der erhöhten Fettzufuhr gewinnt für Ultraausdauersportler auch die Elektrolytversorgung an Bedeutung. Schweiß enthält große Mengen Natrium und Chlorid, jedoch wenig Kalium, Kalzium und Magnesium. Deshalb ist es wichtig, vor allem Natrium – wie bereits in diesem Kapitel beschrieben – zu ergänzen. Doch bei Veranstaltungen dieser Dauer kann unter Umständen eine zusätzliche Aufnahme von Kalium und Magnesium nötig werden. Die über den Schweiß ausgeschiedene Menge an Kalium und Magnesium ist eigentlich unwesentlich, kann jedoch bei mehrere Stunden langem Schwitzen erheblich werden und die Leistung beeinträchtigen, besonders bei hohen Temperaturen. Zum Glück ist die Zufuhr dieser Elektrolyte recht einfach: ab und an eine Banane zu essen, genügt.

Der Bedarf des Körpers an Kalium während extensiven Ausdauersports ist mit 50 bis 60 Milligramm pro Stunde recht gering, der Bedarf an Magnesium liegt bei 2 bis 10 Milligramm pro Stunde. Einige Sportgetränke enthalten zusätzlich zu Natrium und Chlorid auch diese beiden Elektrolyte. Eine

Banane enthält etwa 250 Milligramm Kalium und 33 Milligramm Magnesium – Sie können also Ihren Elektrolytbedarf decken, wenn Sie im Verlauf eines ‚Ultras' etwa alle drei bis fünf Stunden eine Banane essen. Bei Veranstaltungen über solche Distanzen gibt es oft auch Verpflegungsstationen oder sind sogar Begleitfahrzeuge gestattet.

Gute Energiequellen sind hier Obst- und Gemüsesäfte, Sportgetränke mit zusätzlichem Eiweiß und Energiegels mit Wasser. Auch eine Auswahl an Lebensmitteln wie Reis, Kartoffeln, Gemüse, Puten-Sandwiches, frisches Obst, Suppe, Kekse, Energieriegel und Nahrungsersatzgetränke versorgt Sie mit Kohlenhydraten, Fett und Eiweiß.

Kapitel 4

Phase III, IV und V – Nahrungsaufnahme nach dem Sport

Direkt nach dem Ende eines Wettkampfs oder einer Trainingseinheit sollten Sie an die Regeneration denken. Sie sollte höchste Priorität haben. Je höher Ihre sportlichen Ziele gesteckt sind, desto wichtiger wird nämlich auch die Regeneration. Wenn Sie Ihr persönliches Leistungspotenzial voll ausschöpfen wollen, sind sowohl die Quantität als auch die Qualität des Trainings entscheidend für den Erfolg. Je schneller Sie regeneriert sind und die nächste Schlüsseleinheit absolvieren können, desto schneller kommen Sie in Form für den Wettkampf, und desto besser wird Ihr Ergebnis sein.

Wenn Sie in Bezug auf die Ernährung sowohl vor als auch während des Sports alles richtig gemacht haben, ist das bereits ein wichtiger Schritt in Richtung Erfolg. Nach dem Sport sollte es Ihr Ziel sein, Flüssigkeitshaushalt, Glykogenspeicher und Muskeleiweiß so schnell wie möglich aufzufüllen und auf den Stand von vor dem Sport zu bringen. Die Ernährung spielt dabei eine wesentliche Rolle.

Dieser Prozess wird in weitere drei Phasen unterteilt: 30 Minuten nach dem Sport (Phase III), kurz nach dem Sport, ein Zeitraum mit derselben Dauer wie die sportliche Betätigung selbst (Phase IV) und längerfristig nach dem Sport (Phase V), der Zeitraum bis zur nächsten Phase I. Sehen wir uns nun einmal jede Regenerationsphase im Detail an.

PHASE III: NAHRUNGSAUFNAHME 30 MINUTEN NACH DEM SPORT

Dies ist die entscheidendste Phase, da Ihr Körper zu diesem Zeitpunkt Kohlenhydrate besser aufnehmen und speichern kann als zu jedem anderen Tageszeitpunkt. Wenn Sie jetzt die richtige Nahrung aufnehmen, sind Sie für die nächste wichtige Trainingseinheit bestens gerüstet. Vermasseln Sie es, verzögern Sie damit die Regeneration.

Der richtige Zeitpunkt ist bei dieser Phase also das A und O. *Zu keiner anderen Zeit des gesamten Tages ist Ihr Körper so aufnahmebereit für Nährstoffe wie jetzt.* Forschungen haben gezeigt, dass das Wiederauffüllen der Kohlenhydratspeicher in den Muskeln direkt nach dem Sport zwei bis drei Mal schneller vonstatten geht als ein paar Stunden später. Andere Studien haben ergeben, dass durch den Sport geschädigte Muskelzellen erfolgreicher repariert werden, wenn direkt nach dem Sport Eiweiß aufgenommen wurde. Zögern Sie also nicht, sondern fangen Sie gleich nach dem Abwärmen damit an, wieder aufzutanken. Für dieses kurze aber entscheidende und günstige Zeitfenster gibt es fünf Zielvorgaben.

Ziel Nr. 1: Die leeren Kohlenhydratspeicher wieder auffüllen. Während des Sports, besonders wenn dieser länger als eine Stunde dauerte, haben Sie einen beträchtlichen Teil Ihrer gespeicherten Kohlenhydrate aufgebraucht. Diese lassen sich am besten wieder ersetzen, indem Sie Kohlenhydrate mit hoher glykämischer Last zum schnellen Wiederauffüllen der geleerten Glykogenspeicher aufnehmen, gefolgt von Lebensmitteln mit geringer glykämischer Last, die für eine gleichmäßige Abgabe der Kohlenhydrate ins Blut sorgen. Glukose, der Zucker aus stärkehaltigen Nahrungsmitteln wie Kartoffeln, Reis und Getreide, ist gut geeignet für die schnelle Regeneration. Fruktose hingegen, der Zucker aus Obst und Obstsäften, wird gleichmäßig und langsam ins Blut abgegeben. Nehmen Sie mindestens 1,5 Gramm Kohlenhydrate pro Kilogramm Körpergewicht aus einer solchen Quelle auf. Diese ‚Regenerationsmahlzeit' sollten Sie am besten in flüssiger anstatt fester Form zu sich nehmen, zum Teil auch, weil man zu diesem Zeitpunkt oft noch keinen Appetit auf feste Nahrungsmittel hat. Darüber hinaus wird eine flüssige Mahlzeit schneller aufgenommen und bessert natürlich auch Ihren Flüssigkeitshaushalt auf. Gute Quellen sind im Handel erhältliche Regenerationsdrinks. Oder Sie machen sich Ihr eigenes ‚selbstgebrautes' Getränk, das sehr viel günstiger und genau auf Ihren Geschmack abgestimmt ist (siehe Seite 77).

Eines der Kohlenhydrate mit der höchsten glykämischen Last ist Glukose. Indem Sie Ihrem selbstgemachten Getränk Glukose zufügen, füllen Sie die leeren Kohlenhydratspeicher Ihres Körpers noch schneller auf als es allein durch den Verzehr von Obst und Obstsäften möglich wäre, da diese Nahrungsmittel einen hohen Fruktosegehalt haben, der wiederum die Verdauung der Kohlenhydrate verzögert. Reine Glukose ist nicht leicht erhältlich, obwohl sie üblicherweise in Sportgetränken und Regenerationsdrinks enthalten ist. Sie können sie jedoch über das Internet bei Anbietern wie bulkfoods.com, sausagestuffer.com, spokanespice.com und sportquestdirect.com kaufen. Alternativ eignen sich auch Traubenzucker oder Glukosesirup.

Ziel Nr. 2: Flüssigkeit aufnehmen. Nach einem langen oder harten Training oder Wettkampf ist die Wahrscheinlichkeit groß, dass Sie bis zu einem bestimmten Grad dehydriert sind. Im Extremfall kann ein Sportler etwa 1,8 Liter Schweiß pro Stunde verlieren. Eine der höchsten Schweißraten, über die in der Forschungsliteratur berichtet wurde, lag bei etwa 3,6 Litern pro Stunde – der Wert von Alberto Salazar, einem der besten amerikanischen Marathonläufer aller Zeiten, der damals etwa 67 Kilogramm wog. Eine so hohe Ausscheidung an Flüssigkeit während des Sports wieder zu ersetzen, ist sehr schwer, wenn nicht sogar unmöglich, weshalb der Sportler wahrscheinlich in der Regenerationsphase nach dem Sport bis zu einem gewissen Grad unter Dehydrierung leidet.

Um den Flüssigkeitshaushalt aufrecht zu erhalten, sollten Sie für jedes beim Sport verlorene Pfund 500 Milliliter Flüssigkeit aufnehmen. Falls Sie das nicht innerhalb von 30 Minuten schaffen, nehmen Sie sich auch die nächsten paar Stunden dafür Zeit. Um den Flüssigkeitsbedarf Ihres Körpers in den Stunden nach dem Training oder Wettkampf zu decken, müssen Sie unter Umständen bis zu 150 Prozent dessen aufnehmen, was Sie an Gewicht verloren haben. Auch aus diesem Grund ist jetzt ein Regenerationsgetränk besser geeignet als feste Nahrung.

Ziel Nr. 3: Aufnahme von Aminosäuren für die Resynthese von Eiweißstrukturen, die während des Sports eventuell geschädigt wurden. Bei einer intensiven Trainingseinheit von einer Stunde kann der Körper bis zu 30 Gramm Muskeleiweiß zur Energiebereitstellung verbrennen. Bei längeren Einheiten steigt der Eiweißverlust noch weiter, weil die Kohlenhydratreserven in der arbeitenden Muskulatur ja bereits verbraucht sind, wenn der Körper anfängt, das Muskeleiweiß aufzuzehren, um daraus neues Glykogen zu gewinnen.

Während der 30-minütigen Regenerationsphase sollte Eiweiß, besonders solches, das reich an verzweigtkettigen Aminosäuren (Leucin, Isoleucin und Valin) ist, in einem Kohlenhydrat-Eiweiß-Verhältnis von 4:1 bis 5:1 zugeführt werden. Sollten Sie für das Mischen eines eigenen Regenerationsdrinks auf Eiweißpulver zurückgreifen, sind die besten Eiweißquellen Produkte aus Ei oder Molke, die alle essentiellen Aminosäuren und eine gesunde Menge an verzweigtkettigen Aminosäuren enthalten, wie Sie in Tabelle 4.1 sehen können.

Tabelle 4.1: *Gehalt an verzweigtkettigen Aminosäuren verschiedener Lebensmittel*

Quelle	Isoleucin	Leucin	Valin	Verzweigtkettige Aminosäuren gesamt
(jeweils 100 Kalorien)	mg	mg	mg	mg
Eiweiß, Pulver	1.200	1.791	1.352	4.343
Eiweiß, roh	1.188	1.774	1.340	4.302
Molkeneiweiß	922	1.719	896	3.537
Fleisch	928	1.474	967	3.369
Sojaprotein	886	1.481	923	3.290
Fisch und Meeresfrüchte	744	1.285	803	2.832
Hartgekochtes Ei	389	442	494	1.325
Milch	323	524	358	1.205
Bohnen	319	524	349	1.192
Gemüse	238	287	245	770
Getreide	130	303	172	605
Nüsse und Samen	111	198	149	458
Stärkehaltiges Wurzelgemüse	45	66	58	169
Obst	20	31	29	80

In Tabelle 4.2 finden Sie eine Auflistung der kalorischen Bestandteile eines Regenerationsgetränks mit einem Kohlenhydrat-Eiweiß-Verhältnis von 4:1 oder 5:1, je nach Körpergewicht. Je nachdem, wie hart oder lange das Training war und wie viel Sie zu diesem Zeitpunkt essen mögen, können Sie bei Bedarf auch mehr oder weniger Kalorien zu sich nehmen. Auch wenn Sie sich direkt nach dem Zieleinlauf noch nicht danach fühlen, so viel auf einmal aufzunehmen, fangen Sie zumindest damit an, das Getränk in kleinen Schlucken zu trinken, und führen Sie die Aufnahme über einen längeren Zeitraum fort. Auch die Wettkampf- oder Trainingsbedingungen können beeinflussen, was und wie viel Sie essen und trinken sollten. Hitze beispielsweise erhöht den Bedarf sowohl an Kohlenhydraten als auch an Eiweiß.

Tabelle 4.2: *Kaloriengehalt des Regenerationsgetränks nach Körpergewicht*

Gewicht Kilogramm	Kohlenhydrate Kalorien (Minimum)	Eiweiß Kalorien	Gesamtkalorien
45	300	60–75	360–375
50	330	66–83	396–413
55	360	72–90	432–450
59	390	78–98	468–488
64	420	84–105	504–525
68	450	90–113	540–563
73	480	96–120	576–600
77	510	102–128	612–638
82	540	108–135	648–675
86	570	114–143	684–713
91	600	120–150	720–750
95	630	126–158	756–788

Ziel Nr. 4: Elektrolyte nachfüllen. Elektrolyte sind die Salze Natrium, Chlorid, Kalium, Kalzium und Magnesium, die sich entweder im Inneren der Körperzellen oder in extrazellulären Flüssigkeiten, einschließlich des Blutes, befinden. In den Körperflüssigkeiten als Ionen aufgelöst, leiten sie elektrische Erregungen und sind entscheidend für die Muskelkontraktion und -entspannung sowie für den Flüssigkeitsgehalt. Während des Sports verliert der Körper überwiegend über den Schweiß eine geringe Menge dieser Salze. Bei Veranstaltungen von weniger als vier Stunden Dauer oder bei kühlen Temperaturen ist dieser Verlust im Allgemeinen nicht bedenklich, da die Schweißrate eher niedrig ist. Nach längeren Veranstaltungen oder bei Sport in extremer Hitze gewinnt die Zufuhr besonders von Natrium und eventuell Kalium jedoch an Bedeutung.

Die meisten Elektrolyte sind in großer Menge in natürlichen Lebensmitteln vorhanden, wodurch ihre Aufnahme vereinfacht wird. Durch Fruchtsäfte und Obst können fast alle Elektrolyte während des Sports wieder aufgefüllt werden – mit Ausnahme von Natrium, von dem in Obst und Säften von Natur aus nicht sehr viel vorhanden ist. Um also den erhöhten Natriumbedarf zu decken, muss es gezielt aufgenommen werden. Fügen Sie deshalb nach dem Sport Ihrem Regenerationsgetränk zwei oder drei Prisen Speisesalz hinzu. In Tabelle 4.3 sind einige Säfte und Früchte angegeben, die sich gut für ein Phase-III-Getränk nach dem Sport eignen.

Tabelle 4.3: *Elektrolytgehalt einiger für die Regeneration geeigneter Früchte und Säfte*

	Natrium	Magnesium	Kalzium	Kalium
Saft (360 ml)	mg	mg	mg	mg
Ananas	4	35	42	510
Apfel	26	18	21	450
Grapefruit	3	45	33	505
Orange, frisch	3	41	41	744
Trauben	7	16	12	80
Früchte				
Ananas, 1 ½ Tassen	2	32	17	262
Apfel, mittelgroß	1	6	10	159
Banane, mittelgroß	1	33	7	451
Brombeeren, 1 Tasse	2	33	44	211
Cantaloupe-Melone, 1 ½ Tassen	21	25	25	741
Erdbeeren, 2 Tassen	4	32	42	494
Himbeeren, 1 ½ Tassen	0	33	40	280
Orange, groß	2	22	84	375
Papaya, mittelgroß	8	31	72	780
Pfirsich, 3 mittelgroße	0	18	15	513
Wassermelone, 2 Tassen	6	34	26	372
Weintrauben, 1 ½ Tassen	3	8	20	264

Ziel Nr. 5: Den Säuregehalt der Körperflüssigkeiten reduzieren. Während des Sports werden die Körperflüssigkeiten immer saurer. Es gibt auch Hinweise darauf, dass unser Blut und andere Körperflüssigkeiten mit dem Alter saurer werden. Die Folge ist ein beunruhigend niedriger pH-Wert, also ein hoher Säuregehalt. Unabhängig vom Alter wird das Risiko eines Stickstoff- und Kalziumverlusts um ein Vielfaches erhöht, wenn dieser saure Zustand nach dem Sport zu lange anhält. Grund dafür ist, dass der Körper durch das Freisetzen von basisch wirkenden Mineralien in das Blut und andere Körperflüssigkeiten versucht, der Säure entgegen zu wirken und sie zu neutralisieren. Werden die Mineralien nicht mit der Nahrung aufgenommen, behilft sich der Körper, indem er Kalzium aus den Knochen und Stickstoff aus den Muskeln freisetzt.

Das Problem dabei ist, dass wir mit dieser Art der Säureneutralisierung wertvolle strukturelle Reserven verlieren. Vereinfacht gesagt scheiden Sie mit dem Urin tatsächlich Knochen und Muskeln aus, während der Säuregehalt im Blut weiterhin hoch bleibt. Dieser Kannibalismus des eigenen Gewebes ist von einem rein biologischen Blickwinkel aus zwar notwendig, aus Sicht eines Sportlers aber eine sehr teure Lösung des Problems. Zwar geraten die Körperflüssigkeiten dadurch wieder chemisch ins Lot, allerdings werden sowohl Muskeln und Knochen geopfert als auch zukünftige Leistungen und sogar die Gesundheit gefährdet!

Untersuchungen haben ergeben, dass Obst und Gemüse die einzigen Nahrungsmittel sind, die eine basische Wirkung haben. Tabelle 4.4 zeigt die säurebildende oder basische Wirkung einiger Lebensmittel. Die Lebensmittel mit einem Pluszeichen (+) haben eine vermehrt säurebildende Wirkung; je höher der Pluswert, desto höher die säurebildende Wirkung. Die Lebensmittel mit einem Minuszeichen (–) verringern hingegen die Säure in den Körperflüssigkeiten in direktem Verhältnis zu ihrer Menge. Wenn Sie sich also ein Regenerationsgetränk mit Obst und Säften mit basischer Wirkung (säurereduzierend) zubereiten, erreichen Sie damit mehr, als nur die Kohlenhydratspeicher wieder aufzufüllen: Sie schützen damit möglicherweise Knochen und Muskeln.

Tabelle 4.4: *Säure-Basen-Effekt von Lebensmitteln (je 100 Gramm)*

Saure Lebensmittel (+)	
Getreideprodukte	
Naturreis	+12,5
Haferflocken	+10,7
Vollkornbrot	+8,2
Spaghetti	+7,3
Cornflakes	+6,0
Weißer Reis	+4,6
Roggenbrot	+4,1
Weißbrot	+3,7
Milchprodukte	
Parmesankäse	+34,2
Weiterverarbeiteter Käse	+28,7
Hartkäse	+19,2
Gouda	+18,6
Hüttenkäse	+8,7
Vollmilch	+0,7
Hülsenfrüchte	
Erdnüsse	+8,3
Linsen	+3,5
Bohnen	+1,2
Fleisch, Fisch, Eier	
Forelle	+10,8
Pute	+9,9
Hühnchen	+8,7
Eier	+8,1
Schwein	+7,9
Rind	+7,8
Kabeljau	+7,1
Hering	+7,0

Basische Lebensmittel (–)	
Obst	
Rosinen	–21,0
Schwarze Johannisbeeren	–6,5
Banane	–5,5
Aprikose	–4,8
Kiwi	–4,1
Kirschen	–3,6
Birne	–2,9
Ananas	–2,7
Pfirsich	–2,4
Apfel	–2,2
Wassermelone	–1,9
Gemüse	
Spinat	–14,0
Sellerie	–5,2
Karotten	–4,9
Zucchini	–4,6
Blumenkohl	–4,0
Kartoffeln	–4,0
Radieschen und Rettich	–3,7
Aubergine	–3,4
Tomate	–3,1
Salat	–2,5
Chicorée	–2,0
Porree	–1,8
Zwiebeln	–1,5
Pilze	–1,4
Grüne Paprika	–1,4
Brokkoli	–1,2
Gurke	–0,8

Nachdruck aus dem *Journal of the American Dietetic Association*, V95(7), Thomas Remer und Friedrich Manz, „Potential renal acid load of foods and its influence on urine pH“, S. 791–797, 1995, mit freundlicher Genehmigung der American Dietetic Association.

REZEPTE ZUM NACHMACHEN

Entsprechend den vorangegangenen Abschnitten sind die Zutaten für ein selbstgemachtes Regenerationsgetränk also Obst und Säfte (liefern Flüssigkeit und sorgen für eine langsame Abgabe der Kohlenhydrate und Elektrolyte ins Blut und verringern gleichzeitig dessen Säuregehalt), Glukose (eine schnelle Energiequelle), Eiweiß (ersetzt das, was während des Sports verbraucht wurde und verhindert weiteren Muskelabbau während der Regeneration) sowie Natrium (weil Obst und Säfte davon nur wenig enthalten). Aus diesen simplen Zutaten lässt sich ein leckerer Regenerationsdrink herstellen, der alle Anforderungen erfüllt.

Füllen Sie abhängig von Ihrem Körpergewicht (siehe Tabelle 4.5) 360 bis 720 Milliliter Fruchtsaft in einen Mixer. Apfel-, Trauben-, Grapefruit-, Orangen- und Ananassaft sind hier aufgrund ihrer relativ hohen glykämischen Last und des Elektrolytgehalts am besten geeignet. Fügen Sie dann ein Stück Obst aus der Liste in Tabelle 4.3 (siehe Seite 74) und Glukose, auch bekannt als Dextrose (siehe Tabelle 4.5), hinzu. Bei laufendem Mixer geben

Tabelle 4.5: *Rezepte für ein selbstgemachtes Regenerationsgetränk (nach Körpergewicht)*

Körpergewicht in kg	Fruchtsaft (ml)	Glukose (TL)	Eiweißpulver (TL)	Gesamtkalorien (ca.)
45	360	2	1½–2	390–415
50	360	2	1½–2	390–415
55	360	3	2	420–445
59	360	4	2–2½	470–495
64	480	4	2½–3	550–575
68	480	4	2½–3	550–575
73	480	5	2½–3	580–605
77	600	5	3–3½	660–685
82	600	5	3–3½	660–685
86	720	5	3–3½	720–740
91	720	5	3–3½	720–740
95	720	6	3–4	750–790

Jedes Getränk enthält außerdem ein Stück Obst und zwei bis drei Prisen Speisesalz.

Sie dann noch Eiweißpulver aus Ei oder Molke (siehe Tabelle 4.1 auf Seite 72) dazu. Streuen Sie anschließend zwei oder drei Prisen Speisesalz hinein. Sollten Sie keine gefrorenen Früchte genommen haben, ergänzen Sie noch eine Handvoll Eis. Schon ist es fertig – ein relativ günstiges Getränk, das alle Zutaten für eine umgehende Regeneration enthält.

Sie brauchen sich nicht unbedingt nach jedem Training ein solches Regenerationsgetränk zu mixen, sondern nur nach Einheiten, die entweder intensiv oder mindestens 60 bis 90 Minuten lang waren. Tatsächlich sollten Sie dieses Getränk eher nur dann trinken, wenn es wirklich notwendig ist, da Sie durch die hohe glykämische Last leicht an Gewicht zulegen könnten. Nach kurzem und wenig intensivem Training mixen Sie sich lieber ein Regenerationsgetränk ohne Glukose.

PHASE IV: KURZ NACH DEM SPORT

Bei sehr intensiven, kurzen oder länger als 60 bis 90 Minuten dauernden Trainingseinheiten muss die Regeneration über das erste Zeitfenster von 30 Minuten hinaus fortgeführt werden. Auch wenn es keine bestätigenden Forschungsergebnisse hierzu gibt, hatten wir bei den von uns trainierten Sportlern Erfolg damit, die Regeneration auch auf einen Zeitraum auszudehnen, der genauso lang ist wie die Trainings- oder Wettkampfdauer. Wenn Sie also zwei Stunden Sport getrieben haben, folgen auf die erste 30 Minuten lange Regenerationsphase weitere 90 Minuten. Im Mittelpunkt dieser zwei Stunden liegt die Regeneration auf der ‚Makroebene', das heißt, die Aufnahme von Kohlenhydraten und Eiweiß. Während Ihr Körper sich wieder im Normalzustand einpendelt, werden Sie Hunger bekommen. Nachdem Sie vielleicht schon seit mehreren Stunden keine feste Nahrung zu sich genommen haben, schreit der Körper nun förmlich danach. Wie lange es dauert, bis der Hunger kommt, hängt davon ab, wie lang und intensiv die vorausgehende sportliche Betätigung war. Die Lebensmittel, die Sie jetzt verzehren, sollten eine mittlere bis hohe glykämische Last haben.

Richtlinien für die kurzfristige Regeneration

Der Schwerpunkt dieses Zeitraums ist ähnlich dem des ersten 30-minütigen Zeitfensters. Der Unterschied ist jedoch eine Verlagerung hin zur Aufnahme von festeren Nahrungsmitteln, auch wenn die Flüssigkeitszufuhr nach wie vor wichtig ist. Im Folgenden finden Sie ein paar Richtlinien für die Nahrungsaufnahme während der Regenerationsphase IV.

Kohlenhydrate sind in dieser Phase immer noch sehr wichtig, allerdings werden zunehmend auch feste Nahrungsmittel verzehrt, vor allem stärkehaltiges Gemüse mit einer hohen glykämischen Last, das gleichzeitig eine basische Wirkung auf die Körperflüssigkeiten hat. Eine gute Wahl sind hier Kartoffeln, Yamswurzeln und Süßkartoffeln, aber auch Trockenfrüchte, besonders Rosinen. Sie sind während der Phase IV ein hervorragender Snack für Zwischendurch, da sie die stärkste basenbildende Wirkung, die bei einem Lebensmittel nachgewiesen wurde, und gleichzeitig eine hohe glykämische Last haben. Das bedeutet, dass eine große Menge Kohlenhydrate schnell in die Muskeln gelangt, was zu diesem Zeitpunkt wichtiger ist als nur ein hoher glykämischer Index. In Tabelle 4.6 sind die glykämischen Lasten verschiedener basisch wirkender Früchte, Säfte und Gemüsesorten angegeben. Beachten Sie, dass einige Lebensmittel zwar einen hohen glykämischen Index haben, wie beispielsweise die Wassermelone, ihre glykämische Last jedoch gering ist. Je niedriger ihre glykämische Last, desto mehr werden Sie essen müssen. Die glykämische Last gibt nicht nur an, wie schnell der Zucker des Lebensmittels ins Blut übergeht, sondern auch, wie viel Kohlenhydrate es bezogen auf sein Gewicht liefert. Die in der Tabelle an erster Stelle angegebenen Lebensmittel sind hier am besten geeignet, aber die anderen sind natürlich ebenfalls in Ordnung. Notfalls können Sie auch Getreideprodukte wie Mais, Brot, Reis oder Müsli auswählen, um das schnelle Auffüllen der Kohlenhydratspeicher zu fördern. Diese Lebensmittel haben zwar eine sehr hohe glykämische Last, sind jedoch säurebildend, weshalb Sie reichlich Gemüse, Obst und Fruchtsäfte dazu aufnehmen sollten, um diesen negativen Effekt zu neutralisieren.

Während dieser verlängerten Regenerationsphase sollten Sie weiterhin mindestens 1,5 Gramm Kohlenhydrate pro Kilogramm Körpergewicht und Stunde zu sich nehmen. Auch Ihr Appetit kann als Orientierungshilfe dafür dienen, wie viel Sie essen sollten. Nach besonders langen oder intensiven Einheiten sagen Ihnen eventuell Flüssigkeiten eher zu als feste Nahrung. In diesem Fall trinken Sie einfach weiter ein Regenerationsgetränk – genauso, wie in den ersten 30 Minuten nach dem Sport.

In diesem Zeitraum müssen Sie auch weiterhin mageres Eiweiß zu sich nehmen, und zwar wie bisher in einem Verhältnis von 4:1 oder 5:1 zu Kohlenhydraten. Das Ziel ist nach wie vor, Aminosäuren für die Resynthese von Muskeleiweiß und die Versorgung anderer physiologischer Strukturen zur Verfügung zu stellen, die – wie beispielsweise das Nervensystem – auf Ami-

Tabelle 4.6: *Glykämische Last und glykämischer Index ausgewählter basenbildender Nahrungsmittel (je 100 Gramm)*

Nahrungsmittel	Glykämische Last	Glykämischer Index
Rosinen	48,8	64
Kartoffel (pur)	18,4	85
Süßkartoffel	13,1	54
Banane	12,1	53
Yamswurzel	11,5	51
Ananas	8,2	66
Weintrauben	7,7	43
Kiwi	7,4	52
Karotten	7,2	71
Apfel	6,0	39
Ananassaft	5,9	46
Birne	5,4	36
Cantaloupe-Melone	5,4	65
Wassermelone	5,2	72
Orangensaft	5,1	50
Orange	5,1	43
Apfelsaft	4,9	40
Pfirsich	3,1	28
Erdbeeren	2,8	40

nosäuren angewiesen sind. Tierische Produkte sind hierfür die besten Quellen, da sie reich an essentiellen – einschließlich der verzweigtkettigen – Aminosäuren sind, von denen wir ja bereits wissen, dass sie für den Regenerationsprozess entscheidend sind. Davon am besten eignen sich wiederum Fisch, Krustentiere, Eiweiß und Putenbrust. Fisch aus Fischfarmen und Fleisch aus Stallhaltung sollten Sie besser vermeiden, und das nicht nur während dieser Zeit, sondern den ganzen Tag über. In seiner Zusammensetzung unterscheidet sich dieses Fleisch, besonders hinsichtlich der Fette, grundlegend von dem Fleisch freilebender Nutztiere oder gar von Wild.

Essen Sie jetzt weiterhin Obst und Gemüse, führen Sie somit auch Elektrolyte zu, die Sie je nach Dauer des Sports und Hitze brauchen. Nach sportlicher Aktivität bei heißem Wetter mag es auch notwendig sein, der Nahrung ein wenig Speisesalz hinzuzufügen, besonders nach einer langen oder intensiven Einheit und wenn Sie sich noch nicht ganz an die Hitze gewöhnt haben.

Es ist immer noch wichtig, dass Sie für jedes während des Sports verlorene Pfund Körpergewicht mindestens 500 Milliliter trinken. Da Sie während dieser verlängerten Regenerationsphase weiterhin Flüssigkeit verlieren, müssen Sie mehr als die während des Sports verlorene Menge trinken. Vorzuziehen sind hier Fruchtsäfte, da sie die Kohlenhydratspeicher füllen und reich an vielerlei Elektrolyten sind.

PHASE V: LÄNGERFRISTIG NACH DEM SPORT

Sie haben eine zermürbende Einheit hinter sich und wie beschrieben in Phase I bis IV der Regeneration Nährstoffe und Nahrung zu sich genommen. Sie sind wieder zurück auf der Arbeit oder im Unterricht, verbringen Zeit mit der Familie, pflegen Haus und Garten – was immer Sie auch tun, wenn Sie nicht trainieren oder an Wettkämpfen teilnehmen. Dieser Teil Ihres Tages mag anderen Menschen zwar normal erscheinen, er ist es aber nicht. Denn Sie konzentrieren sich immer noch auf die Nährstoffzufuhr für die langfristige Regeneration.

Dies ist der Zeitpunkt, an dem Sportler in Sachen Ernährung nachlässig werden. *Der häufigste Fehler ist, weiterhin eine Ernährung mit hoher glykämischer Last und geringem Nährstoffgehalt aufzunehmen*, die durch einen hohen Stärke- und Zuckeranteil wie in Phase III und IV gekennzeichnet ist. Eine solche Ernährung gefährdet jedoch Ihre Entwicklung als Sportler! Es ist eine Schande, wie viele Menschen stundenlang trainieren, nur um dann einen Teil ihres potenziellen Fitnesszuwachses durch die Aufnahme suboptimaler Nahrung zu verschwenden.

Was aber sind optimale Nahrungsmittel? Es sind jene Nahrungsmittel, die schon unsere Vorfahren in der Steinzeit vor 2,6 Millionen Jahren gegessen haben; diejenigen, an die wir durch die vererbten Gene unzähliger Generationen vor uns vollkommen angepasst sind: Obst, Gemüse und mageres Eiweiß tierischen Ursprungs. Ebenfalls optimal sind Nüsse, Samen und Beeren. Dies sind auch die Nahrungsmittel mit den meisten Nährstoffen – sie sind reich an Vitaminen, Mineralstoffen und anderen Spurenelementen, die wir für unsere Gesundheit sowie Wachstum und Regeneration benötigen. In Tabelle 4.7 finden Sie einen Vergleich des Vitamin- und Mineralstoffgehalts verschiedener Lebensmittel. Die Nahrungsmittel mit den jeweils drei höchs-

Tabelle 4.7: *Vergleich des Vitamin- und Mineralstoffgehalts verschiedener Lebensmitt*

Lebensmittel (pro 100 Kalorien)	A	C	B_1	B_2	Niacin	B_6	B_{12}	Folsäure
Gemüse								
Blumenkohl	6	226	0,3	0,1	2	0,9	0	213
Brokkoli	478	213	0,3	0,7	0,3	0,7	0	234
Spargel	341	82	0,4	0,5	4	0,6	0	400
Spinat	3.509	43	0,4	1	5	0,5	0	624
Obst								
Apfel	9	10	0,02	0,02	0,1	0,1	0	5
Banane	9	10	0,04	0,1	0,6	0,6	0	21
Birne	3	7	0,03	0,1	0,2	0,03	0	12
Pfirsich	127	16	0,1	0,1	2	0,1	0	8
Fleisch/Fisch								
Lachs	214	*	0,2	0,2	7	0,2	6	*
Pute	0	0	0,4	0,08	4	0,3	0,2	4
T-Bone-Steak	*	0	0,04	0,1	2	0,2	1	3
Thunfisch	1.364	*	0,2	0,2	6	0,3	6	*
Getreide								
Bagel	*	0	0,1	0,1	1	0,01	0	8
Langkornreis	*	0,7	0,1	0,01	2	0,01	0,01	2
Mais	20	6	0,2	0,07	1	0,06	0	43
Vollkornweizenbrot	*	0	0,1	0,08	2	0,08	0	23
Milchprodukte								
Emmentaler	*	0	0	0,1	0	*	0,7	*
Fettarmer Joghurt	25	1	0,07	0,3	0,2	0,08	0,9	17
Fettfreie Milch	173	2	0,1	0,4	0,02	0,1	1	15
Schmelzkäse	*	0	0,01	0,1	0	0,04	0,4	2
Hülsenfrüchte								
Baked Beans	18	*	0,2	0,06	0,5	0,1	0	26
Dicke Bohnen	2	0,5	0,1	0,1	0,6	0,1	0	95
Erdnüsse	0	0	0,1	0,02	2	0,04	0	25
Sojabohnen	0,7	1	0,1	0,2	0,2	0,1	0	31
Nüsse								
Cashew-Kerne	0	0	0,04	0,04	0,2	0,04	0	12
Macadamianüsse	*	0	0,04	0,02	0,4	0,03	0	36
Mandeln	0	0	0,04	0,1	0,6	0,2	0	10
Walnüsse	2	1	0,06	0,02	0,2	0,09	0	10

*) Keine Informationen verfügbar!

ntothen-säure	Na (Natrium)	K (Kalium)	Ca (Kalzium)	P (Phospor)	Mg (Magne-sium)	Fe (Eisen)	Zn (Zink)	Cu (Kupfer)	Mn (Mangan)
0,5	26	1.333	113	147	47	2	1	0,04	0,7
1	34	552	386	160	204	3	0,5	0,2	0,8
0,7	18	1.268	100	245	77	3	2	0,4	0,8
0,6	300	1.995	581	238	376	15	3	0,7	4
0,1	1	196	12	12	7	0,3	0,06	0,07	0,08
0,3	1	430	7	21	31	0,3	0,2	0,1	0,2
0,1	1	208	19	18	9	0,4	0,2	0,2	0,1
0,4	0	462	14	30	16	0,3	0,3	0,2	0,1
*	67	384	7	282	31	0,6	0,5	0,07	*
0,4	41	194	12	139	18	0,9	1	0,03	0,01
0,1	28	158	4	83	11	1	2	0,06	0,006
*	27	175	*	*	*	0,7	0,4	0,05	*
0,1	121	25	14	23	7	1	0,2	0,03	*
0,09	0	27	9	17	7	1	0,2	0,03	*
0,8	16	229	2	94	29	0,6	0,4	0,05	0,2
0,3	261	72	30	107	38	1	0,7	0,1	1
0,2	478	88	223	162	9	0,2	1	*	*
0,9	110	369	288	226	28	0,1	1	*	*
1	147	472	351	287	33	0,1	1	*	*
0,3	291	110	150	120	9	0,3	1	*	*
0,1	429	320	54	112	35	0,3	1	0,2	0,4
0,1	4	245	33	114	39	1	1	0,2	0,4
0,2	139	112	9	61	30	0,4	0,6	0,1	0,4
0,1	0,3	297	59	141	50	3	0,7	0,2	0,5
0,2	2	98	8	85	45	1	1	0,4	*
0,04	61	39	11	63	15	0,4	0,3	0,2	*
0,1	2	125	45	89	50	0,6	0,5	0,2	0,4
0,1	2	78	15	49	26	0,4	0,4	0,2	0,5

In jeder Spalte sind jeweils die drei höchsten Vitamin- und Mineralstoffwerte hellrot hinterlegt.

ten Werten in jeder Spalte sind rot hinterlegt. Sie werden feststellen, dass besonders Gemüse reich an Vitaminen und Mineralstoffen ist; wogegen die meisten anderen Nahrungsmittel im Vergleich hinten anstehen.

Richtlinien für die Regeneration in Phase V

Bezogen auf die sportliche Leistung lauten die Ziele der Ernährung während dieser Regenerationsphase wie folgt:

- **Glykogenspeicher erhalten.** Vor dieser Regenerationsphase haben Sie sich bei Ihrer Ernährung vermehrt auf Kohlenhydrate fokussiert, besonders auf solche mit hoher glykämischer Last, wie dem Zucker in stärkehaltigen Nahrungsmitteln. Diese Lebensmittel sind zwar großartig für das Wiederauffüllen der Glykogenspeicher geeignet, verfügen jedoch nicht über sehr viele Nährstoffe (siehe Tabelle 4.7). Es besteht daher jetzt keine Notwendigkeit mehr, große Mengen dieser Nahrungsmittel zu essen – tatsächlich werden Sie eher Ihr Regenerationspotenzial verringern. Jede aus suboptimalen Lebensmitteln stammende Kalorie bedeutet eine verlorene Möglichkeit, größere Mengen an Nährstoffen aus Gemüse, Obst und magerem tierischen Eiweiß aufnehmen zu können. Das ist umso wichtiger, je mehr Ihnen Ihre sportliche Leistung bedeutet.

  Darüber hinaus besteht eine der großartigen Fähigkeiten des menschlichen Körpers darin, dass – egal bei welchem System oder welcher Funktion – es weniger Anstrengung erfordert, etwas zu erhalten, als etwas zu reparieren oder gar neu aufzubauen. Das bedeutet, dass Sie durch die Aufnahme großer Mengen an Kohlenhydraten mit hoher glykämischer Last in den vorherigen Phasen die Glykogenspeicher Ihres Körpers wieder gefüllt haben und jetzt weniger Kohlenhydrate dafür benötigen, diesen Stand beizubehalten. Das erreichen Sie schon mit Obst und Gemüse mit geringer glykämischer Last, mit dem Sie gleichzeitig die für die letzte Regenerationsphase notwendigen Spurenelemente aufnehmen.
- **Muskelgewebe wieder aufbauen.** Auch wenn Sie in den Regenerationsphasen I und II bei der Aufnahme von Aminosäuren Ihr Bestes gegeben haben, werden trotzdem einige Muskelzellen beschädigt sein, wenn die Einheit sehr intensiv war. Könnten Sie in diesem Moment mit einem Elektronenmikroskop Ihre Muskeln anschauen, würden Sie sehen, dass sie wie ein Kriegsgebiet aussehen – wenn auch ein sehr kleines und örtlich begrenztes. Sie würden dort zerrissene Zellmembranen und auslaufende Flüssigkeiten sehen. Der Körper muss dann seinen Sanitätsdienst

losschicken, um die Schäden so schnell wie möglich zu beheben. Um dies zu tun, benötigt er eine ziemlich große Menge an Aminosäuren. Am meisten werden hier die verzweigtkettigen Aminosäuren Leucin, Isoleucin und Valin gebraucht, von denen Sie schon gelesen haben. Ohne sie wird der Körper zum Kannibalismus anderer Eiweißzellen gezwungen, damit er für seine Reparaturarbeiten genug dieser Aminosäuren findet. Auch essentielle Aminosäuren, die der Körper nicht selbst produzieren kann und daher über die Nahrung aufnehmen muss, werden benötigt.

Die größten Mengen an verzweigtkettigen und essentiellen Aminosäuren kommen in tierischen Produkten vor. Wenn Ihnen nicht ganz wohl dabei ist, rotes Fleisch aus Nutztierhaltung zu essen, verstehen wir das gut. Die im Allgemeinen im Supermarkt erhältlichen Rindfleischprodukte sind eine schlechte Nährstoffquelle. Zwar ist das Fleisch aus Nutztierhaltung reich an verzweigtkettigen Aminosäuren, dafür ist es jedoch auch voller gesättigter Fettsäuren und mehrfach ungesättigter Omega-6-Fettsäuren, die Sie besser vermeiden sollten.

Was kann man also essen, um verzweigtkettige und essentielle Aminosäuren für den Wiederaufbau der Muskelfasern zu sich zu nehmen? Die beste Quelle ist Wildfleisch, beispielsweise Hirsch, Elch und Büffel. Natürlich haben Sie wahrscheinlich aufgrund des Trainings und der Arbeit wohl kaum die Zeit, jagen zu gehen (für unsere Vorfahren war Jagen ja gleichzeitig Training und Arbeit). Außerdem ist es eher unwahrscheinlich, dass Sie in Ihrer näheren Umgebung auf verzehrbereites Wild stoßen, und auch im Supermarkt wird es eventuell nicht verkauft. Aber es gibt noch andere leicht verfügbare Quellen, die fast genauso gut sind.

Fisch und Schalentiere aus Meeren und Flüssen gehören mit zu den besten Eiweißquellen; denn auch sie sind Wildtiere. Fisch aus Fischfarmen, der im Wesentlichen genauso ist wie Fleisch aus Nutz- bzw. Massentierhaltung, sollten Sie jedoch links liegen lassen. Eine andere gute Wahl ist Putenbrust. In Sachen mageres Eiweiß und Fettanteil kommt es dem Wildfleisch so nahe, wie ein einheimisches Fleisch das überhaupt vermag. Sie sollten jedoch darauf achten, dass es sich um Putenfleisch aus artgerechter bzw. Freilandhaltung handelt. Das gilt übrigens für jede andere Art von Fleisch, die Sie sich aussuchen. Tiere aus Freilandhaltung hatten nicht nur Bewegung, sondern haben dadurch wahrscheinlich auch Futter fressen können, das für ihre Gesundheit optimal ist. Das bedeutet, dass der Gehalt an gesättigten Fettsäuren niedrig und das Verhältnis von mehrfach ungesättigten Omega-6- und Omega-3-Fettsäuren besser ausgeglichen ist. Sie werden feststellen, dass solches Fleisch teurer ist als das übliche Fleisch zusammengepferchter Tiere. Es ist genauso wie bei vielen anderen Dingen im Leben: Gute Qualität hat ihren Preis. Dafür ist sie aber auch Ihr Geld wert.

In Phase V nehmen Sie weiterhin je nach Trainingsbelastung 0,6 bis 1 Gramm Eiweiß pro Pfund Körpergewicht auf. Je länger oder intensiver Ihr Training war, desto mehr Eiweiß sollten Sie wie in Tabelle 4.8 angegeben zu sich nehmen.

Tabelle 4.8: *Empfohlene Menge Eiweiß pro Pfund Körpergewicht*

Trainingsumfang (Stunden/Woche)	Eiweiß (g) pro Tag
<5	0,65–0,75
5–10	0,75–0,85
10–15	0,85–1,00
15–20	1,00–1,10
>20	1,10

- **Einen gesunden pH-Wert halten.** In dem Abschnitt über Phase II haben wir die säure- und basenbildenden Eigenschaften von Lebensmitteln erklärt und in Tabelle 4.4 auf Seite 76 eine Übersicht über ausgewählte Lebensmittel gegeben. In Phase V besteht unverändert eine große Notwendigkeit, den Säuregehalt der Körperflüssigkeiten einschließlich des Blutes zu verringern, um das Risiko eines Stickstoff- und Kalziumverlustes zu minimieren. Wie bereits beschrieben, ist Stickstoff ein grundlegender Bestandteil der Muskeln, während Kalzium für gesunde Knochen entscheidend ist. Zum Glück sind die Lebensmittel mit den meisten Nährstoffen auch diejenigen – und zwar die einzigen –, die den Säuregehalt des Blutes verringern: Obst und Gemüse.

  Jede Sorte Obst ist in Ordnung, also essen Sie, was Sie mögen. Bei Gemüse sollten Sie am besten das von intensiver Farbe essen – rot, gelb, grün und orange – und weißes Gemüse vermeiden. Denken Sie daran, dass einige Bohnensorten – und andere getrocknete Hülsenfrüchte – säurebildend wirken und deshalb vermieden werden sollten.
- **Entzündungen verhindern oder reduzieren.** Alle Sportler sind empfänglich für Entzündungen der Muskeln und Sehnen – das liegt in der

Natur der Sache. Vielleicht haben auch Sie eine Sehne, die Ihnen hartnäckig nach anstrengenden Einheiten Probleme bereitet und sich schmerzhaft bemerkbar macht. Auch während einer intensiven Einheit beschädigtes Muskelgewebe kann sich entzünden. Ohne Untersuchung kann sich eine quälende Entzündung zu einer ausgewachsenen Verletzung entwickeln, durch die Sie nicht trainieren können und an Fitness verlieren. Es hat sich gezeigt, dass mehrfach ungesättigte Omega-3-Fettsäuren als Nahrungsergänzung Entzündungen verringern, da sie das Verhältnis von Omega-6- zu Omega-3-Fettsäuren optimieren. Dieses sollte etwa zwei Drittel Omega-6- und ein Drittel Omega-3-Fettsäuren betragen. Aufgrund der hohen Zufuhr von Omega-6-Fettsäuren durch Snacks und andere abgepackte Lebensmittel enthält die durchschnittliche amerikanische Ernährung jedoch Omega-6- und Omega-3-Fettsäuren in einem Verhältnis von 10:1. In der Tat ist es gar nicht so einfach, in unserer westlichen Gesellschaft Omega-6-Fettsäuren zu vermeiden. Durch den Verzehr von Nahrungsmitteln mit hohem Omega-3-Gehalt – Kaltwasserfisch, Blattgemüse, Macadamianüsse, Walnüsse, mit Omega-3 angereicherte Eier und Leber – können Sie das Verhältnis verringern und das Risiko von Entzündungen minimieren. Um das Gelingen dieses Vorhabens wahrscheinlicher zu machen, empfehlen wir Omega-3-Nahrungsergänzungsmittel wie beispielsweise Fischöl oder Leinöl. Einzelheiten zu dieser Nahrungsergänzung finden Sie in Kapitel 6.

- **Das Körpergewicht optimieren.** Bei den meisten Ausdauersportarten bedeutet eine geringere Körpermasse bessere Leistung. Trotzdem kann es für viele Ausdauersportler trotz täglichen Trainings mühsam sein, eine Gewichtszunahme zu vermeiden. Wir sind jedoch überzeugt, dass Sie mit der hier vorgestellten Ernährung für die Phase V, die überwiegend aus Obst, Gemüse und magerem Eiweiß besteht, keine Probleme mehr bei der Gewichtskontrolle haben werden. Wir Menschen neigen nämlich nur dann zur Gewichtszunahme, wenn wir Nahrungsmittel essen, die für unseren Körper nicht optimal sind.

PHASE V UND KOHLENHYDRATE

Bei einem üblichen auf der Steinzeit basierenden Ernährungsplan, wie beispielsweise in Lorens Werk *The Paleo Diet* beschrieben, würde eine Person sehr viel mehr Eiweiß und weniger Kohlenhydrate zu sich nehmen als bei der Ernährung, die wir hier für Sportler vorschlagen. Die Verlagerung auf mehr Kohlenhydrate hat den Grund, dass ein Sportler sich schneller von anstrengendem Training erholen muss als ein durchschnittlicher Mensch mit überwiegend sitzender Lebensweise – und schneller als unsere Steinzeitvorfahren. Für ambitionierte Breitensportler und Profis, die üblicherweise mehr als einmal am Tag trainieren, ist die Kohlenhydratzufuhr noch höher, da die Notwendigkeit der Regeneration proportional mit der Anzahl an Trainingsstunden steigt.

Ein Sportler, der beispielsweise einmal am Tag 90 Minuten lang trainiert, kann während des Trainings bis zu 600 Kalorien aus Kohlenhydraten verbrennen und muss deshalb mindestens genauso viel während der Regenerationsphasen I, II, III und IV wieder aufnehmen. Nehmen wir an, dass dieser Sportler täglich insgesamt etwa 3.000 Kalorien zu sich nimmt. Erhält er 50 Prozent seiner täglichen Kalorien aus Kohlenhydraten, müsste er an diesem Tag in Phase V zusätzliche 900 Kohlenhydratkalorien (3.000 ÷ 2 = 1.500; 1.500 – 600 = 900) zu sich nehmen – weit mehr als die in den früheren Phasen des Tages aufgenommenen Kohlenhydrate. Diese Kohlenhydrate sollten natürlich überwiegend aus Obst und besonders Gemüse stammen, so dass keine Kalorien durch die Aufnahme von Lebensmitteln mit geringem Gehalt an Spurenelementen verschwendet werden.

Ein Sportler mit hohem Trainingumfang, der vielleicht zwei dieser 90-minütigen Trainingseinheiten absolviert, verdoppelt dadurch seinen Gesamtbedarf an Kohlenhydraten während der ersten vier Regenerationsphasen auf 1.200 Kalorien. Außerdem sollte der größere Trainingsumfang von einer Erhöhung der täglich aufgenommenen Gesamtkalorien begleitet werden. Gehen wir einmal davon aus, dass 3.600 Kalorien an solch einem Tag aufgenommen werden. Besteht die Ernährung des Sportler zur Hälfte aus Kohlenhydraten, benötigt er an diesem Tag in Phase V noch 600 Kalorien aus Kohlenhydraten (3.600 ÷ 2 = 1.800; 1.800 – 1.200 = 600). Das zeigt, wie sich der gesamte Kohlenhydratbedarf mit der Trainingsbelastung des Sportlers verändert, obwohl der Prozentsatz der Aufnahme gleich bleibt.

PHASE V UND EIWEISS

Eine zu geringe Kohlenhydrataufnahme durch die Ernährung ist bei Sportlern selten ein Problem; entsprechende ‚Quellen‘ sind in jedem Supermarkt in Hülle und Fülle vorhanden, preiswert und lecker. Nein, der wahre Stolperstein ist die Eiweißzufuhr. Wenn wir die Ernährung von Sportlern unter die Lupe nehmen, stellen wir üblicherweise fest, dass sie nicht genug Eiweiß zu sich nehmen. Warum? Weil Eiweiß nicht in Hülle und Fülle in Supermärkten vorhanden ist, es recht teuer ist und nicht ganz so lecker schmeckt wie süße oder stärkehaltige Lebensmittel. Auch hat Eiweiß in Form von Fleisch in den letzten Jahrzehnten einen schlechten Ruf bekommen. Uns wurde beigebracht, dass Fleisch schlecht für uns sei, da es zu Herzleiden, Krebs und vielen anderen Krankheiten beitrage. Das Problem dieser Aussage ist, dass sie den wahren Grund dieser Krankheiten verdeckt. Nicht das Eiweiß ist schuld an den Gebrechen der westlichen Zivilisationen, sondern die gesättigten Fettsäuren, die oft mit dem Eiweiß zusammengehen. Eiweiß selbst verursacht keine Herzkrankheiten!

Jetzt wollen wir hier aber nicht das Kind mit dem Bade ausschütten. Zwar sollten Sie gesättigte Fettsäuren in Ihrer Ernährung reduzieren, nicht jedoch mageres Eiweiß. Fisch, Schalentiere und Putenbrust sind fantastische Quellen für mageres Eiweiß und reich an essentiellen und verzweigtkettigen Aminosäuren. Fürs Erste gilt der Merksatz, dass Sportler täglich eine Vielzahl an Aminosäuren benötigen und die besten aus magerer tierischer Quelle stammen.

Da Eiweiß für die Regeneration insgesamt sehr wichtig ist, ist es nun an der Zeit zu entscheiden, woraus die Mahlzeiten in Phase V bestehen sollten. Zunächst muss Ihnen klar sein, dass Ihre individuell benötigte Eiweißmenge von Ihrem Trainingspensum abhängt. Für eine durchschnittliche Person, die gar keinen oder nur wenig Sport treibt, bleibt der tägliche Eiweißbedarf etwa gleich, da ihre körperliche Aktivität eher begrenzt ist. Für Sportler, die ihren Körper oft an seine Grenzen bringen und dabei möglicherweise eine Menge Muskelgewebe schädigen, weil der Körper notgedrungen das Muskeleiweiß als Treibstoff nutzt, sieht es anders aus. Je höher Ihr Trainingsumfang oder die Intensität, desto größer die Wahrscheinlichkeit, dass solche Zellschäden entstehen. In den Stunden nach der Regenerationsphase IV werden große Mengen Aminosäuren aus mageren Eiweißquellen benötigt, um dieses Gewebe zu reparieren und den Körper davon abzuhalten, sich Aminosäuren aus inneren Quellen wie beispielsweise den Muskeln oder dem Immunsystem zu beschaffen. Ohne ausreichende Eiweißzufuhr steigen sowohl das Risiko einer Gefährdung des Immunsystems als auch die Möglichkeit eines Muskelabbaus.

In Tabelle 4.8 auf Seite 86 finden Sie allgemeine Richtlinien, anhand derer Sie die aufzunehmende Eiweißmenge bezogen auf Ihren wöchentlichen

Trainingsumfang bestimmen können. Die Intensität des Trainings kann nicht so einfach gemessen werden, aber Sie können davon ausgehen, dass Sie bei viel Intervalltraining, Bergtraining, Krafttraining oder anderem anstrengenden Training die Eiweißaufnahme um eine Stufe in der Tabelle erhöhen sollten.

Die nächste Aufgabe ist zu entscheiden, woher Sie das magere Eiweiß bekommen. Vielleicht ist Ihnen aufgefallen, dass Sie alle essentiellen Aminosäuren abdecken können, indem Sie sich eine Mahlzeit aus Getreide und Hülsenfrüchten zubereiten. Jeder dieser Nahrungsmittelkategorien fehlt eine oder mehrere essentielle Aminosäuren. Wenn Sie sie jedoch zusammen aufnehmen, haben Sie eine ausgewogene Mahlzeit (auch wenn es in einer pflanzlich basierten Ernährung immer an den essentiellen Aminosäuren Lysin und Tryptophan mangelt). Was üblicherweise jedoch nicht erwähnt wird, ist, dass zur angemessenen täglichen Eiweißversorgung (siehe Tabelle 4.9) ein wahrer Berg Getreide und Bohnen verzehrt werden müsste, da diese Nahrungsmittel recht nährstoffarm sind. Zusätzlich steigern sie noch die Säuremenge im Blut (siehe Tabelle 4.4 auf Seite 76). Ein Sportler, der etwa 20 Trainingsstunden pro Woche absolviert und versuchen wollte, mit einer rein pflanzlichen Ernährung etwa ein Gramm Eiweiß pro Pfund Körpergewicht aufzunehmen, müsste den ganzen Tag lang essen – und er bräuchte ein Verdauungssystem, das in der Lage wäre, diese enorme Menge an Ballaststoffen zu verarbeiten. Auch wenn er oder sie das schaffen sollte, wäre der Säuregehalt im Blut sehr hoch, und die Hemmwirkung einiger Nährstoffe würde verhindern, dass der Körper die wenigen in diesen Lebensmitteln vorkommenden Spurenelemente überhaupt aufnehmen könnte.

Laut Tabelle 4.8 auf Seite 86 müsste ein 75 Kilogramm (bzw. 150 Pfund) schwerer Sportler mit 15 Trainingsstunden pro Woche etwa 150 Gramm Eiweiß pro Tag zu sich nehmen (150 x 1,0). Wenn wir annehmen, dass 20 Prozent (also 30 Gramm) davon aus einer Mischung aus über den Tag verteilt verzehrtem Gemüse, Obst, Fruchtsäften, Energieriegeln und Sportgetränken stammen, bräuchte er an diesem Tag noch 120 Gramm Eiweiß. Nimmt er dies aus tierischer Quelle auf, könnte er 110 g Kabeljau + 170 g Putenbrust + 110 g Hühnchen essen.

Diese Nahrungsmittel würden unseren Mustersportler mit allem notwendigen Eiweiß versorgen und enthielten dabei 44,5 Gramm der wichtigen essentiellen Aminosäuren. Die mit diesen Nährstoffen aufgenommene Energie würde 454 Kalorien betragen. Um dieselbe Eiweißmenge aus Getreide und

Tabelle 4.9: *Gehalt an Eiweiß und essentiellen Aminosäuren einiger üblicher Nahrungsmittel*

Nahrungsmittel	Eiweißgehalt	Gehalt essentieller Aminosäuren
(pro 100 Kalorien)	(g)	(g)
Tierische Nahrungsmittel		
Kabeljau (96 g)	22	8,7
Garnelen (102 g)	21	8,2
Hummer (102 g)	21	8,1
Heilbutt (71 g)	19	7,5
Hühnchen (57 g)	18	6,8
Putenbrust (57 g)	17	6,9
Thunfisch (54 g)	16	6,3
Filetsteak (50 g)	14	5,1
Ei, ganz (35 g)	7,7	3,4
Hülsenfrüchte		
Tofu (1/2 Tasse)	10	3,6
Kidneybohnen (1/2 Tasse)	7	2,8
Grüne Bohnen (1/3 Tasse)	6	1,9
Rote Bohnen (1/2 Tasse)	5	2,5
Erdnussbutter (1 TL)	4,6	1,4
Getreide		
Bagel (1/2 Bagel)	3,8	1,1
Mais (3/4 Tasse)	3,7	1,4
Vollkornbrot (1 1/2 Scheiben)	3	0,8
Naturreis (1/2 Tasse)	2,1	0,7

Hülsenfrüchten zu sich zu nehmen, müsste er *alle* folgenden Lebensmittel an einem Tag essen:

1 Tasse Tofu
1 Tasse Kidneybohnen
6 Scheiben Vollkornbrot
1 Tasse grüne Bohnen
1½ Tassen Mais
1 Tasse rote Bohnen
1 Tasse Naturreis
2 Bagels
2 TL Erdnussbutter

Unser Sportler müsste verdammt gerne Bohnen essen und einen riesigen Appetit haben! Nur um an 120 Gramm Eiweiß zu kommen, würde man mit den oben genannten Nahrungsmitteln an einem Tag zusätzliche 2.300 Kalorien aufnehmen – mehr als fünf Mal so viel wie durch den Verzehr tierischer Produkte. Den täglichen Eiweißbedarf nur mit Getreide und Hülsenfrüchten zu decken, ist nicht nur sehr ineffizient, sondern auch unklug, da ein vegetarischer Sportler nicht genug essentielle Aminosäuren zu sich nehmen kann – selbst wenn er oder sie in der Lage sein sollte, all die Bohnen und Getreideprodukte zu verdauen.

PHASE V UND FETT

Genauso, wie es für Kohlenhydrate und Eiweiß gute bzw. schlechte Quellen gibt, gibt es auch Fette und Öle, die Sie täglich in Ihre Ernährung einbeziehen und andere, die Sie vermeiden sollten. Zu den guten Sorten gehören die einfach und mehrfach ungesättigten Omega-3-Fettsäuren. Wie weiter oben in diesem Kapitel beschrieben, kann ein geringeres Verhältnis von Omega-6- zu Omega-3-Fettsäuren Entzündungen vorbeugen, die für viele Sportler ja ein hartnäckiges Problem darstellen. Zwar brauchen wir durchaus Omega-6-Fettsäuren für unsere Gesundheit, aber sie sind in der modernen Ernährung überreichlich vorhanden. Dieses Fett befindet sich üblicherweise in pflanzlichen Ölen wie Soja-, Erdnuss-, Baumwollsamen-, Distel-, Sonnenblumen-, Sesam- und Maiskeimöl. Da diese pflanzlichen Öle recht günstig sind, werden sie in den meisten Snacks und Getreideprodukten, einschließlich Brot und Gebäck, verwendet.

Auch einfach ungesättigte Fettsäuren gehören aufgrund ihrer vorteilhaften Auswirkungen auf die Gesundheit in den Ernährungsplan eines jeden Sportlers, da sie den Cholesterin- und Triglyceridspiegel senken, blutverdünnend wirken, tödliche Herzrhythmusstörungen vermeiden und das Brustkrebsrisiko senken können. Denken Sie daran, dass Gesundheit immer vor Fitness geht! Gute Quellen für einfach ungesättigte Fettsäuren sind Avocados, Nüsse und Olivenöl.

Vermeiden Sie gesättigte Fette, die reichlich in Vollmilchprodukten und Fleisch aus Nutztierhaltung, besonders Rindfleisch, vorkommen und trans-Fettsäuren*, die sich in vielen Nahrungsmitteln aus dem Supermarkt befin-

*) trans-Fettsäuren werden ausführlich in Kapitel 5 behandelt (A.d.Ü.).

den – nicht nur in Snacks, sondern auch in vielen Backwaren, Erdnussbutter, Margarine und Fertiggerichten. Machen Sie, wenn irgend möglich, einen weiten Bogen um trans-Fette, die auf den Etiketten als teilweise gehärtete Fette oder Öle angegeben sind. Während gesättigte Fettsäuren den LDL-Wert (das ‚schlechte' Cholesterin, das mit Herzkrankheiten in Verbindung gebracht wird) erhöhen, verringern trans-Fette darüber hinaus auch die Produktion von HDL (dem ‚guten' Cholesterin, das Herzkrankheiten entgegenwirken soll) in unserem Körper. Sie stellen also in zweifacher Hinsicht ein Problem dar und sollten gemieden werden. Wie schlecht diese Fette wirklich sind, bezeugen auch die Überlegungen mehrerer Länder, sie zu verbieten; Dänemark hat ihre Verwendung bereits stark eingeschränkt. Während wir dieses Buch schreiben, wird in den USA und Kanada eine stärkere Etikettierpflicht zur Kennzeichnung der trans-Fette enthaltenden Produkte diskutiert.

PERIODISIERUNG DER ERNÄHRUNG IN PHASE V

Bei unserer Arbeit mit Sportlern vom Anfänger bis zum Profi konnten wir beobachten, dass mit einer Veränderung der Ernährung in Phase V parallel zum Trainingsumfang und der Intensität die besten Leistungen erzielt werden. Durch Änderungen der Zufuhr von Makronährstoffen ist es möglich, das Erreichen verschiedener Trainingsziele zu unterschiedlichen Zeitpunkten während der Saison zu verbessern. Wenn es beispielsweise ein Ziel während der Phase des Grundlagentrainings (allgemeine Vorbereitung) ist, den Körper des Sportlers auf die überwiegende Nutzung von Fett als Energiequelle zu trainieren und die Kohlenhydratreserven zu schonen – und wir wissen inzwischen ja, dass eine Ernährung mit höherem Fett- und niedrigerem Kohlenhydratgehalt solch eine Umstellung des Stoffwechsels fördert –, erscheint es sinnvoll, dass der Sportler an diesem Punkt während der Saison mehr Fett und weniger Kohlenhydrate zu sich nimmt. Diese Strategie haben wir bei Sportlern angewendet und konnten Veränderungen des respiratorischen Quotienten (eine Labormessung zur Bestimmung, wie hoch der Anteil von Fett bzw. Kohlenhydraten an der Energiebereitstellung ist) feststellen, die darauf hindeuteten, dass im Vergleich mit Vorversuchen, bei denen die Ernährung relativ kohlenhydratreich und fettarm war, die in den Muskeln gespeicherten Kohlenhydrate verschont blieben. Auch wenn es keine Forschungsergebnisse in diesem Bereich der Sporternährung gibt, stützen unsere Erfahrungen die Auffassung, dass aerobes Training zusammen mit einer erhöhten Fettzufuhr von großem Vorteil bei der Erhaltung von Glykogen ist.

Genauso verbraucht ein Sportler bei steigender Trainingsintensität und gleichbleibendem oder leicht verringertem Trainingsumfang in der Aufbauphase (spezifische Vorbereitung) vermehrt Kohlenhydrate. Während dieser Phase, die etwa sechs bis zwölf Wochen vor einem Wettkampf der Priorität A liegt, ist es klug, den Kohlenhydratgehalt der Ernährung leicht zu erhöhen und die Fettaufnahme entsprechend zu reduzieren. Die Eiweißzufuhr richtet sich während der gesamten Saison nach der Anzahl der Trainingsstunden (siehe Tabelle 4.8 auf Seite 86).

Bevor wir dieses Thema vertiefen, ist es uns wichtig, einige der Grundsätze der Periodisierung zu erklären. Die Periodisierung ist ein System, bei dem der Trainingsplan eines Sportlers so aufgebaut wird, dass er üblicherweise zwei oder drei Mal in der Saison einen hohen Grad an Fitness erreicht. Dieses Trainingssystem, das überwiegend von Ostblockstaaten in den 1960er Jahren entwickelt wurde, ist seit den 70er Jahren auch in westlichen Ländern weit verbreitet und wird in großem Umfang von Leistungssportlern in der ganzen Welt angewendet. Bei der Periodisierung wird die Saison in Phasen von einer Woche bis zwölf Wochen Dauer aufgeteilt; jede Phase verfolgt ein anderes Teilziel und hat ihre ganz eigene Trainingsmethode.

Im klassischen Modell der Periodisierung beginnt das Trainingsjahr mit der **allgemeinen Vorbereitung**, die aus der Vorbereitungs- und Grundlagenphase besteht. Das Trainingsziel dieser Phase für Ausdauersportler ist, die Bereiche allgemeine aerobe Fitness, Kraft und sportspezifische Fähigkeiten zu verbessern.

Darauf folgt die **spezifische Vorbereitung** während der Aufbau- und Vorwettkampfphasen, wenn das Training sich immer mehr an den Anforderungen des bevorstehenden Wettkampfs orientiert. Hier folgt normalerweise eine Verlagerung des Schwerpunktes weg von der allgemeinen Ausdauer hin zum Training mit höherer Intensität, auch wenn diese je nach Wettkampfdauer sehr unterschiedlich sein kann. Für sehr lange Veranstaltungen beispielsweise ist die Intensität der Einheiten relativ gering, und das lange, langsame Ausdauertraining wird fast genauso wie während der allgemeinen Vorbereitung fortgeführt – auch wenn in Bezug auf Gelände, Wetterbedingungen und Ausrüstung gezielte Anpassungen an die Wettkampfverhältnisse gemacht werden können, indem zum Beispiel verstärkt auf profilierten Strecken, zur Mittagszeit bei höheren Temperaturen oder mit einem bestimmten Wettkampfgerät (wie einem speziellen Zeitfahrrad) trainiert wird. In der ein- bis zweiwöchigen Vorwettkampfphase verringert der Sportler üblicherweise den Trainingsumfang, wobei er alle 72 bis 96 Stunden eine Art Generalprobe absolviert. Während dieser Phase werden die in der allgemeinen Ausdauerphase erzielten Leistungszuwächse nun mit einer reduzierten Trainingshäufigkeit mit den Schwerpunkten Ausdauer, Kraft und sportspezifische Fähigkeiten konstant gehalten.

Als nächstes folgt die **Wettkampf- oder Rennphase**. Genau hierfür haben Sie trainiert. Dies ist die Zeit, in die Ihre A-Wettkämpfe fallen. Für die meisten Sportler ist es am besten, wenn diese Wettkampfphase recht kurz gehalten wird – nicht länger als eine Woche. Ein paar Sportler – überwiegend Profis, die für Training und Regeneration mehr Spielraum haben – können ihre Wettkampf-Fitness zwei bis drei Wochen lang halten. *Versucht man jedoch, diese Wettkampf-Fitness zu lange aufrecht zu erhalten, führt dies ganz im Gegenteil zu einem allmählichen Verfall der Ausdauer, denn nach einem oder gar mehreren harten Wettkämpfen braucht der Körper zunächst einmal Zeit zur Regeneration.*

Die Wettkampfphase wird gefolgt von der **Übergangsphase**, deren Ziel die körperliche und mentale Erholung ist. Sie kann von ein paar Tagen in der Mitte der Saison bis zu ein paar Wochen am Ende der Wettkampfsaison dauern.

Genauso, wie die Dauer, Häufigkeit und Intensität des Trainings während der gesamten Saison angepasst und verändert werden, müssen auch die Nahrungsquellen und der Zeitpunkt ihrer Aufnahme sowie die aufzunehmende Kalorienmenge ständig auf die Trainingsbelastungen abgestimmt werden. Tabelle 4.10 gibt einen Überblick über die Ziele der verschiedenen Trainingsphasen und den jeweils einzigartigen Nährstoffbedarf. Wenn die Trainingsbelastung* in den Grundlagen- und Aufbauphasen am größten ist, muss auch die aufzunehmende Nahrungs- und Kalorienmenge auf dem höchsten Punkt des Jahres sein. Nimmt man diesen Wert als Standardmenge oder 100 Prozent, so werden während der anderen Phasen weniger Kalorien benötigt, da der Regenerationsbedarf nicht mehr ganz so hoch ist. Wie bereits erwähnt, sollte je nach Anforderungen durch Trainingseinheiten und Wettkämpfe eine Anpassung des Kohlenhydrat- und Fettgehaltes vorgenommen werden. Der Eiweißbedarf bleibt das ganze Jahr über in etwa gleich (vgl. Tabelle 4.8). In Tabelle 4.11 sind wiederum die Anpassungen bei Kalorien und Makronährstoffen dargestellt.

---

*) Die Gesamtbelastung ergibt sich aus der Kombination von Umfang, Intensität und Häufigkeit des Trainings (A.d.Ü.).

Tabelle 4.10: *Gleichzeitige Periodisierung von Training und Ernährung*

Phase	Dauer	Trainings-belastung	Trainings-schwerpunkt	Ernährungs-schwerpunkt
Vorbereitung (Allgemeine Vorbereitung)	2–6 Wochen	Moderat	Allgemein aerob, Alternativtraining, allgemeines Krafttraining	Erhöhter Fettanteil, verringerter Kohlenhydratanteil, Eiweiß gleichbleibend
Grundlagen (Allgemeine Vorbereitung)	8–12 Wochen	Hoch	Erhöhter Umfang, niedrige Intensität, im Allgemeinen aerob, Schwerpunkt auf sportspezifischen Fähigkeiten, spezifisches Krafttraining	Erhöhter Fettanteil, verringerter Kohlenhydratanteil, Eiweiß gleichbleibend
Aufbau (Spezifische Vorbereitung)	6–8 Wochen	Hoch	Reduzierter Umfang, erhöhte Intensität, wettkampfspezifisch, Erhalt von aerober Fitness und Kraft	Verringerter Fettanteil, erhöhter Kohlenhydratanteil, Eiweiß gleichbleibend
Vorwettkampf (Spezifische Vorbereitung)	1–2 Wochen	Moderat	Tapern des Umfangs, Wettkampfsimulation alle 72 bis 96 Stunden, Erhalt von aerober Fitness und Kraft	Verringerter Fettanteil, erhöhter Kohlenhydratanteil, Eiweiß gleichbleibend
Rennen (Wettkampf)	1 Woche	Niedrig	Stark reduzierter Umfang, gleichzeitig Erhalt der Fitness (besonders durch intensive Intervalle), Ruhe, mentale Vorbereitung	Gleichbleibender Fett-, Kohlenhydrat- und Eiweißanteil, gleichzeitig reduzierte Kalorienzufuhr parallel zur Reduzierung des Trainings
Übergang	3 Tage bis 4 Wochen	Sehr niedrig	Mentale und körperliche Erholung, im Allgemeinen aerob	Erhöhter Fettanteil, verringerter Kohlenhydratanteil, Eiweiß gleichbleibend

Tabelle 4.11: *Ungefähre Aufteilung der Kalorien auf die Trainingsphasen*

Trainings-phase	Kalorien (% des maximalen Wertes)	Kohlen-hydratkalorien (%)	Eiweiß-kalorien (%)	Fett-kalorien (%)
Vorbereitung	90	50	20	30
Grundlagen	100	50	20	30
Aufbau	100	60	20	20
Vorwettkampf	90	60	20	20
Rennen	80	60	20	20
Übergang	80	50	20	30

Da wir jetzt einen allgemeinen Überblick über die Nahrungsaufnahme bezogen auf das Training während der Saison haben, schauen wir uns nun einmal an, wie die Speisekarte eines einzelnen Sportlers an einem gegebenen Tag aussehen könnte. Tabelle 4.12 gibt einen Überblick über die Verteilung der Kalorien nach ihrer Quelle und der jeweiligen Erholungsphase.

Tabelle 4.12: *Aufteilung der täglichen Kalorien während der Aufbauphase*

Erholungs-phase	Kohlenhydrat-kalorien	Eiweiß-kalorien	Fett-kalorien	Gesamt-kalorien
Phase I	165	35	0	200
Phase II	240	60	0	300
Phase III	450	90	0	540
Phase IV	225	45	40	310
Phase V	730	370	550	1.650
Gesamtwert für den Tag	1.930	480	590	3.000
% der Gesamt-kalorien	64	16	20	100

Beispiel für ein intensives 90-minütiges Training eines 68 Kilogramm schweren Sportlers, der 15 Stunden pro Woche trainiert.

Tabelle 4.13: *Nahrungsmittelauswahl eines Tages in der Aufbauphase*

Zeit	Tagesablauf	Nahrungsmittel	Gesamtkalorien
Phase I			
5:00–5:30 Uhr	Aufstehen, dehnen, kleine Mahlzeit vor dem Training (10 Minuten vorher)	2 Päckchen Energiegel	200
		360 ml Wasser	0
Phase II			
5:30–7:00 Uhr	Training (Intervalle)	1.500 ml Sportgetränk	300
Phase III			
7:00–7:30 Uhr	Dehnen, Regenerationsgetränk	500 ml selbstgemachtes Regenerationsgetränk	540
Phase IV			
7:30–8:30 Uhr	Duschen, anziehen, frühstücken	170 g Putenbrust	280
		1 Apfel	100
		180 ml Grapefruitsaft	100
		1 Tasse Kaffee	6
Phase V			
8:30–11:30 Uhr	Arbeiten, Zwischenmahlzeit	60 g Trockenobst mit Nüssen	300
11:30–12:30 Uhr	Mittagessen	110 g Kabeljau	111
		1 Tasse Obstsalat	170
12:30–17:30 Uhr	Arbeiten, Zwischenmahlzeit	2 Karotten	62
		1 Banane	100
17:30–21:00 Uhr	Zeit mit der Familie verbringen, Abendbrot, Betthupferl	170 g Lachs	300
		1 Tasse Brokkoli	30
		Kleiner Spinatsalat mit Dressing	200
		1 Tasse Kräutertee	2
		30 g Trockenobst mit Nüssen	150
		100 ml Wein	74
Summe			**3.025**

Beispiel für ein intensives 90-minütiges Training eines 68 Kilogramm schweren Sportlers, der 15 Stunden pro Woche trainiert.

In Tabelle 4.13 finden Sie weitere Einzelheiten über die Nahrungsmittel des Sportlers an demselben Tag.

Wie Sie den Beispielen in diesen Tabellen entnehmen können, liegt der Schwerpunkt unseres Mustersportlers während des ganzen Tages auf für die Regeneration angemessenen Nahrungsmitteln. Vor, während und in den 30 Minuten direkt nach dem Training (Phasen I, II und III) dient seine Nahrungsmittelauswahl dazu, während des Sports verbrauchte Kohlenhydrate zu ersetzen und Eiweiß bereitzustellen, um den Verlust von Muskeln zu verhindern. In den Phasen IV und V konzentriert er sich auf die Aufnahme von Nahrungsmitteln, die den pH-Wert des Blutes basischer werden lassen, um so Knochen und Muskelgewebe zu erhalten und auf Nahrungsmittel wie Nüsse und Fisch, die reich an Omega-3-Fetten sind, um das Entzündungsrisiko zu senken und Eiweiß für die weitere Regeneration der Muskeln bereitzustellen.

Teil 2

Das Einmaleins der Ernährung – Die Grundlagen

Kapitel 5

Nahrung als Treibstoff während des Sports

URSPRÜNGLICHE ERNÄHRUNGSFORMEN

Nach der Einführung in das Konzept der Steinzeiternährung glauben viele Menschen, alle Steinzeitmenschen hätten sich gleich ernährt – aber das stimmt nicht. In den fünf bis sieben Millionen Jahren nach der entwicklungsmäßigen Teilung von Affen und *Hominini* (aufrecht auf zwei Beinen laufenden Primaten, sogenannte Echte Menschen) hat es wahrscheinlich nicht weniger als 20 verschiedene Gattungen der *Hominini* gegeben. Deren jeweilige Ernährung war je nach Breitengrad, Saison, Klima und Verfügbarkeit der Nahrung unterschiedlich. Dennoch hatten sie eines gemeinsam: Sie alle aßen nur minimal weiterverarbeitete Nahrung, bestehend aus Wildpflanzen und Lebensmitteln tierischen Ursprungs. In der Einleitung haben wir Ihnen von all den Nahrungsmitteln berichtet, die jene uns ähnlichen Lebewesen damals noch nicht gegessen haben konnten. In Kapitel 8 werden wir Ihnen zeigen, welche Nahrungsmittel sie wirklich gegessen haben. In der Zwischenzeit ist es wichtig zu wissen und zu verstehen, wie sich die momentane westliche Ernährung von der steinzeitlichen unterscheidet und wie diese Unterschiede die sportliche Leistung beeinflussen können.

Wenn Sie die durchschnittliche amerikanische Ernährung mit der Ernährung von Jägern und Sammlern (auch deren extremste Ernährungsformen) vergleichen, gibt es einige eklatante Unterschiede. Wir haben die Ernährung von über 200 Jäger-und-Sammler-Gesellschaften unter die Lupe genommen und die folgenden sieben Hauptmerkmale identifiziert, in denen die typische westliche Ernährung von der ursprünglichen Ernährung der Jäger und Sammler abweicht:

1. Aufteilung der Makronährstoffe
2. Glykämische Last
3. Aufteilung der Fettsäuren
4. Kalium- und Natriumanteil
5. Säure-Basen-Gleichgewicht
6. Ballaststoffzufuhr
7. Gehalt an Spurenelementen

AUFTEILUNG DER MAKRONÄHRSTOFFE UND GLYKÄMISCHE LAST

Abbildung 5.1 zeigt die unterschiedliche Zusammensetzung an Makronährstoffen (Eiweiß, Fett, Kohlenhydrate) in der Ernährung der Jäger und Samm-

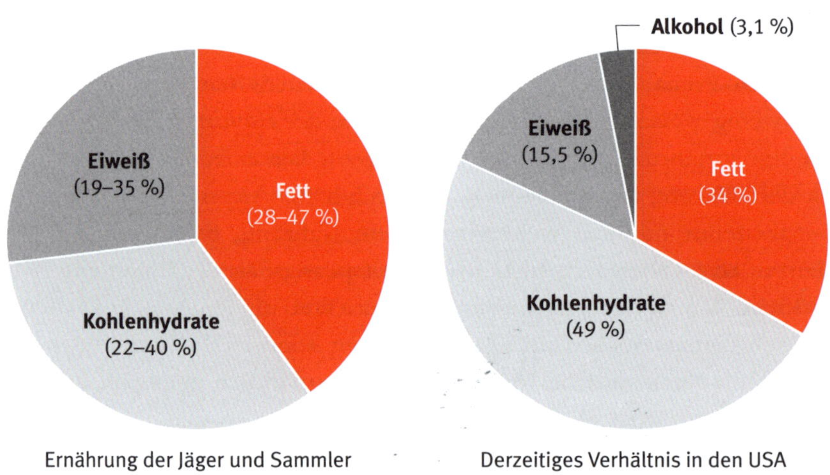

Abbildung 5.1

ler einerseits sowie der durchschnittlichen amerikanischen Bevölkerung andererseits. Bei der Ernährung der Jäger und Sammler können Sie erkennen, dass der Eiweißgehalt im Allgemeinen höher und der Anteil an Kohlenhydraten entsprechend niedriger ist – gleichzeitig enthält deren Ernährung üblicherweise mehr Fett als wir heutzutage zu uns nehmen. Die von den Jägern und Sammlern aufgenommenen Fette bestanden dabei aus gesunden Omega-3- und einfach ungesättigten Fetten, nicht aus den Arterien verstopfenden gesättigten Fetten, mit denen die typisch amerikanische Ernährung belastet ist.

Für einen Sportler ist hierbei der Kohlenhydratanteil von besonderer Bedeutung. Dieser war bei der Ernährung der Jäger und Sammler nicht nur niedriger – auch die Qualität der aufgenommenen Kohlenhydrate unterschied sich stark von dem, was die meisten von uns heutzutage essen.

Glykämischer Index und glykämische Last

Die Qualität jedes kohlenhydratreichen Nahrungsmittels kann anhand seines glykämischen Index festgestellt werden. Der glykämische Index wurde 1981 von Dr. David Jenkins an der Universität von Toronto entwickelt und bezeichnet eine Skala, anhand derer sich ablesen lässt, um wie viel bestimmte Nahrungsmittel im Vergleich mit Glukose (bzw. Traubenzucker) den Blutzuckerspiegel anheben. Manchmal wird anstelle von Glukose auch Weißbrot mit einem glykämischen Index von 100 als Vergleichsnahrungsmittel herangezogen. Ein Manko beim ursprünglichen glykämischen Index war, dass er nur gleiche Mengen an Kohlenhydraten (normalerweise 50 Gramm) verschiedener Nahrungsmittel miteinander verglich, um die Auswirkungen auf den Blutzuckerspiegel zu ermitteln. Dabei wurde nicht berücksichtigt, wie viel oder wenig Kohlenhydrate in einer üblichen *Portionsmenge* enthalten sind. Diese Einschränkung hat zu einigen Verwirrungen geführt. So hat zum Beispiel eine Wassermelone einen glykämischen Index (GI) von 72, ein Schokoriegel aus Vollmilchschokolade hingegen von lediglich 43. Bedeutet das, wir sollten lieber Schokoriegel als Obst essen? Natürlich nicht! Denn ein Schokoriegel ist eine viel konzentriertere Kohlenhydratquelle (Zuckerquelle) als eine Wassermelone. Schon 85 Gramm Schokolade reichen aus, um 50 Gramm Kohlenhydrate aufzunehmen, von der Wassermelone hingegen müssten wir für 50 Gramm Kohlenhydrate etwa 750 Gramm essen. Um diese Einschränkung auszugleichen, wurde von Wissenschaftlern der Harvard University 1997 eine neue Skala vorgestellt: die glykämische Last. Sie wird errechnet aus dem glykämischen Index multipliziert mit dem Kohlenhydratgehalt einer üblichen Portionsmenge. Dank der glykämischen Last gibt es nun eine Möglichkeit, Nahrungsmittel entsprechend allen Faktoren miteinander zu vergleichen. Fast alle weiterverarbeiteten Lebensmittel aus raffiniertem Getreide und

Tabelle 5.1: *Vergleich der glykämischen Last und des glykämischen Index raffinierter und nicht raffinierter Nahrungsmittel (Portionen à 100 Gramm)*

Westliche raffinierte Nahrungsmittel

Nahrungsmittel	Glykämischer Index	Glykämische Last
Puffreis	88	77,3
Geleebohnen	80	74,5
Cornflakes	84	72,7
Pfefferminzbonbons	70	67,9
Reiswaffeln	82	66,9
Kristallzucker (Saccharose)	65	64,9
Müsli aus Weizenschrot	69	57,0
Vollkornkekse	74	56,8
Vollkornmüsli aus Roggen und Weizen	67	54,3
Müsli aus Hafer	74	54,2
Roggenknäckebrot	65	53,4
Vanille-Waffeln	77	49,7
Maischips	73	46,3
Mars-Schokoriegel	68	42,2
Shortbread	64	41,9
Müsliriegel	61	39,3
Angel Cake*	67	38,7
Bagel	72	38,4
Doughnut	76	37,8
Weißbrot	70	34,7
Waffeln	76	34,2
Frühstücksflocken aus 100 % Kleie	42	32,5
Vollkornbrot	69	31,8
Croissant	67	31,2

*) Amerikanischer Biskuit-Gugelhupf (A.d.Ü.)

Industriezucker haben eine ziemlich hohe glykämische Last, wohingegen nahezu alle frischen Obst- und Gemüsesorten sehr niedrige glykämische Lasten aufweisen (siehe Tabelle 5.1). Die englischsprachige Website www.glycemicindex.com verzeichnet von vielen Nahrungsmitteln den glykämischen Index und die glykämische Last.

Unraffinierte traditionelle Nahrungsmittel

Nahrungsmittel	Glykämischer Index	Glykämische Last
Pastinaken	97	19,5
Ofenkartoffel	85	18,4
Hirse, gekocht	71	16,8
Dicke Bohnen, gekocht	79	15,5
Couscous, gekocht	65	15,1
Süßkartoffel, gekocht	54	13,1
Naturreis, gekocht	55	12,6
Banane	53	12,1
Yamswurzel, gekocht	51	11,5
Kichererbsen, gekocht	33	9,0
Ananas	66	8,2
Weintrauben	43	7,7
Kiwi	52	7,4
Karotten	71	7,2
Rüben, gekocht	64	6,3
Kidneybohnen, gekocht	27	6,2
Apfel	39	6,0
Linsen, gekocht	29	5,8
Birne	36	5,4
Wassermelone	72	5,2
Orange	43	5,1
Kirschen	22	3,7
Pfirsich	28	3,1
Erdnüsse	14	2,6

Neben der Wirkung eines Lebensmittels auf den Blutzuckerspiegel ist auch seine Wirkung auf den Insulinhaushalt von Bedeutung – ganz besonders für Diabetiker. Im Allgemeinen befinden sich die Insulinreaktion bzw. der Insulinindex (II) und der glykämische Index der meisten Nahrungsmittel im gleichen Bereich. Das bedeutet, dass Nahrungsmittel mit hohem GI auch fast immer einen hohen Insulinindex haben. Es gibt jedoch Ausnahmen, wie Milch, Milchprodukte und andere sehr eiweißhaltige Lebensmittel. Milch und fermentierte Milch lösen beispielsweise eine hohe Insulinreaktion (90 bzw. 98) aus, verglichen mit ihrem niedrigen glykämischen Index (30 bzw. 15). Ähnlich unterschiedlich sind die Werte bei der Insulin- und Glukosereaktion auf Joghurt. Die Ursache dafür mag der in der Milch enthaltene Milchzucker sein sowie die Tatsache, dass Eiweiß auch in Glukose umgewandelt werden kann. Fleisch, Fisch und Meeresfrüchte enthalten generell keine Kohlenhydrate und verursachen – wegen ihres Eiweißgehalts – nur einen geringen Anstieg des Blutzucker- und Insulinspiegels (siehe Tabelle 5.2).

Tabelle 5.2: *Blutzucker- und Insulinreaktion (Beispiel mit 239 kcal)*

Nahrungsmittel	Blutzucker	Insulin
Weißbrot	100	100
Fermentierte Milch	98	15
Milch	90	30
Eier	42	31
Rindfleisch	21	51
Fisch	28	59

Als glykämische Referenz dient Weißbrot mit einer Blutzucker- und Insulinreaktion von 100.

Da die Kohlenhydrate in der steinzeitlichen Ernährung aus minimal verarbeiteten Wildpflanzen stammten und die Jäger und Sammler kein raffiniertes Getreide oder Industriezucker (mit saisonabhängiger Ausnahme von Honig) aßen, war die glykämische Last ihrer Ernährung verglichen mit modernen Standards sehr niedrig. Allerdings war die Aufnahme von Fett und Eiweiß höher. Wie wirkt sich ein solches Ernährungsmuster auf die menschliche Ausdauerleistung aus?

Energiequellen für Muskeln

Im Ruhezustand bezieht der Körper etwa 60 Prozent der benötigten Energie aus Fetten. Der Rest stammt aus Kohlenhydraten, weil Eiweiß eine vergleichsweise unbedeutende Energiequelle ist. Dabei bilden im Blutkreislauf zirkulierende freie Fettsäuren die größte Fettquelle für den Energiestoffwechsel. Die freien Fettsäuren werden von den Fettzellen an Bauch, Oberschenkeln oder anderen Körperstellen ins Blut abgegeben. Bei einem geringen Grad an sportlicher Anstrengung (25 Prozent der aeroben Kapazität*) stellt Fett 80 Prozent der Energie für die Muskeln bereit, die restlichen 20 Prozent liefern Kohlenhydrate. In diesem Fall stammt zwar das meiste Fett für die Muskelkontraktion – ähnlich wie im Ruhezustand – immer noch aus den freien Fettsäuren im Blut, eine kleine Menge jedoch liefern die in den Muskelzellen gespeicherten Fetttröpfchen, die intramuskulären Triglyceride (IMT). Noch vor etwa 20 Jahren interessierten sich die Wissenschaftler in Sachen Ausdauerleistung kaum für die IMTs; ihr Fokus lag fast ausschließlich auf Glykogen. Glykogen besteht aus Glukosemolekülketten und bildet die Speicherform für Kohlenhydrate in den Muskelzellen.

Mit der Erhöhung der sportlichen Intensität erhöht sich gleichzeitig auch der IMT-Verbrauch durch die Muskeln. Bei ungefähr 65 Prozent der VO_2max lässt die Energiebeteiligung der IMT nach, so dass das Verhältnis von Fett zu Kohlenhydraten etwa 50:50 beträgt. Erhöht sich die Intensität auf 85 Prozent der VO_2max, werden nur noch 25 Prozent der für die Muskelkontraktion benötigten Energie von den intramuskulären Triglyceriden geliefert. Wenn die Belastung schließlich auf 100 Prozent der aeroben Kapazität steigt, wird Glukose aus den Glykogenspeichern der Muskeln vollends zur bevorzugten und notwendigen Energiequelle. Warum ist das so? Warum dient nicht Fett – von dem wir viel größere Reserven haben als von Kohlenhydraten – als Treibstoff für besonders intensive sportliche Betätigung?

Betrachten wir einmal die Energiedichte von Fett: Sie beträgt 9 Kalorien pro Gramm – mehr als doppelt so viel als die 4 Kalorien pro Gramm bei Kohlenhydraten. Es sieht also zumindest oberflächlich so aus, als wäre Fett bei intensivem Sport der ideale Treibstoff, weil es eine derart konzentrierte Energiequelle ist. Allerdings ist da noch die Kehrseite der Medaille: die Effizienz

---

*) Die aerobe Kapazität (VO_2max) bezeichnet das maximale Vermögen zur Aufnahme von Sauerstoff (O_2) einer Person. Üblicherweise wird die aerobe Kapazität als relativer Wert angegeben und beziffert die Sauerstoffaufnahme in Milliliter pro Kilogramm Körpergewicht und Minute (A.d.Ü.).

des Treibstoffs – die Sie beim Auto als Kilometerleistung kennen, gemessen in Liter pro 100 Kilometer. Wenn wir die Effizienz eines Treibstoffs für den Körper nicht von seiner *Energiedichte* her betrachten sondern unter dem Aspekt des *Sauerstoffverbrauchs*, ändert sich das Bild. Die Muskeln verbrauchen erheblich mehr Sauerstoff wenn sie Fett anstelle von Kohlenhydraten verbrennen. Pro verbrauchtem Liter Sauerstoff liefern Kohlenhydrate 5,05 Kalorien, Fett hingegen nur 4,69 – eine Differenz von 7 Prozent. Und dieser siebenprozentige Kalorienvorteil der Kohlenhydrate bedeutet wiederum eine drei Mal schnellere Energieproduktion in den Muskeln. Die Moral von der Geschicht': Für Ausdauersport mit längeren Belastungen bei oder über 85 Prozent der VO_2max sind die Glykogenspeicher in den Muskeln absolut unentbehrlich.

Allerdings gibt es da ein Problem: Die Speicherkapazitäten für Glykogen in den Muskeln sind begrenzt. Immerhin können trainierte Ausdauersportler doppelt so viel Muskelglykogen speichern wie Stubenhocker. Dabei ist es jedoch wichtig zu wissen, dass die Vorräte an Muskelglykogen während des Sports nicht von einem Muskel an einen anderen abgegeben werden können: In den Armen gespeichertes Glykogen wird Ihren Beinen nicht weiterhelfen und umgekehrt. Die in Tabelle 5.3 angegebenen Werte für Muskelglykogen beziehen sich auf die Vorräte im gesamten Körper, sind also je nach Muskelgruppe verschieden.

Da die Speicherkapazität für Muskelglykogen beschränkt ist, kann eine hochintensive Ausdaueraktivität (>85 Prozent der VO_2max) nur so lange andauern, wie genug Glykogen vorhanden ist. Hier gibt es allerdings einen Haken, und als erfahrener Ausdauersportler werden Sie ihn kennen: Sie können zwar glukosehaltige Sportgetränke trinken, um den Glykogenverlust der Muskeln zu verzögern, aber leider reicht das nicht aus. Die höchste Rate, mit der die aufgenommene Glukose während des Sports verstoffwech-

Tabelle 5.3: *Im gesamten Körper gespeicherte Kohlenhydrate einer untrainierten Person*

Quelle	Menge (g)	Entsprechende Kalorien
Blutzucker	5	20
Leberglykogen	100	400
Muskelglykogen	400	1.600

selt werden kann, liegt bei etwa einem Gramm pro Minute – das ist nicht schnell genug, um alles zu ersetzen, was bei harter sportlicher Betätigung abgebaut wird. Je mehr die Muskelglykogenvorräte zur Neige gehen, desto stärker sind Sie gezwungen, langsamer zu machen, weil zum Verbrennen der zunehmend als Ersatz verwendeten Fettvorräte mehr Sauerstoff benötigt wird. Diese geringere Sauerstoffeffizienz von Fett im Vergleich zu Glukose ist also genau der Grund, weshalb Sie die Intensität verringern müssen, sobald die Reserven an Muskelglykogen vollkommen aufgebraucht sind.

Trotzdem gibt es eine Möglichkeit, diesen Engpass zu umgehen: 1.) durch eine höhere Effizienz der Fettverbrennung und 2.) durch größere IMT-Speichermengen. So lässt sich der Verlust von Muskelglykogen zum Teil wettmachen und die gleiche Belastung über eine längere Zeit aufrechterhalten.

Bei Ultra-Ausdauerveranstaltungen und Straßenradrennen gewinnt Fett im Vergleich zu Kohlenhydraten zunehmend an Bedeutung. Bei solch langen Rennen mit mittlerer Intensität leeren wir also nicht nur unsere Kohlenhydratspeicher, sondern können auch aufgenommene Kohlenhydrate (aus Getränken oder Energieriegeln) nicht so schnell umwandeln wie wir sie verbrennen. Ziel ist es demzufolge, sowohl unsere IMT- als auch Glykogendepots vor dem Wettkampf zu erhöhen. Dr. Michael Vogt und seine Kollegen von der Universität Bern haben erst 2003 gezeigt, dass Sportler, deren Ernährung fünf Wochen lang zu 53 Prozent aus Fett bestand, ihre IMT-Speicher verdoppeln konnten, ohne dabei die Glykogenvorräte zu gefährden. Außerdem wurde die Energie für mittel- bis hochintensive Ausdauerleistungen zu einem erheblich höheren Anteil aus Fett bereitgestellt.

Die individuelle Ernährungsstrategie jedes Sportlers ist abhängig von der Dauer und Intensität des Wettkampfs. Sind Ultra-Ausdauerveranstaltungen Ihr Ding, dann sollten Sie einmal eine Ernährung mit erhöhtem Fettanteil in Betracht ziehen – aber denken Sie daran, gesunde Fette zu wählen, nicht die allseits verbreiteten gesättigten Fette und trans-Fette.

Auch wenn kürzere Wettkämpfe mit höherer Intensität mehr Kohlenhydrate und weniger Fett erfordern, ist es trotzdem wichtig, dass Sie versuchen, Ihre IMT- und Muskelglykogenspeicher zu vergrößern.

Versuchen wir uns einmal an einem Fazit: Die Ernährungsmuster unserer Vorfahren wären einfach nicht ausreichend, um tagein, tagaus das verbrauchte Muskelglykogen wieder zu ersetzen. Auch unseren Ahnen war dies nicht möglich, denn bei ihnen gab es einfach nicht das ganze Jahr über Kohlenhydrate mit hoher glykämischer Last, so wie bei uns. Dazu kommt noch, dass Steinzeitmenschen normalerweise keine drei Mahlzeiten am Tag zu sich nehmen konnten. Aktuelle Studien über die Aché-Indianer, ein Jäger- und Sammler-Volk in Paraguay, haben gezeigt, dass die Männer meist nur eine einzige große Mahlzeit am Abend zu sich nehmen. Etwa an zehn Tagen im Monat essen sie auch ein Frühstück, ein Mittagessen gibt es bei ihnen aber so gut wie gar nicht. Die Frauen und Kinder jedoch, die sich nicht so weit vom Lagerplatz entfernen, essen mehrmals am Tag. *Moderne wissenschaftliche Experimente haben belegt, dass die Lebensbedingungen der Aché-Männer (lange Fastenzeiten) die IMTs genauso erhöhen wie eine Ernährung mit hohem Fettanteil.* Somit waren auch unsere steinzeitlichen Vorfahren bei der Ausdauerjagd von Tieren oder langer, kräftezehrender, schwerer Arbeit sehr viel mehr von IMTs abhängig als von Kohlenhydraten. Sie, lieber Leser, können sich hingegen den Luxus erlauben, mit Ihrer Ernährung wann immer Sie möchten leistungssteigernde Kohlenhydrate mit hoher glykämischer Last aufzunehmen. Denken Sie jedoch an unsere Schlagworte, auf die wir immer wieder im Buch zurückkommen: Mäßigung und Qualität. Vermeiden Sie raffiniertes Getreide und Industriezucker, und ersetzen Sie diese wie in Kapitel 4 und 9 beschrieben durch bessere Nahrungsmittel zum richtigen Zeitpunkt.

Gleichgewicht der Makronährstoffe: Eiweiß

Einer der markantesten Unterschiede zwischen der Ernährung unserer Ahnen und der heutigen Ernährung ist der Eiweißgehalt. In der US-amerikanischen Ernährung macht Eiweiß etwa 15 Prozent der gesamten Kalorienzufuhr aus, in der Ernährung von Jägern und Sammlern hingegen zwischen 19 und 35 Prozent. Im Ruhezustand ist Eiweiß verglichen mit Fett und Kohlenhydraten eine eher unbedeutende Energiequelle. Auch bei mittlerer bis intensiver sportlicher Betätigung von bis zu zwei Stunden Dauer trägt Eiweiß nur mit weniger als 5 Prozent zum Energiebedarf bei. In den Endphasen längerer Ausdauerveranstaltungen kann Eiweiß jedoch bis zu 15 Prozent zum gesamten Energiebedarf beitragen.

Die Bausteine aller Eiweiße sind kleinere Verbindungen, die sogenannten **Aminosäuren**. Bevor Eiweiß zur Energiebereitstellung in den Muskeln verwendet werden kann, muss es in die einzelnen Aminosäuren aufgespaltet werden. Eine dieser Aminosäuren, Alanin, wird dann in die Blutbahn abgegeben und wandert so zur Leber, wo es in einem Prozess namens **Glukoneogenese** in Glukose verwandelt wird. Die Umwandlung von Alanin in Glukose läuft allerdings nur mit etwa 4 Gramm pro Stunde ab – das ist nur ein Tropfen auf den heißen Stein, wenn man von bis zu 3 Gramm benötigter Glukose pro *Minute* bei sehr intensivem Sport ausgeht.

Bedeutet das also, dass Sie in Sachen Leistungssteigerung Eiweiß vergessen und sich nur auf Kohlenhydrate und Fett konzentrieren sollten? Ganz klar: Nein. Wie in den Kapiteln 1, 2 und 9 erklärt wird, kann eine erhöhte Eiweißzufuhr einen positiven Einfluss auf die Verzögerung von Ermüdungserscheinungen, die Synthese von Muskeleiweiß während der Regeneration und die Funktion des Immunsystems haben. Vergessen Sie also nicht, dass mageres Fleisch, Fisch und Meeresfrüchte reich an Spurenelementen wie Zink, Eisen und Vitamin B6 sind – den Spurenelementen, von denen Sie sicherlich nicht genug aufnehmen, wenn Ihre Ernährung überwiegend aus Stärke und raffinierten Kohlenhydraten besteht.

FETTSÄURENGLEICHGEWICHT

Wenn Sie das Paläo-Prinzip der gesunden Ernährung im Ausdauersport übernehmen möchten, sollten Sie die schlechten Fette meiden und sich auf die gesundheitsfördernden Fettarten konzentrieren. Wie Sie schon gelesen haben, ist eine erhöhte Fettzufuhr für Ausdauerleistungen gar nicht so schlecht. Indem Sie die richtigen Arten von Fett in Ihre Ernährung aufnehmen, können Sie auch Ihr Immunsystem unterstützen und das Risiko vieler entzündlicher Krankheiten, Herzleiden, bestimmter Autoimmunerkrankungen und einiger Krebsarten verringern.

Chemische Zusammensetzung von Fetten

Wie bei jedem Fachgebiet müssen Sie sich auch hier etwas Zeit für die Terminologie nehmen. Die meisten Sportler beschäftigen sich relativ viel mit ihrer Ernährung und wissen zumindest etwas über die drei Hauptarten von Fetten: gesättigte, einfach ungesättigte und mehrfach ungesättigte. Schauen wir uns diese Fette nun mal etwas genauer an.

Technisch gesehen sind alle Fette Acylglycerine*; jedes besteht aus einem Molekül** des dreiwertigen Alkohols Glycerin verbunden mit einem,

---

*) Früher als Glyceride oder Neutralfette bezeichnet (A.d.Ü.).

**) Ein Molekül ist die aus Atomen aufgebaute kleinste Einheit eines bestimmten Stoffes (A.d.Ü.).

zwei oder drei Acylmolekülen. Eine bekanntere Bezeichnung für ein Acylmolekül ist zum Beispiel ‚Fettsäure'. Ist also eine Fettsäure mit einem Glycerinmolekül verbunden, kann man sie ganz legitim als Fett bezeichnen. Ist die Fettsäure nicht mit Glycerin verbunden, ist sie formal gesehen kein Fett, sondern vielmehr eine freie Fettsäure. Das gilt für gesättigte, einfach ungesättigte und mehrfach ungesättigte Fettsäuren gleichermaßen. Aber auch wenn sie so heißen, sind freie Fettsäuren nicht wirklich frei; um im Blutkreislauf mitfließen zu können, müssen sie mit einem Eiweißmolekül verbunden sein.

Ist eine einzelne Fettsäure mit einem Glycerinmolekül verbunden, wird sie Monoacylglycerin oder Monoglycerid genannt. Zwei mit Glycerin verbundene Fettsäuren bilden ein Diacylglycerin (oder Diglycerid), und drei mit Glycerin verbundene Fettsäuren werden Triacylglycerin beziehungsweise Triglycerid genannt*. Fast alle Fette, die wir essen, und nahezu alle Fette, die wir in unserem Fettgewebe speichern, sind Triglyceride. Die in den Fettzellen gespeicherten Triglyceride können als Energie für die Muskeln genutzt werden, allerdings müssen die Fettsäuren zunächst vom Glycerinmolekül abgespaltet und dann mit einem Eiweißmolekül (Albumin) verbunden werden, um als freie Fettsäuren ins Blut gelangen zu können.

Als nächstes betrachten wir die drei Hauptarten von Fett in der Ernährung, wie sie bezeichnet werden, wie sich ihre Struktur unterscheidet und wie sie unsere Gesundheit und Leistung beeinflussen.

Gesättigte Fettsäuren

Gesättigte Fettsäuren sind die einfachsten der drei Hauptarten von Fettsäuren, weil sie zwischen den Kohlenstoffatomen der Molekülkette keine Doppelbindungen aufweisen. Daher ist jedes Kohlenstoffatom voll mit Wasserstoffatomen ‚gesättigt'. Abbildung 5.2 ist eine schematische Darstellung einer gesättigten Fettsäure, der Laurinsäure, die durch die technische Bezeichnung 12:0 gekennzeichnet ist; das bedeutet, sie enthält 12 Kohlenstoffatome und 0 Doppelbindungen zwischen den Kohlenstoffatomen. Sie besitzt ein Omega- und ein Carboxyl-Ende. Sie werden später noch erfahren,

---

*) Mono- und Diglyceride fallen vor allem bei der Fettverdauung als Abbauprodukte der Nahrungsfette (Triglyceride) an oder werden als Emulgatoren in Backwaren, Schokoladenprodukten, Margarine, Reis, Nudeln etc. verwendet (A.d.Ü.).

warum das Ende wichtig ist, wenn wir über die Unterschiede zwischen Omega-6- und Omega-3-Fettsäuren sprechen.

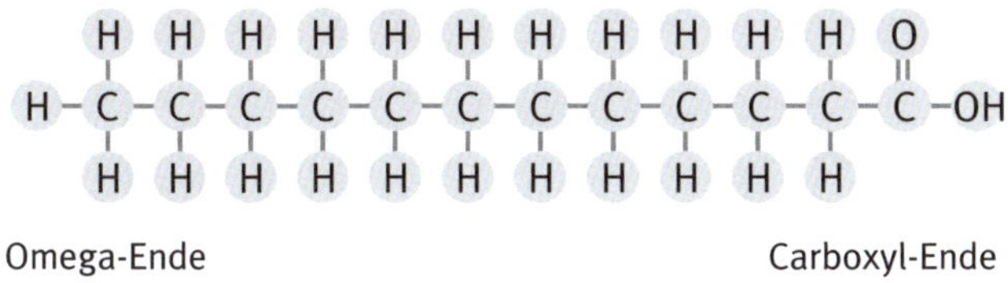

Abbildung 5.2: *Laurinsäure*

Die anderen hauptsächlich in der Ernährung vorkommenden gesättigten Fettsäuren sind 14:0 (Myristinsäure), 16:0 (Palmitinsäure) und 18:0 (Stearinsäure). Laurin-, Myristin- und Palmitinsäure erhöhen die Cholesterinwerte im Blut, Stearinsäure hingegen ist neutral. Laurin- und Myristinsäure sind nur in relativ geringen Mengen in fetthaltigen Nahrungsmitteln vorhanden, Palmitinsäure hingegen ist der wahre Bösewicht, der in Butter, Käse, Schmalz, Speck, Salami und anderen fettigen Fleischsorten vorkommt, für verstopfte Arterien verantwortlich ist und Herzkrankheiten begünstigt. In Kapitel 11 finden Sie einen Überblick darüber, welche Nahrungsmittel einen großen Anteil an gesättigten Fetten enthalten und deshalb vermieden werden sollten.

Einfach ungesättigte Fettsäuren

Verglichen mit den gesättigten Fettsäuren sind einfach ungesättigte Fettsäuren die guten Fettsäuren, denn sie senken die Cholesterinwerte. Sie werden als ‚einfach' ungesättigt bezeichnet, weil sie genau eine Doppelbindung zwischen den Kohlenstoffatomen enthalten. Abbildung 5.3 ist eine Darstellung von Ölsäure, die auch als 18:1ω9 bekannt ist. Das Symbol ω steht für Omega. Die 18 bedeutet hier wieder, dass die Kette eines Moleküls aus 18 Kohlenstoffatomen besteht; die 1 steht für die eine Doppelbindung, die sich – wie ω9 bedeutet – vom Omega-Ende aus gesehen zwischen dem neunten und zehnten Kohlenstoffatom befindet. Einfach ungesättigte Fettsäuren kommen in Nüssen, Avocados, Olivenöl und anderen Ölen vor, die in Kapitel 11 aufgezählt sind. Sie gehören zu den gesunden fetthaltigen Nahrungsmitteln, die Sie in Ihre Ernährung aufnehmen sollten, wenn Sie Ihre Fettzufuhr erhöhen möchten.

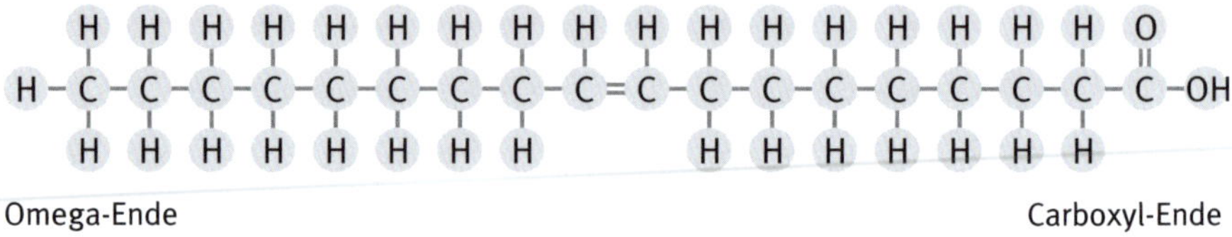

Abbildung 5.3: *Ölsäure*

Mehrfach ungesättigte Fettsäuren (Omega-6-Fettsäuren)

Mehrfach ungesättigte Fettsäuren enthalten zwei oder mehr Doppelbindungen zwischen den Kohlenstoffatomen der Molekülkette. Abbildung 5.4 ist eine Darstellung von Linolsäure oder 18:2ω6. Mittlerweile kennen Sie die Bedeutung der Zahlen höchstwahrscheinlich schon von alleine: Linolsäure besteht aus 18 Kohlenstoffatomen mit 2 Doppelbindungen, wobei sich die letzte Doppelbindung vom Omega-Ende aus gesehen zwischen dem sechsten und siebten Kohlenstoffatom der Molekülkette befindet.

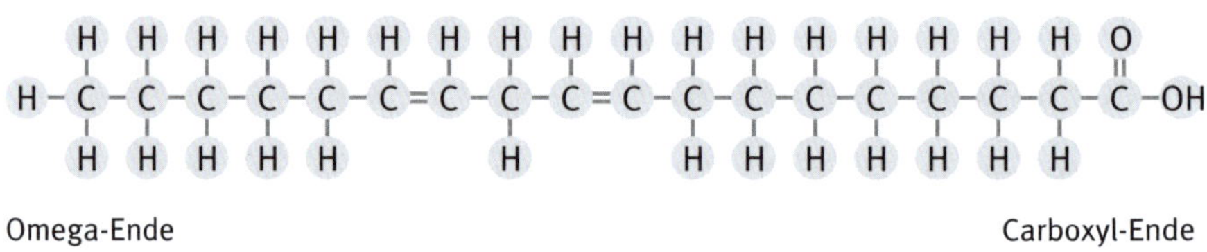

Abbildung 5.4: *Linolsäure*

Linolsäure gehört zur Omega-6-Familie der mehrfach ungesättigten Fettsäuren und ist in hoher Konzentration in Maiskeimöl, Distelöl, anderen Salatölen und mit pflanzlichen Ölen hergestellten weiterverarbeiteten Nahrungsmitteln enthalten. Eine übermäßige Zufuhr von mehrfach ungesättigten Omega-6-Fetten kann die Entstehung von Herzerkrankungen, Entzündungen und bestimmten Krebsarten begünstigen; die typisch amerikanische Ernährung enthält viel zu viel von diesen Fetten. In Kapitel 11 zeigen wir Ihnen, wie Sie in Ihrem Speiseplan ein ausgewogenes Verhältnis dieser Fette erreichen können.

Mehrfach ungesättigte Fettsäuren (Omega-3-Fettsäuren)

Fast jeder, der sich für Ernährung und Gesundheit interessiert, hat schon einmal von den Omega-3-Fettsäuren gehört – allerdings wissen die meisten Menschen nicht genau, worum es sich dabei handelt. Bei Ihnen wird sich das in wenigen Sekunden ändern, da wir Sie gleich tiefer in die Geheimnisse der Fettchemie einweihen werden. Die einfachste mehrfach ungesättigte Omega-3-Fettsäure ist Alpha-Linolensäure (ALA) mit der Abkürzung 18:3ω3. Wenn Sie die letzten Abschnitte aufmerksam gelesen haben, wissen Sie, dass die ALA-Molekülkette aus 18 Kohlenstoffatomen mit 3 Doppelbindungen besteht, von denen die letzte vom Omega-Ende aus gesehen zwischen dem dritten und vierten Kohlenstoffatom liegt, siehe auch Abbildung 5.5. Diese Darstellungen sind sehr hilfreich, wenn es um die Struktur und die Namen der verschiedenen Fette geht, aber sie verraten einem nicht alles. Die Bindungen zwischen den Kohlenstoffatomen in der Molekülkette sind nicht gerade (180 Grad), sondern bilden einen Winkel von 109 Grad. Ihre tatsächliche Struktur sieht also anders aus als hier abgebildet.

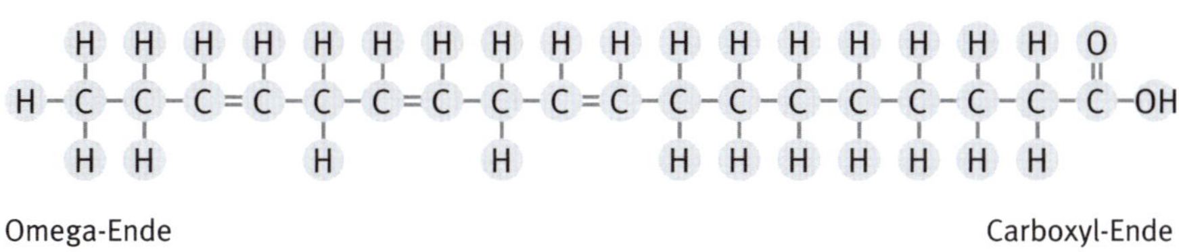

Abbildung 5.5: *Apha-Linolensäure*

ALA ist die einfachste der Omega-3-Fettsäuren und kommt in hoher Konzentration in Lein- und Rapsöl vor. In der Leber wird ein Teil der ALA in längerkettige Omega-3-Fettsäuren wie beispielsweise Eicosapentaensäure (EPA, 20:5ω3) und Docosahexaensäure (DHA, 22:6ω3) umgewandelt, denn die positiven biologischen Wirkungen der Omega-3-Fettsäuren beruhen größtenteils auf den langkettigen Stoffwechselprodukten von ALA, also EPA und DHA. Dieser Prozess ist jedoch sehr ineffizient, da nur etwa vier Prozent der ALA in DHA umgewandelt werden. *Besser ist es daher, wenn Sie Omega-3 aus Fisch und Meeresfrüchten aufnehmen, denn diese Quellen sind bereits reich an EPA und DHA.*

Über die Wirkung von Omega-3-Fettsäuren auf sportliche Leistungen ist noch sehr wenig erforscht, allerdings gibt es buchstäblich Tausende wissenschaftliche Versuche, denen zufolge diese Fettsäuren gut für die Gesundheit sind. Omega-3-Fettsäuren haben eine starke entzündungshemmende Wirkung, vergleichbar mit oder sogar besser als Aspirin. Bei einer Studie von Dr. Tim Mickleborough an der Indiana University mit zehn Elite-Ausdauersportlern erwies sich eine Nahrungsergänzung mit Fischöl höchst effektiv darin, durch sportliche Aktivität verursachte Atemwegsverengungen zu reduzieren. Das ist nicht nur für Elitesportler interessant: Belastungsinduziertes Asthma ist ein reelles Problem, unter dem bis zu zehn Prozent der breiten Bevölkerung leiden. Falls Sie dazugehören, ist eine erhöhte Zufuhr von Omega-3-Fettsäuren nicht nur sinnvoll, sondern kann auch eine notwendige Arznei sein. Selbst wenn Sie nicht unter den Symptomen von belastungsinduziertem Asthma leiden, wird Ihre Gesundheit langfristig davon profitieren, wenn Sie mehr von diesen äußerst therapeutischen Fettsäuren in Ihre Ernährung einbeziehen.

trans-Fettsäuren

Den trans-Fettsäuren wurde in der letzten Zeit erhöhte Aufmerksamkeit gewidmet, also wissen Sie vielleicht bereits, dass sie den Cholesterinspiegel erhöhen und – ebenso wie gesättigte Fettsäuren – das Risiko von Herzkrankheiten verstärken können. trans-Fettsäuren entstehen am häufigsten dann, wenn pflanzliche Öle durch einen Prozess namens Hydrierung in Margarine oder Brat- und Backfette verhärtet werden. Gehärtete oder teilweise gehärtete Pflanzenfette enthalten somit trans-Fettsäuren. Erst kürzlich haben europäische Wissenschaftler bei einer großen klinischen Versuchsreihe mit dem Titel TransLinE Study gezeigt, dass trans-Fettsäuren bei der Desodorierung* von pflanzlichen Ölen entstehen. Bei einer vorsichtigen

---

*) Zum Verdecken oder gezielten Entfernen unerwünschter Geruchs- und Geschmacksstoffe (A.d.Ü.).

Desodorierung wird hingegen die Entstehung von trans-Fettsäuren verhindert. Wenn Sie also ein Pflanzenöl kaufen, schauen Sie auf dem Etikett nach, ob das Produkt frei von trans-Fettsäuren ist.

trans-Fettsäuren sind Isomere* üblicherweise vorkommender Fettsäuren – das bedeutet, sie haben dieselbe Molekülmasse wie normale Fettsäuren, aber eine etwas andere Struktur. Über Ölsäure, ein einfach ungesättigtes Fett mit der Bezeichnung 18:1ω9 oder noch genauer 18:1ω9 *cis*, haben wir bereits gesprochen. Das ‚cis' bedeutet, dass sich die beiden Wasserstoffatome an einer Doppelbindung auf der gleichen Seite befinden. Abbildung 5.6 zeigt eine trans-Fettsäure mit der Bezeichnung 18:1ω9 *trans*. Dies ist eine trans-Fettsäure, weil sich die beiden Wasserstoffatome an einer Doppelbindung gegenüberstehen. Diese spezielle trans-Fettsäure wird auch als Elaidinsäure bezeichnet und ist der für die cholesterin-erhöhende Wirkung von trans-Fettsäuren in Margarine und Brat- und Backfett verantwortliche Bösewicht. Bei der Desodorierung von pflanzlichen Ölen entstehen aus 18:3ω3 (ALA) also trans-Isomere, die sich auch auf Ihre Blutfettwerte negativ auswirken. Tun Sie sich selbst einen Gefallen, indem Sie diese fiesen Fette aus Ihrer Ernährung verbannen!

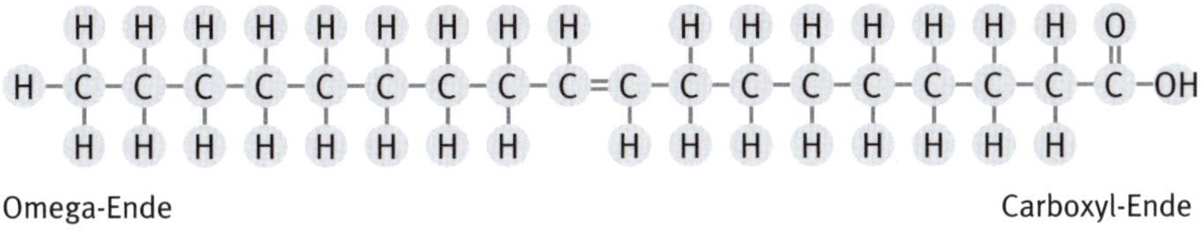

Abbildung 5.6: *Elaidinsäure*

KALIUM-NATRIUM-GLEICHGEWICHT

Mit der typisch amerikanischen Ernährung nehmen wir fast 10 Gramm Salz pro Tag zu uns. Weil Salz aus Natrium und Chlorid besteht, bedeutet das

*) Isomere sind chemische Verbindungen, die die gleiche Summenformel besitzen, sich aber in der Verknüpfung und der räumlichen Anordnung der einzelnen Atome unterscheiden. Dies führt teilweise auch zu abweichenden chemischen, physikalischen und biologischen Eigenschaften. (Quelle: Wikipedia.de)

eine tägliche Aufnahme von 3,5 Gramm Natrium und 6,5 Gramm Chlorid. Die meisten Menschen wissen, dass das im Salz vorhandene Natrium nicht gut für die Gesundheit ist, besonders wenn wir zu viel davon zu uns nehmen. Nur wenige Menschen wissen jedoch, dass auch der Chlorid-Anteil problematisch ist (mehr dazu später). Sehen wir uns einmal das Verhältnis von Kalium zu Natrium in der typisch amerikanischen Ernährung an: Da unsere tägliche Kaliumzufuhr nur armselige 2,6 Gramm beträgt, ist das Verhältnis 0,74 (2,6 ÷ 3,5 = 0,74). Einer der Gründe dafür, warum wir so wenig Kalium mit der Nahrung aufnehmen ist, dass wir einfach zu wenig Obst und Gemüse essen, das den höchsten Gehalt an diesem Mineralstoff hat. 91 Prozent der amerikanischen Bevölkerung kommen der Empfehlung der USDA von zwei bis vier Portionen Obst und drei bis fünf Portionen Gemüse pro Tag* nicht nach. In direktem Gegensatz dazu steht das Verhältnis von 12,5 einer Ernährung nach dem modernen Paläo-Prinzip wie in Kapitel 9 beschrieben, die 9 Gramm Kalium und 0,7 Gramm Natrium enthält. Aus Hunderten Computersimulationen von Speiseplänen nach dem modernen Paläo-Prinzip haben wir herausgefunden, dass das Verhältnis von Kalium zu Natrium immer größer ist als 5, wohingegen das Verhältnis bei der typisch amerikanischen Ernährung immer kleiner als 1 ist.

Diese totale Umkehrung des steinzeitlichen Verhältnisses von Kalium und Natrium kann eine Vielzahl gesundheitlicher Probleme hervorrufen, die unsere Wettkampfleistung mindern. Ähnlich der Auswirkungen von zu wenig Omega-3-Fettsäuren in der Ernährung verstärkt auch übermäßig viel Natrium die Symptome von belastungsinduziertem Asthma. Versuche mit Menschen ebenso wie mit Tieren haben ergeben, dass eine salzärmere Ernährung für Personen, die an belastungsinduziertem Asthma leiden, eine therapeutische Wirkung zeigt. Damit werden Sie belastungsinduziertes Asthma zwar nicht heilen können, die Symptome jedoch enorm verbessern. Ebenso kann es bei Bluthochdruck oder Osteoporose nützlich sein, weniger Salz und dafür mehr Obst und Gemüse in die Ernährung aufzunehmen. Sportlern, die für lange Distanzen bei hohen Temperaturen trainieren oder an solchen Wettkämpfen teilnehmen, empfehlen wir, Salz nicht komplett vom Speiseplan zu streichen, sondern es mäßig aufzunehmen und sich an die in den Kapiteln 2, 3 und 4 dargelegten Richtlinien zu halten.

---

*) Insgesamt sieht die Ernährungspyramide der USDA täglich 15 bis 26 ‚Portionen' pro Person vor – die somit deutlich kleiner als eine tatsächliche Portionsgröße sind (A.d.Ü.).

SÄURE-BASEN-GLEICHGEWICHT

Die meisten Sportler – und auch viele Ernährungsexperten – wissen nichts über das Konzept des Säure-Basen-Gleichgewichts und wie es Gesundheit, Wohlbefinden und sportliche Leistung beeinflussen kann. Nach dem Verdauen werden alle Nahrungsmittel der Niere als entweder sauer oder basisch (siehe Tabelle 4.4 auf Seite 76) gemeldet. Entsteht durch die Ernährung eine sogenannte metabolische Azidose*, muss die Niere diese Säurelast mit gespeicherten Basen abpuffern. Diese gespeicherten Basen stammen beispielsweise aus dem Kalziumsalz in den Knochen. Alternativ kann auch mehr Säure über den Urin ausgeschieden werden; dazu braucht der Körper jedoch Ammoniak – was in der Leber aus der Aminosäure Glutamin gebildet wird. Aus Mangel an anderen Glutaminquellen sieht sich der Körper oft gezwungen, sein Muskeleiweiß anzugreifen und in die einzelnen Aminosäuren aufzuspalten! Langfristig gesehen können beide Lösungen – die Abpufferung mit Kalzium aus den Knochen beziehungsweise die Ausscheidung der Säure mit Hilfe von Ammoniak aus Muskel-Glutamin – Ihre Leistung beeinträchtigen. Ein beschleunigter Verlust von Knochensubstanz erhöht die Wahrscheinlichkeit von Haarrissen in den Knochen – mit Sicherheit kein Ereignis, das gut in den Trainingsplan passt.

Ein beschleunigter Glutaminverlust aufgrund einer eher säurebildenden Ernährung kann die sportliche Leistungsfähigkeit durch eine Reihe von Mechanismen negativ beeinflussen. Eine ergänzende Glutaminzufuhr hat allerdings bei schwerkranken Patienten und bei einigen Tierversuchen zu einer vermehrten Produktion von Wachstumshormon und einer Schonung der Muskelmasse beigetragen. Ebenso wie Alanin – siehe Seite 112 – kann auch Glutamin von der Leber in Glukose umgewandelt werden und so als eine zusätzliche Kohlenhydratquelle während längerer sportlicher Betätigung dienen. Ein niedriger Glutaminspiegel im Blut von Ausdauersportlern ist letztlich auch ein Anzeichen für Übertraining und erhöht das Risiko von Infektionen und Erkrankungen der oberen Atemwege. Da die meisten Sportler sich ähnlich wie in Abbildung 5.7 dargestellt und somit säurebildend ernähren, sind sehr wahrscheinlich ihre Glutaminvorräte gefährdet. Eine Ernährung nach dem Paläo-Prinzip für Ausdauersportler enthält dagegen reichlich Glutamin aus magerem Fleisch, Fisch und Meeresfrüchten.

---

*) Eine stoffwechselbedingte Übersäuerung des Blutes (A.d.Ü.).

Abbildung 5.7: *Säure-Basen-Gehalt der typisch amerikanischen Ernährung*

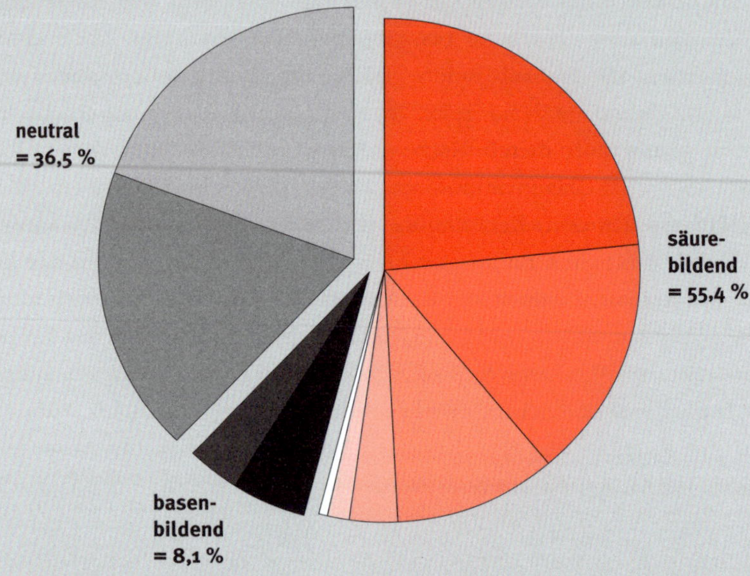

Säurebildende Nahrungsmittel

- Frühstücksflocken (Getreide) = 23,9 Prozent der Energie
- Fleisch, Fisch = 15,7 Prozent der Energie
- Milchprodukte = 10,6 Prozent der Energie
- Nüsse, Hülsenfrüchte = 3,1 Prozent der Energie
- Eier = 1,4 Prozent der Energie
- Salz = 9,6 Gramm/Tag = 0,7 Prozent der Energie

Basenbildende Nahrungsmittel

- Gemüse = 4,8 Prozent der Energie
- Obst = 3,3 Prozent der Energie

Neutral (verdrängen basische Nahrungsmittel)

- Industriezucker = 18,6 Prozent der Energie
- Raffinierte Öle = 17,9 Prozent der Energie

Wertangabe in Prozent der gesamten täglichen Energiezufuhr.

BALLASTSTOFFZUFUHR

Der durchschnittliche Bewohner der USA nimmt nicht genug Ballaststoffe zu sich. Die derzeitige Zufuhr (15 Gramm pro Tag) liegt weit unter der empfohlenen Zufuhr von etwa 25 bis 35 Gramm pro Tag. Sobald Sie sich nach dem Paläo-Prinzip der gesunden Ernährung für Ausdauersportler richten, brauchen Sie nicht mehr über Ballaststoffe nachdenken, da Sie fast alle Ballaststoffe automatisch durch frisches Obst und Gemüse aufnehmen werden.

Eine weit verbreitete Auffassung ist, dass Vollkornprodukte eine fantastische Ballaststoffquelle seien. Glauben Sie das wirklich? Abbildung 5.8 zeigt den durchschnittlichen Ballaststoffgehalt pro 1.000 Kalorien von drei Sorten raffinierten Frühstücksflocken, acht Vollkornflocken, 20 verschiedenen Obstsorten und 20 nicht-stärkehaltigen Gemüsesorten. Was ihren Gehalt an löslichen Ballaststoffen betrifft, sind Vollkornprodukte im Vergleich zu Obst und Gemüse wahre Leichtgewichte.

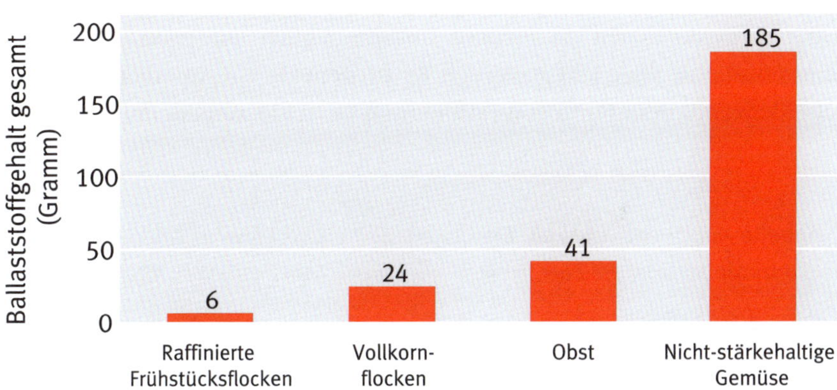

Abbildung 5.8

Ballaststoffe haben wenig Einfluss auf die sportliche Leistungsfähigkeit an sich, helfen aber dabei, die Darmtätigkeit zu regulieren, Verstopfung vorzubeugen und Verdauungsprobleme während des Sports zu vermeiden, die zwar auch die Leistung beeinflussen können, in erster Linie jedoch einfach nur unangenehm sind. Eine erhöhte Zufuhr von Ballaststoffen kann außerdem die Blutchemie etwas verbessern und auf lange Sicht Krampfadern,

Hämorrhoiden, Hiatushernien und andere Erkrankungen des Magen-Darm-Traktes verhindern.

GEHALT AN SPURENELEMENTEN

In Kapitel 1 haben wir beschrieben, wie wenig Nährstoffe die Ernährungspyramide der USDA im Vergleich zum Paläo-Prinzip der gesunden Ernährung im Ausdauersport enthält, besonders im Hinblick auf Vitamine und Mineralstoffe. Die meisten Menschen in den USA könnten sich glücklich schätzen, wenn sie sich so ‚gut' ernähren würden, wie es die USDA-Pyramide vorsieht. Tatsächlich aber ernähren wir uns noch schlechter. Tabelle 5.4 zeigt, dass mehr als die Hälfte der US-Bevölkerung nicht genügend Vitamin B6, Vitamin A, Magnesium, Kalzium und Zink zu sich nimmt. Das Problem liegt nicht nur in einem Verzicht auf Obst und Gemüse, sondern auch im Verzehr von unglaublich vielen leeren Kalorien in Form von raffiniertem Zucker und Getreide. Industriezucker macht 18 Prozent unserer täglichen Kaloriendosis aus, enthält jedoch keinerlei Vitamine und Mineralstoffe! Getreide macht 24 Prozent unserer täglich aufgenommenen Nahrungsmittel aus, aber leider werden 85 Prozent der in Amerika verzehrten Getreideprodukte in Form von raffiniertem Getreide aufgenommen. Die Ab-

Tabelle 5.4: *Prozentuales Erreichen der empfohlenen Tagesdosis bestimmter Nährstoffe von Personen ab zwei Jahren in den USA*

Nährstoff	Prozentzahl
Vitamin B12	82,8
Eiweiß	79,5
Vitamin B3	74,1
Vitamin B2	70,0
Vitamin B1	69,8
Folsäure	66,8
Vitamin C	62,0

Nährstoff	Prozentzahl
Eisen	60,9
Vitamin B6	46,4
Vitamin A	43,8
Magnesium	38,4
Kalzium	34,9
Zink	26,7

Gemäß der empfohlenen Tagesdosis von 1989 sind dies die 13 Nährstoffe, an denen es in der amerikanischen Ernährung am meisten mangelt (1994–1996).

bildungen 5.9 und 5.10 zeigen, wie durch die Raffination von Vollkornweizen die meisten Vitamine und Mineralstoffe verloren gehen.

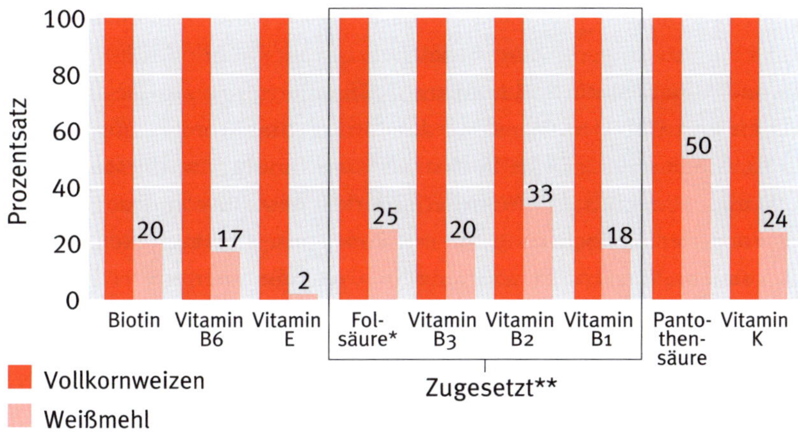

*) Anreicherung erst seit 1998

**) Eine Anreicherung von Mehl mit Vitaminen ist nach derzeitiger Gesetzeslage in Deutschland und Österreich nicht zulässig (A.d.Ü.).

Abbildung 5.9: *Veränderung des Vitamingehalts von Vollkornweizen (100 %) durch Raffination zu Weißmehl*

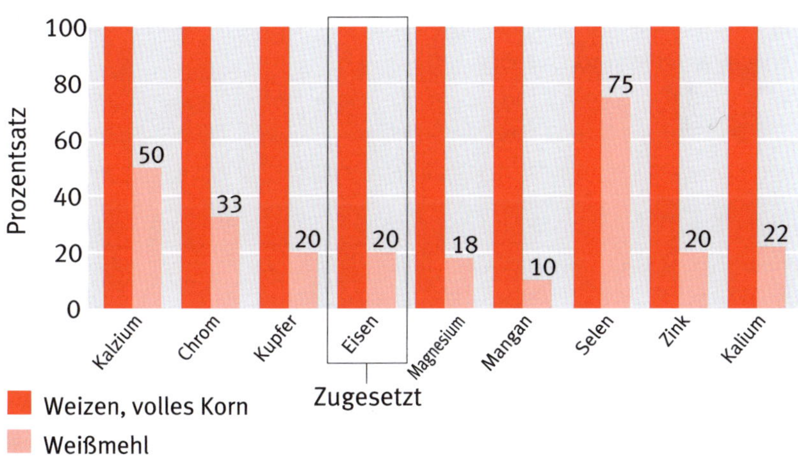

Abbildung 5.10: *Veränderung des Mineralstoffgehalts von Vollkornweizen (100 %) durch Raffination zu Weißmehl*

Diese Zahlen geben einen guten Eindruck davon, was für ein nährstoffloses Zeug Weißmehl eigentlich ist. Sogar die Regierungsbehörden wissen, dass Weißmehl nicht gerade gut ist. Deshalb hat man kurz nach dem Zweiten Weltkrieg in den USA per Gesetz beschlossen, Weißmehl mit den Vitaminen B1, B2, B3 und Eisen anzureichern. Es ist schier unfassbar, wie man dieses Zeug als ‚angereichert' bezeichnen kann, wenn mindestens 18 Vitamine und Mineralstoffe während des Raffinationsprozesses fast vollständig entzogen und nur vier davon wieder hinzugefügt werden. Stopp, es sind doch fünf: Seit 1998 gibt es in den USA ein Gesetz, das die Anreicherung von Weißmehl auch mit Folsäure erfordert. Innerhalb von drei Jahren nach Einführung der Anreicherung mit Folsäure sank die Häufigkeit von Spina bifida (eine angeborene Fehlbildung) bei Neugeborenen um 19 Prozent.

Man könnte also annehmen, dass es für die Aufnahme von Kalzium, Eisen, Magnesium und Zink besser wäre, der Mensch würde Vollkornprodukte essen. Falsch! Volles Korn enthält eine Vielzahl an Substanzen, sogenannte **Antinährstoffe**, die die Aufnahme anderer Nährstoffe beeinträchtigen und die Gesundheit auf verschiedene Art und Weise negativ beeinflussen können. Phytinsäure, auch Phytat genannt, ist ein in allen Getreiden und Hülsenfrüchten vorkommender Antinährstoff, der Kalzium, Eisen, Magnesium und Zink bindet und deren Aufnahme verhindert. Es ist also egal, ob es sich um Vollkorn- oder raffiniertes Getreide handelt – in Sachen Vitamine und Mineralstoffe sind beide minderwertige Nahrungsmittel. Tun Sie sich selbst einen Gefallen, und beziehen Sie den Großteil Ihrer Kohlenhydrate aus frischem Obst und Gemüse.

Kapitel 6

Über die Nahrung hinaus

Die Wissenschaft ist bei weitem noch nicht in der Lage, die nährstoffreichen Nahrungsmittel aus Mutter Natur zu ersetzen. Die Nahrungsmittel, die wir als *Hominini* in den letzten 2,6 Millionen Jahren zu uns genommen haben – Obst, Gemüse und Fleisch – sind immer noch die besten Quellen, um unseren Bedarf für eine gute Gesundheit und sportliche Leistungen zu decken. Die Labore sind noch weit entfernt davon, etwas zu entwickeln, das auch nur annähernd so reich an Nährstoffen ist wie beispielsweise Spinat.

Für ernsthafte Sportler gibt es jedoch eine Handvoll Produkte, die eine Ernährung nach dem Paläo-Prinzip wirksam ergänzen und so die Leistung verbessern können. In der Sportwissenschaft werden einige dieser Ergänzungsmittel als ergogen bezeichnet; diese Bezeichnung setzt sich zusammen aus den griechischen Wörtern *ergon* (Arbeit) und *gennan* (erzeugen). Solche Produkte sollen die Leistung direkt steigern, indem sie Ausdauer, Kraft, Reaktionszeit oder andere messbare Bestandteile der sportlichen Leistung verbessern. Andere Ergänzungsmittel sind vielleicht nicht ergogen, sollen aber die Regeneration fördern. Je schneller wir regenerieren, desto früher können wir eine weitere harte Trainingseinheit einlegen – und das führt natürlich zu größerer Fitness.

Die wirksamsten ergogenen Hilfsmittel sind gleichzeitig derart weit verbreitet, dass wir sie gar nicht als Ergänzungsmittel empfinden: Sportgetränke und Energiegels. Bei Veranstaltungen von mehr als 90 Minuten Dauer ist die Aufnahme von Energie in Form irgendeines Ergänzungsmittels notwendig, wenn Sie Ihr volles Leistungspotenzial ausschöpfen möchten. Die Aufnahme von Sportgetränken und Energiegels direkt vor, während und nach dem Training oder Wettkampf ist also vollkommen in Ordnung – aber nur zu diesen Zeitpunkten.

In diesem Kapitel besprechen wir Nahrungsergänzungsmittel, die wir neben Sportgetränken und Energiegels empfehlen – allerdings gibt es auch sehr viele, die wir Ihnen nicht empfehlen. Während der vergangenen 25 Jahre, die wir mit vielen ambitionierten Ausdauersportlern verbracht haben, haben wir Jahr für Jahr unglaubliche Behauptungen über Pillen, Pulver oder Zaubertränke gehört, die einen ‚garantiert' stärker, schneller oder ausdauernder machen sollten. Diese Produkte kommen und gehen, und von den Hunderten, die wir in diesem Zeitraum gesehen haben, erbrachte nur ein sehr kleiner Teil überhaupt eine Wirkung – und bei keinem von ihnen war der ganze Rummel gerechtfertigt.

Mit einigen wenigen Ausnahmen sollten auch die wirksamsten dieser Nahrungsergänzungsmittel nur als Sahnehäubchen auf dem Ernährungsplan betrachtet werden, und zwar als ein sehr kleines Sahnehäubchen. Verglichen mit der Wirkung von Training, Schlaf und einer nährstoffreichen Ernährung lassen sich mit den meisten der in diesem Kapitel beschriebenen Produkte nur winzige Leistungszuwächse erzielen.

Wenn Sie darüber nachdenken, neben dem Training noch ein paar Nahrungszusätze einzunehmen, sollten Sie dabei folgendes bedenken: In wissenschaftlichen Untersuchungen haben die meisten Hilfsmittel bei den Testpersonen eine sehr unterschiedliche Wirkung. Leider waren bei vielen – vielleicht sogar den meisten – dieser Studien die Testpersonen keine Sportler, sondern ‚normale' Menschen mit sitzenden Tätigkeiten. Außerdem sind die meisten dieser Menschen College-Studenten, weshalb man also kaum etwas über die Auswirkungen auf ältere Sportler weiß. Möglicherweise sind die Produkte bei gut trainierten Sportlern sogar weniger wirksam, denn je größer die Fitness, desto geringer ist der Spielraum für eine Leistungsverbesserung. Klingt ein Ergänzungsmittel einfach zu gut, um wahr zu sein, ist es das vermutlich auch. Beachten Sie es also besser gar nicht erst. Manche dieser Ergänzungsmittel werden auch nur auf der Grundlage eines theoretischen Nutzens vermarktet und ins Rampenlicht gestellt. Andere wiederum beruhen bloß auf ein paar Untersuchungen an Tieren und entbehren jeder Grundlage, ihren Gebrauch für den Menschen zu empfehlen.

Viele Sportler glauben, dass ein in der Drogerie oder dem Reformhaus verkauftes Nahrungsergänzungsmittel sowohl sicher als auch legal sei –

aber diese falsche Annahme hat schon einige Sportler die Teilnahmeberechtigung an Wettkämpfen gekostet, weil sich die Produkte als unerlaubt herausstellten. Andere haben Produkte genutzt, die nicht auf der Liste der verbotenen Substanzen standen, nur um dann herauszufinden, dass doch verbotene Inhaltsstoffe enthalten, aber nicht auf dem Etikett angegeben waren. In Sachen Nahrungsergänzungsmittel ist also besondere Vorsicht geboten.

Jeder Athlet nimmt ein Nahrungsergänzungsmittel in der Hoffnung auf eine Leistungssteigerung zu sich, und die meisten (wenn auch nicht alle) machen sich zumindest Gedanken über ihre Gesundheit. Es ist jedoch wichtig, sich darüber im Klaren zu sein, dass nicht nur das Produkt selbst zu Komplikationen führen, sondern dass es auch zwischen prinzipiell unbedenklichen Ergänzungsmitteln und Medikamenten zu schädlichen Wechselwirkungen kommen kann. Erkundigen Sie sich im Zweifelsfall bei Ihrem Arzt.

ERGÄNZUNGSMITTEL, DIE SIE VERMEIDEN SOLLTEN

Zunächst gehen wir auf verbotene Substanzen ein und solche, die zwar legal sind, aber wirkungslos. Wir empfehlen Ihnen, diese Ergänzungsmittel komplett zu meiden. Ihr angeblicher Nutzen für die Leistungsfähigkeit kann in eine oder mehrere der folgenden Kategorien eingeteilt werden:

- Mögliche Energiequelle, die die Treibstoffvorräte des Körpers erhöht
- Anabole Steigerung zur Förderung des Muskelwachstums oder zur Erhöhung des Muskel-Körperfett-Verhältnisses (Fettabbau)
- Zelluläre Bestandteile, durch die Zellen wirksamer arbeiten können
- Regenerationshilfe, die die körperliche Erholung nach dem Sport fördern soll

Die in Tabelle 6.1 angegebenen Zusatzstoffe sind von den meisten Sportagenturen und dem Internationalen Olympischen Komitee wegen ihrer gesundheitsschädlichen Auswirkungen und moralischer Bedenken verboten. Tabelle 6.2 dagegen zeigt einen Auszug von Produkten, die üblicherweise im Ausdauersport beworben werden, im Allgemeinen aber wirkungslos sind. Einige von ihnen können eventuell für Sportler mit speziellen Defiziten, beispielsweise Eisenmangelanämie, vorteilhaft sein; Eisenpräparate sollten allerdings nur unter ärztlicher Aufsicht eingenommen werden, weil sie toxisch wirken können. Nehmen Sie ergänzende Präparate nie einfach so aus einer Laune heraus ein. Ohne einen tatsächlichen Mangel solche Produkte einzunehmen, ist nicht nur wirkungslos, sondern kann auch schädlich für Ihre Gesundheit sein.

Tabelle 6.1: *Verbotene Ergänzungsmittel*

Für Ausdauersportler beworbenes Produkt	Angeblicher Nutzen
Anabole Steroide	Anabole Steigerung, Regenerationshilfe
Clenbuterol	Anabole Steigerung, erhöhte Fettverbrennung
Dehydroepiandrosteron (DHEA)	Anabole Steigerung
Ephedrin	Anabole Steigerung, erhöhte Fettverbrennung
Erythropoietin (EPO)	Verstärkte Produktion roter Blutkörperchen
Testosteron	Anabole Steigerung
Wachstumshormon	Anabole Steigerung

Diese Substanzen sind vom Internationalen Olympischen Komitee (IOC) verboten und werden durch die Welt-Anti-Doping-Agentur (WADA) kontrolliert.

Tabelle 6.2: *Erlaubte, aber im Allgemeinen wirkungslose Ergänzungsmittel*

Für Ausdauersportler beworbenes Produkt	Angeblicher Nutzen
Bienenpollen	Mögliche Energiequelle
Carnitin (L-Carnitin)	Fettabbau
Chrom	Anabole Steigerung
Coenzym Q10 (CoQ)	Abbau schädlicher Radikale
Eisen	wichtiger Bestandteil für Sauerstofftransport und andere Zellfunktionen
Ginseng	Steigerung der körperlichen und geistigen Leistungsfähigkeit
Multivitamin-/Mineralstoffpräparat	Regenerationshilfe
Yohimbin	Anabole Steigerung

VORSCHLÄGE FÜR NAHRUNGSERGÄNZUNGSMITTEL

Im Folgenden besprechen wir Ergänzungsmittel, deren Einnahme wir sowohl Sportlern als auch Nicht-Sportlern empfehlen. Außerdem haben wir eine kleine Liste mit empfehlenswerten Präparaten zusammengestellt. Mit einigen wenigen Ausnahmen sollte jeder seine Ernährung mit Antioxidantien und Fischölkapseln ergänzen, für einige Menschen sind auch Vitamin-D-Präparate empfehlenswert. Hierbei handelt es sich nicht um ergogene Hilfsmittel; das bedeutet, dass die in der Tabelle genannten Ergänzungsmittel keine sofortigen Verbesserungen in Bezug auf die sportliche Leistung bringen.

Werden sie jedoch langfristig über Wochen und Monate hinweg eingenommen, begünstigen sie die Regeneration nach dem Sport. Indem Sie diese Nahrungsergänzungsmittel also regelmäßig über einen längeren Zeitraum hinweg einnehmen, verbessert sich Ihre Regenerationsfähigkeit nach hartem Training und Wettkampf – vorausgesetzt, dass Sie sich gesund ernähren und genug schlafen.

Antioxidantien

Während der menschliche Körper Sauerstoff verbraucht, um Energie zum Leben und besonders für die Bewegung bereitzustellen, werden gleichzeitig chemisch aggressive Moleküle freigesetzt. Diese sogenannten freien Radikale schädigen ansonsten gesunde Zellen und verzögern die Regeneration. Was die Sache noch schlimmer macht, ist, dass sie auch mit Krebs und Herzerkrankungen in Zusammenhang gebracht wurden. Je länger oder intensiver die sportliche Betätigung ist, desto mehr müssen wir atmen und Sauerstoff aufnehmen, und desto größer ist auch die Zahl der freien Radikale und das Risiko einer Schädigung der Muskelzellen. Luftverschmutzung trägt ebenfalls zur Produktion von freien Radikalen bei; wenn Sie also in Gegenden mit hohem Verkehrsaufkommen oder luftverpestenden Industrieanlagen Sport treiben, ist die Gefahr noch größer.

Die gute Nachricht ist jedoch, dass das Risiko von Zellschäden durch freie Radikale wieder sinkt, je fitter Sie sind und je konsequenter Sie trainieren. Zurückhaltung beim Sport während der Regenerationsphasen trägt übrigens dazu bei, die Produktion von freien Radikalen zu reduzieren. Das ist also ein weiterer guter Grund dafür, es an den ruhigeren Tagen auch wirklich ruhig angehen zu lassen und unterhalb von 70 Prozent Ihrer VO_2max (etwa 75 Prozent der maximalen Herzfrequenz) zu bleiben.

Viele wissenschaftliche Studien beweisen, dass die Ergänzung der Ernährung eines Sportlers mit den Vitaminen C und E die negativen Auswirkungen freier Radikale verringert. Bei einer Studie am Nagoya Institute of Technology in Japan beispielsweise, erhöhten Läufer sechs Tage lang ihren Trainingsumfang. Einige von ihnen bekamen täglich 1.200 internationale Einheiten Vitamin E, andere hingegen Placebos. Die Sportler mit der täglichen Vitamin-E-Dosis erlitten weniger Schäden an ihren Muskelzellen. Eine ähnliche Studie an der Miami University ergab, dass die Einnahme von einem Gramm Vitamin C am Tag vor einer 30-minütigen Trainingseinheit den oxidativen Stress im Vergleich zu einem Placebo von 32 Prozent auf 5,8 Prozent verringerte. Auch nach einer anstrengenden Einheit, wenn das Immunsystem beeinträchtigt ist, verringert Vitamin C nachweislich das Erkältungsrisiko. Eine Überprüfung der Ergebnisse dreier Studien mit intensivem Skilaufen, Militärtraining und einem Lauf über 90 Kilometer zeigte, dass die meisten der Teilnehmer, die täglich 0,6 bis 1 Gramm Vitamin C einnahmen, im Vergleich zu denen, die Placebos erhielten, keine Infektionen der oberen Atemwege bekamen.

Einige Studien weisen auch darauf hin, dass ältere Sportler sogar noch mehr von einer Nahrungsergänzung mit Antioxidantien profitieren als jüngere, weil die Wahrscheinlichkeit von Verletzungen und anderen Schädigungen mit zunehmendem Alter steigt.

Die Ernährung nach dem Paläo-Prinzip ist reich an Antioxidantien. Durch das viele Obst und Gemüse nehmen Sie täglich mehr als 500 Milligramm Vitamin C und mehr als 25 internationale Einheiten Vitamin E auf. Unsere Erfahrung, die von den wissenschaftlichen Ergebnissen gestützt wird, hat uns jedoch davon überzeugt, dass auch Sportler von zusätzlicher Nahrungsergänzung mit Vitamin C und E profitieren können. Das liegt daran, dass wir in unserer Umwelt und durch unsere Nahrung viel mehr giftigen Substanzen ausgesetzt sind, als es unsere Steinzeitvorfahren je waren. Daher empfehlen wir, täglich 1 Gramm Vitamin C und 400 internationale Einheiten Vitamin E einzunehmen. Durch die Nahrung allein werden Sie diese Mengen nicht aufnehmen können.

Ein weiteres Antioxidans, das das Krebsrisiko und den oxidativen Stress bei Sportlern verringern soll, ist das Mineral Selen. Da der Selengehalt eines Nahrungsmittels von dem Boden abhängt, auf dem es gewachsen ist, ist die Selenzufuhr mit der Nahrung sehr unterschiedlich. Um sicherzugehen, sollten Sie 150 bis 300 Mikrogramm Selen täglich einnehmen.

Fischölkapseln

Die Entwicklung der Menschheit basierte auf einer Ernährung mit Omega-6- zu Omega-3-Fettsäuren in einem Verhältnis von 2:1. Heutzutage liegt das Verhältnis in der amerikanischen Ernährung bei 10:1. Wir nehmen über unsere Nahrung eine gewaltige Menge an Omega-6-Fettsäuren auf, da sie in großen Mengen in den pflanzlichen Ölen enthalten sind, mit denen so viele der weiterverarbeiteten Nahrungsmittel – vom Brot über Salatsoßen zu Kartoffelchips und Fleisch aus Nutztierhaltung – hergestellt werden. Die Öle mit dem schlechtesten Verhältnis sind Distel- und Erdnussöl; andere in der Industrie verarbeitete Öle sind Soja-, Baumwollsamen-, Sonnenblumen-, Sesam- und Maiskeimöl. Öl mit einem hohen Gehalt an Omega-6-Fettsäuren ist schlecht für unsere Gesundheit, da es die Entstehung von Herzleiden, Hautkrebs und Diabetes fördert und zu Entzündungskrankheiten wie Arthritis und Asthma beiträgt. Omega-6-Fettsäuren können außerdem zu den bei Sportlern häufig auftretenden Muskel- und Sehnenentzündungen beitragen und eine Heilung hinauszögern.

Omega-3-Fettsäuren hingegen wirken den negativen gesundheitlichen Folgen der Omega-6-Fettsäuren entgegen. Die Vorteile davon sind eine vermehrte Produktion von Wachstumshormonen während des Schlafs und ein verbesserter aerober Stoffwechsel. Omega-3-Fettsäuren können darüber hinaus auch Muskelkater verhindern und die Regeneration beschleunigen.

Omega-3-Fettsäuren sind sowohl in pflanzlicher als auch in tierischer Nahrung enthalten. In Pflanzen ist ihr Gehalt jedoch relativ gering, und sie müssen von der Leber chemisch umgewandelt werden, damit der Körper sie verarbeiten kann. *Nahrungsmittel tierischen Ursprungs enthalten hingegen sofort verfügbare Omega-3-Fettsäuren, weil sie aufgrund ihrer Struktur vom menschlichen Körper nicht weiter umgewandelt werden müssen.* Sie kommen besonders in den Fetten von Kaltwasserfischen wie Lachs, Makrele, Hering, Heilbutt, Kabeljau und Thunfisch vor.

Verantwortlich für die gesunde Wirkung der Omega-3-Fettsäuren sind zwei Wirkstoffe: Eicosapentaensäure (EPA) und Docosahexaensäure (DHA). Jeder Mensch – und vor allem Sportler – sollte täglich 2 bis 3 Gramm EPA und 1 bis 2 Gramm DHA zu sich nehmen. 85 Gramm fettreicher Fisch enthalten etwa 1 Gramm Omega-3-Fettsäuren; wenn Sie in Ihrer Ernährung also reichlich von diesem Fisch essen – das bedeutet bei fast jeder Mahlzeit – brauchen Sie wahrscheinlich keine Nahrungsergänzungsmittel. Ansonsten können Sie sich Fischölkapseln kaufen und das, was Sie nicht mit Ihrer täglichen Portion Fisch aufnehmen, so ergänzen. Achten Sie jedoch auf den EPA- und DHA-Gehalt jeder Kapsel, der auf dem Etikett angegeben sein sollte.

Sollten Sie nach der Einnahme von Fischölkapseln unangenehm aufstoßen müssen, bewahren Sie die Kapseln einfach im Gefrierfach auf oder nehmen Sie sie zu den Mahlzeiten ein. Wenn Sie regelmäßig Aspirin oder andere blutverdünnende Medikamente einnehmen, sollten Sie bedenken, dass Fischöl die Blutgerinnung hemmen kann.

Vitamin D

Die meisten Ausdauersportler benötigen keine Nahrungsergänzung mit Vitamin D, denn mit nur 15 Minuten Sonnenlicht pro Tag kann der Körper bereits eine ausreichende Menge Vitamin D produzieren. Wer sich jedoch während der Wintermonate, wenn das Training im Freien schwierig wird, tagsüber hauptsächlich in geschlossenen Räumen aufhält, sollte eventuell seine Ernährung mit Vitamin D ergänzen. Dasselbe gilt auch für Sportler in nördlicheren Gefilden, in denen der Winterhimmel tagelang bedeckt ist und der Sportler sich von Kopf bis Fuß dick anziehen muss, um nicht auszukühlen. Wir gehen hierbei davon aus, dass Milchprodukte und Margarine gemäß dem Paläo-Prinzip vom Speiseplan gestrichen worden sind – denn diese Produkte sind mit Vitamin D angereichert (und das schon seit den 1950er Jahren)* und würden je nach Verzehrmenge eine weitere Nahrungsergänzung mit Vitamin D unnötig machen. Vitamin-D-Mangel gilt als Ursache für Erkrankungen wie Rachitis, Osteomalazie, Brust-, Prostata- und Darmkrebs, insofern dient die Nahrungsergänzung mit Vitamin D mehr der Gesundheit als der Leistung.

An Tagen, an denen Sie nicht genug Sonnenlicht abbekommen, sollten Sie zwischen 400 und 800 internationale Einheiten Vitamin D zur Nahrungsergänzung einnehmen. Erhöhen Sie diese Menge nicht, denn Vitamin D ist fettlöslich; es kann sich daher im Körper ansammeln und bei Überdosierung giftig wirken. Für Erwachsene liegt die Obergrenze bei etwa 2.000 internationalen Einheiten pro Tag, insofern sind 800 IE eine sichere Sache – und in Betracht der langfristigen Auswirkungen auf die Gesundheit auch eine gute.

---

*) In Deutschland und Österreich werden derzeit nur Margarine und Säuglingsnahrung mit Vitamin D angereichert, andere Milchprodukte jedoch nicht (A.d.Ü.).

Aber auch mit der ‚Sonnenanbetung' sollten Sie es nicht übertreiben, denn zu viel UV-Strahlung erhöht das Hautkrebsrisiko. So können Sie sich bei langen Trainingseinheiten im Freien schützen:

- Wenn Sie am Ende des Winters wieder öfter draußen trainieren, steigern Sie die in der Sonne verbrachte Zeit nicht schlagartig, sondern schrittweise.
- Tragen Sie eine Schutzcreme auf, um Sonnenbrände am Anfang der Saison zu vermeiden.
- Sonnencremes reduzieren allerdings die – erwünschte – Produktion von Vitamin D und Melanin im Körper. Wenn im Laufe der Saison Ihre Haut zunehmend brauner wird, sollten Sie allmählich Sonnencremes mit geringerem Lichtschutzfaktor (LSF) wählen.

ANDERE WIRKSAME ERGÄNZUNGSPRÄPARATE

Die nachfolgend beschriebenen Ergänzungsmittel sind im Allgemeinen ungefährlich und können ergogen oder regenerationsfördernd wirken. Bedenken Sie jedoch, dass diese Produkte kein Ersatz für unzulängliches Training – inklusive Schlaf und Ernährung – sein können. Und selbst für erfolgreiche, erfahrene Sportler sind sie nicht unbedingt notwendig. Nur wenige der von uns während der vergangenen 25 Jahre trainierten und beratenen Sportler haben solche Hilfsmittel genutzt; die anderen – einschließlich Profis, deren Lebensunterhalt von ihrer Wettkampfleistung abhing – haben sich auch ohne diese Produkte sehr gut geschlagen. Unsere Erfahrung ist, dass, je besser ein Sportler ist, er oder sie umso seltener ergänzende Hilfsmittel zur Leistungssteigerung einnimmt. Wir besprechen sie hier nur deshalb, um Ihnen zu zeigen, welche unter wissenschaftlichen Gesichtspunkten tatsächlich vorteilhaft sind und auch, damit Sie den Marketing-Rummel, der um diese Präparate gemacht wird, kritischer beurteilen können.

Falls Sie sich entscheiden, das eine oder andere der hier beschriebenen Ergänzungsmittel auszuprobieren, sollten Sie bedenken, dass alle von unterschiedlichem Nutzen sind, den Sie eventuell aber nicht bemerken werden, weil jeder Mensch anders darauf reagiert. Außerdem können solche Präparate unerwünschte Nebenwirkungen hervorrufen, die die Vorteile wieder zunichte machen. Bevor Sie also irgendeines davon im Wettkampf anwenden, probieren Sie es unbedingt zuerst während des Trainings aus.

Natriumhydrogencarbonat (Natron)

Bei kurzen intensiven Ausdauerveranstaltungen von bis zu sieben Minuten Dauer besteht eine der größten Herausforderungen für den Sportler in der Säureproduktion der Muskeln. Mit steigendem Säuregehalt des Blutes und anderer Körperflüssigkeiten nimmt deren Funktionsfähigkeit stark ab. Bereits seit den 1940er Jahren halten Sportwissenschaftler Natriumhydrogencarbonat – das Speisenatron zum Backen – für ein geeignetes Mittel gegen die Säure. Auch wenn die Forschungsergebnisse widersprüchlich sind, hat sich gezeigt, dass Natriumhydrogencarbonat den Säuregehalt in Blut und Muskeln verringert, indem es die Wasserstoffionen neutralisiert, die durch hochintensive Belastungen entstehen. Bei einer Auswertung von 29 solcher Studien untersuchten L. G. Matson und Z. V. Tran die Dauer bis zur Erschöpfung bei kurzen Wettkämpfen und fanden heraus, dass sich die Dauer bei Testpersonen mit Natriumhydrogencarbonat im Gegensatz zu solchen, die ein Placebo erhielten, um durchschnittlich 27 Prozent verlängerte.

Ein solches Präparat zur Einnahme bei kurzen Wettkämpfen oder intensivem Intervalltraining an oder über der aeroben Schwelle lässt sich günstig und einfach selbst herstellen. Sie benötigen dazu nur etwa 300 Milligramm Natron pro Kilogramm Körpergewicht – das sind rund 4 bis 7 Teelöffel –, die Sie in knapp einem Liter Sportgetränk oder Wasser auflösen (siehe Tabelle 6.3). Trinken Sie diese Mischung ein bis zwei Stunden vor Beginn des Wettkampfes.

Koffein

Koffein gehört zu den Stimulanzien und ist die am häufigsten konsumierte Droge der Welt. Es wird in einer Vielzahl von Sportarten als ergogenes Hilfsmittel genutzt und hat sich in vielen Forschungsuntersuchungen als wirksam erwiesen. Eine Studie zeigte beispielsweise, dass sowohl bei Neulingen als auch bei Elitesportlern bereits recht geringe Koffeindosen die Leistung bei einem 40 Kilometer langen Zeitfahren um 55 bis 84 Sekunden verbessern können – das sind ungefähr 2 Prozent! Dafür, dass man vor dem Rennen einfach einen Kaffee trinkt, ist das eine beachtliche Verbesserung.

Wie funktioniert der Koffeinzauber? Trotz zahlreicher Studien in den letzten Jahrzehnten gibt es darauf noch keine genaue Antwort. Es hat sich jedoch gezeigt, dass Koffein in der Lage ist, Konzentrationsvermögen und Wach-

Tabelle 6.3: *Vorwettkampfgetränk für kurze Rennen*

Körpergewicht in Kilogramm	Natron (TL) (mit 950 ml Flüssigkeit verrühren)
45,5	3 1/2
50,0	3 3/4
54,5	4
59,0	4 1/2
63,5	4 3/4
68,0	5
72,5	5 1/2
77,5	5 3/4
82,0	6
86,5	6 1/2
91,0	6 3/4
95,5	7

Für Veranstaltungen von sieben Minuten oder weniger.

samkeit zu fördern, Erschöpfung zu verzögern und die Muskelkraft zu steigern. Bei Ausdauersportlern verbessert Koffein die Leistung vermutlich dadurch, dass mehr freie Fettsäuren ins Blut gelangen und als Treibstoff nutzbar sind, so dass die Kohlenhydratspeicher geschont werden. Allerdings kann dieser Vorteil für die Ausdauer ebenso gut auf anderen physiologischen Begleiterscheinungen während der Forschung beruhen – oder auf noch unbekannten Faktoren. Trotz alledem halten die meisten Sportwissenschaftler Koffein für ein wirksames ergogenes Mittel.

Bedenken Sie jedoch, dass auch Koffein – wie alle Drogen – negative Auswirkungen haben kann. Mögliche Nebenwirkungen beim Gebrauch von Koffein zur Leistungssteigerung sind Magenbeschwerden, Kopfschmerzen, Nervosität, erhöhte Herzfrequenz, Angstgefühle und Schlafstörungen. Darüber hinaus wirkt es diuretisch, das heißt entwässernd, und führt zu einem leicht erhöhten Harndrang (auch wenn wenigstens einer Studie zufolge dies während des Sports nicht der Fall ist), wobei sich gezeigt hat, dass der Elektrolythaushalt von Sportlern dadurch nicht beeinträchtigt wird. Sportler mit Bluthochdruck sollten vor der Einnahme großer Mengen Koffein mit ihrem Arzt sprechen, auch wenn Koffein als recht ungefährliches ‚Präparat' gilt.

Einige Studien weisen darauf hin, dass Koffein bei regelmäßiger Einnahme keinen so großen Nutzen für die Ausdauer hat wie bei denjenigen, die normalerweise kein Koffein zu sich nehmen und es nur vor bestimmten Einheiten oder Wettkämpfen nutzen. Wenn Sie also Ihren täglichen Koffeinkonsum herunterschrauben und Koffein zwei bis drei Tage vor einem Wettkampf oder einer wichtigen Trainingseinheit komplett von Ihrem Speiseplan streichen, können Sie die positive Wirkung verstärken. Manche Menschen reagieren jedoch weniger gut auf Koffein als andere, was auch von mehreren Studien bestätigt wird, in denen einige Teilnehmer keine bedeutenden Leistungszuwächse verzeichnen konnten.

Wie viel Koffein ist überhaupt notwendig, um eine ergogene Wirkung zu erzielen? Laut aktuellen Studien vielleicht weniger, als bislang angenommen wurde. Bisher galt eine Menge von mindestens 6 Milligramm pro Kilogramm Körpergewicht als notwendig – was bei einem Körpergewicht von 68 Kilogramm fast 730 Milliliter Brühkaffee oder 3 Liter Coca Cola entspricht! Jetzt haben Studien gezeigt, dass schon die Hälfte dieser Menge eine ergogene Wirkung erzeugt – also schon eine große Tasse starker Kaffee. Tabelle 6.4 zeigt, wie viel Sie von verschiedenen koffeinhaltigen Produkten trinken müssen, um 3 Milligramm Koffein pro Kilogramm Körpergewicht aufzunehmen. Die wirksamste Art der Koffeinaufnahme vor einem Wettkampf oder einer harten Trainingseinheit besteht in einem stark gebrühten Kaffee. Für den gleichen Koffeingehalt sind fast die doppelte Menge Red Bull und fast drei Mal so viel Schwarzer Tee nötig. Bei Wettkämpfen von weniger als zwei Stunden Dauer ist es oft am effektivsten, das Koffein etwa eine Stunde vor dem Start einzunehmen, damit genügend Zeit bleibt, die leistungssteigernde Wirkung zu entfalten. Bei längeren Wettkämpfen können Sie ruhig bis kurz vorm Start Koffein aufnehmen.

Des Weiteren zeigen immer mehr Forschungsergebnisse, dass eine Aufnahme von Koffein auch während des Wettkampfs oder während intensiven Trainings für die Leistung von Nutzen sein kann. In einer Studie beispielsweise zeigten Radrennfahrer, die während der letzten Phasen des Wettkampfs oder Trainings Cola anstelle eines Sportgetränks tranken, eine verbesserte Ausdauerleistung. Die Aufnahme von 1 bis 1,5 Milligramm Koffein pro Kilogramm Körpergewicht alle 20 Minuten bei Veranstaltungen mit einer Dauer von zwei Stunden oder länger kann also sehr wirksam sein und mitunter die Koffeindosis vor dem Start ersetzen. Für die Aufnahme während des Sports eignen sich koffeinhaltige Energiegels oder Softdrinks, beispielsweise Cola. Bedenken Sie dabei jedoch, dass jedes Gelpäckchen etwa 100

Tabelle 6.4: *Benötigte Menge verschiedener Produkte für 3 mg Koffein pro Kilogramm Körpergewicht (Angabe in Millilitern)*

Körper-gewicht (kg)	Kaffee, aufge-brüht	Red Bull	Schwar-zer Tee	Mountain Dew	Coca Cola light	Coca Cola	Pepsi Cola
45,5	224	392	616	840	980	1.036	1.260
50,0	252	448	672	924	1.092	1.120	1.372
54,5	280	476	756	1.008	1.176	1.232	1.484
59,0	308	532	812	1.092	1.288	1.344	1.624
63,5	336	560	868	1.176	1.372	1.428	1.736
68,0	364	588	924	1.260	1.484	1.540	1.876
72,5	364	644	980	1.344	1.568	1.652	1.988
77,5	392	672	1.036	1.428	1.680	1.736	2.128
82,0	420	728	1.120	1.512	1.764	1.848	2.240
86,5	448	756	1.176	1.596	1.876	1.960	2.380
91,0	476	784	1.232	1.680	1.960	2.044	2.492
95,5	476	840	1.288	1.764	2.072	2.156	2.604

Kalorien enthält und mit mindestens 170 Millilitern Wasser runtergespült werden sollte. Planen Sie während einer Trainingseinheit oder eines Wettkampfs nicht mehr als sechs Portionen solcher koffeinhaltiger Produkte ein.

Phosphatidylserin

Phosphatidylserin (PS) ist eine eher wenig bekannte Substanz, die während der letzten 30 Jahre in Verbindung mit vielen Erkrankungen der modernen Gesellschaft, beispielsweise Schizophrenie, neurologischen Erkrankungen bei Kindern, Alzheimer und dem Tourette-Syndrom, untersucht worden ist. Auch in Bezug auf die Genesung nach Operationen und bei Personen, die unter starkem emotionalen Druck stehen, wurde es erforscht. Einige wenige Forschungen zeigen außerdem, dass PS bei ernsthaften Sportlern eine schnellere Regeneration nach intensivem Training fördert.

PS ist ein Phospholipid, das nur in sehr geringen Mengen von bis zu 80 Milligramm in unserer Ernährung vorhanden ist. Im menschlichen Körper befindet es sich in den Zellmembranen des Muskelgewebes sowie in Zellen des Immunsystems, wo es eine entscheidende Rolle bei der Aufrechterhaltung der strukturellen Unversehrtheit spielt. Hinsichtlich der sportlichen Leistung ist noch wichtiger, dass PS den Cortisolspiegel im Blut senkt; Cortisol ist ein Hormon, das vom Körper freigesetzt wird, um in stressigen Zeiten Muskeleiweiß zur Energieversorgung aufzuspalten, beispielsweise während hartem Training oder nach sehr intensiven Wettkämpfen. Eine Verringerung des Cortisols kann somit Muskelmasse erhalten und die Regenerationszeit verkürzen. Bei einer placebokontrollierten Studie mit neun gesunden Männern, die nach der zehntägigen Einnahme von 800 Milligramm Phosphatidylserin eine ungewöhnlich anstrengende Einheit absolvieren mussten, fand man heraus, dass der Cortisolspiegel erheblich gesunken war. Die Forscher schlossen daraus, dass diese Dosis der stressbedingten Freisetzung von Cortisol entgegenwirkt.

Manches deutet darauf hin, dass die einmalige Einnahme von 1 bis 2 Gramm PS direkt vor oder nach intensivem Sport – anstelle einer täglichen Einnahme – den Ausstoß von Cortisol erfolgreich reduziert und die Muskelregeneration fördert. Es gibt keine bekannten Nebenwirkungen einer ergänzenden Einnahme von Phosphatidylserin, das in Apotheken erhältlich ist.

Glutamin

Einer der größten Vorteile einer Ernährung nach dem Paläo-Prinzip ist die ausreichende Aufnahme von Eiweiß, das den Muskeln eine schnelle Regeneration ermöglicht. Sportler hingegen, die sich – wie seit den 1980er Jahren üblich – sehr kohlenhydratreich und eiweißarm ernähren, nehmen nicht genug muskelaufbauende Aminosäuren zu sich. Dieser Eiweißmangel gefährdet nicht nur das Muskelsystem, sondern stellt auch eine große Herausforderung für das Immunsystem dar, welches stark auf Aminosäuren angewiesen ist, um Abwehrmechanismen für Infektionen aufrecht zu erhalten. Viele eiweißreiche Lebensmittel enthalten reichlich Glutaminsäure, die der Körper in Glutamin umwandeln kann. Das sind beispielsweise Geflügel, Fisch und Gemüse, darunter besonders Rüben, Karotten und Rettich. Ohne ausreichend viel Eiweiß in der Ernährung verlieren hart trainierende Ausdauersportler oft Muskelmasse und leiden häufig an Infektionen der oberen Atemwege. Die Sportler, mit denen wir über viele Jahre hinweg gearbeitet haben, litten nach einem Wechsel zum Paläo-Prinzip der gesunden Ernährung viel seltener an Erkältungen und Halsentzündungen. Auch berichteten sie, dass sie nach anspruchsvollem Training und Wettkämpfen schneller regenerierten.

Für einige Sportler ist die Trainingsbelastung zeitweise dennoch so hoch, dass auch eine Ernährung nach dem Paläo-Prinzip nicht mehr ausreicht, um gesund zu bleiben und gleichzeitig das Muskelgewebe zu erhalten beziehungsweise schnell wieder aufzubauen. Hierunter fallen die wenigen Sportler, die täglich drei oder mehr Stunden trainieren. Für sie kann eine Ergänzung der Nahrung mit Glutamin hilfreich sein, denn im Allgemeinen ist sich die Wissenschaft darüber einig, dass dies sowohl den Wiederaufbau von Muskeln als auch eine verbesserte Funktion des Immunsystems und schnellere Regeneration nach dem Training wirksam unterstützt.

Glutamin ist eine bedingt essentielle Aminosäure, das heißt, dass sie vom Körper selbst hergestellt werden kann, bei hoher Nachfrage jedoch gelegentlich mit der Nahrung zugeführt werden muss. Glutamin trägt zur Synthese von Genbausteinen bei. Daher haben alle Körperzellen, die sich häufig teilen beziehungsweise erneuern – wie die Zellen der Darmwände und die weißen Blutkörperchen –, einen hohen Bedarf an Glutamin. Ist der Körper aufgrund von starkem Training gestresst, sinkt der Glutaminspiegel in der Muskulatur und im Blut drastisch ab, weil der Körper beschädigtes Muskelgewebe reparieren muss und vermehrt weiße Blutkörperchen produziert, um Infektionen zu bekämpfen. Reichen die Glutaminvorräte im Körper und seine Produktionsfähigkeiten nicht aus, um die Nachfrage zu decken, erhöht sich das Risiko von Übertraining enorm (siehe Kapitel 7).

Glutamin ist die im Körper am reichlichsten vorkommende Aminosäure und wird seit den 1960er Jahren bei der Behandlung von großflächigen Verbrennungen sowie der Genesung nach größeren chirurgischen Eingriffen erforscht. Über die Vorteile von Glutamin für Ausdauersportler gibt es erst wenige – aber vielversprechende – Forschungen. Dr. Eric Newsholme von der Oxford University hat die Glutaminzufuhr bei Sportlern ausführlich untersucht und mit seiner Arbeit gezeigt, dass chronisch übertrainierte Sportler oft einen niedrigen Glutaminspiegel im Plasma aufweisen. In einer Studie in Dr. Newsholmes Labor beispielsweise absolvierten 151 Ruderer und Läufer intensive zweistündige Trainingseinheiten, während derer sie entweder ein mit Glutamin angereichertes Sportgetränk oder ein Placebo tranken. In der darauffolgenden Woche ergab sich bei denjenigen Sportlern mit dem Glutamingetränk eine Infektionsrate von 19 Prozent. Bei den Sportlern mit dem Placebogetränk betrug die Infektionsrate sage und schreibe 51 Prozent.

Die Dosierung in Bezug auf Intensität und Dauer ist noch nicht genau ermittelt, aber es scheint, als wäre eine ergänzende Zufuhr von 1 bis 10 Gramm an Tagen mit sehr hartem Training und Wettkämpfen vorteilhaft. Vermutlich ist es am besten, diese Menge in zwei oder drei Dosen aufzuteilen und jeweils zu den Mahlzeiten einzunehmen. Bei dieser Menge Glutamin sind keine Nebenwirkungen bekannt, und jeglicher Überschuss wird mit dem Urin ausgeschieden.

Andere Präparate

Es gibt zwei weitere ungefährliche und legale Ergänzungsmittel, die wir bislang noch nicht besprochen haben – Kreatin und Hydroxy-Methyl-Butyrat (HMB) – weil sich gezeigt hat, dass sie die Muskelmasse erhöhen und deshalb eher für Sportarten wie Gewichtheben und Bodybuilding geeignet sind. Es gibt keine Studien, die überzeugend dargelegt hätten, dass diese beiden Substanzen wirksame Hilfsmittel für Ausdauersportler sind – deshalb können wir sie nicht empfehlen.

Kapitel 7

Übertraining und Ernährung

Einer der wichtigsten Schlüssel zu starker sportlicher Leistung wird von den meisten Sportlern nicht ernst genug genommen: die Regeneration. Der allgemein akzeptierte Weg zum Erfolg führt über hartes Training – je mehr davon, desto besser. Dieser Denkansatz ist nicht vollkommen falsch, allerdings sind kurz aufeinanderfolgende harte Trainingseinheiten nicht möglich, wenn die ‚Trainingswaage' nicht durch genug Regeneration im Gleichgewicht gehalten wird. Je schneller Ihr Körper nach harten Trainingseinheiten vollständig regeneriert, desto eher sind Sie wieder bereit für hartes Training. Und das führt letzten Endes zu Spitzenleistungen.

Als hochmotivierter Sportler, der in Sachen Regeneration nur ein Lippenbekenntnis ablegt, werden Sie relativ schnell eine tiefe und überwältigende Erschöpfung feststellen. Morgens wachen Sie müde auf. Auch die einfachsten Einheiten scheinen unendlich schwer. Die Müdigkeit verfolgt Sie den ganzen Tag lang. Und das Ganze hält ununterbrochen über Tage oder sogar Wochen hinweg an. Sie sind übertrainiert.

Wie hätte diese Situation vermieden werden können? Die Antwort ist: durch Regeneration. Regeneration besteht aus mehreren Bestandteilen, die wichtigsten davon sind Ruhe und Ernährung. Was Sie essen spielt eine genauso große Rolle für Ihre tägliche Leistung wie alles andere, was Sie unter Training verstehen – und trotzdem machen viele Sportler hier enorme Fehler. Schauen wir uns das Thema Übertraining einmal genauer an und wie die richtigen Nahrungsmittel unsere Fähigkeit zur schnellen Regeneration beeinflussen können.

WAS IST ERMÜDUNG?

Ermüdung ist ein elementares Hindernis, das zwischen Ihnen und einer besseren Leistung steht. Könnten Sie die Ermüdung hinauszögern, wären Sie schneller und könnten bei einem bestimmten Anstrengungsgrad länger durchhalten – das ist der eigentliche Zweck des Trainings. Trotzdem können wir die Ermüdung nie vollständig loswerden, was prinzipiell sehr gut ist, denn das hindert uns daran, unseren Körper zu schädigen. Wenn wir jedoch verstehen, was während eines Wettkampfs oder einer Trainingseinheit Ermüdung hervorruft, können wir eventuell Strategien entwickeln, mit denen wir die Ermüdungsschwelle anheben, um somit schneller zu werden oder weiter zu kommen. Ermüdung oder Müdigkeit, die ein Absinken der Kraft und Leistung zur Folge hat, ist je nach Dauer der Veranstaltung verschieden. Die Ermüdung während eines 800-Meter-Rennens unterscheidet sich stark von der am Ende eines Ultramarathonlaufs. Auch die Ursachen dafür sind verschieden. Neben Überhitzung und Dehydrierung, die die Leistung in jedem Fall beeinflussen, gibt es für Ermüdung bei Ausdauersportveranstaltungen mindestens vier weitere physiologische Gründe: erhöhter Säuregehalt im Körper, leere Glykogen- und Glukosespeicher, Fehlfunktionen neuromuskulärer Verbindungen und erhöhter Tryptophangehalt im Gehirn.

Erhöhter Säuregehalt im Körper. Wie im Abschnitt „Der schlechte Ruf der Milchsäure“ auf Seite 56 beschrieben, führt die Ansammlung von Wasserstoffionen im Blut und in den die Muskelzellen umgebenden Flüssigkeiten zu einem erhöhten Säuregehalt im Körper und ist ein Grund für die Ermüdung bei kurzen, hochintensiven Belastungen. Wenn ein Sportler beispielsweise während eines Radrennens mehrere Minuten lang einen steilen Anstieg hinauffährt, kann der Säuregehalt so hoch werden, dass die Atmung des Sportlers schwerfällig und mühsam wird und seine Beine anfangen zu brennen, was ihn zu einem langsameren Tempo zwingt. (Am Ende eines Marathons hingegen liegt der Säuregehalt kaum über dem Gehalt im Ruhezustand, obwohl der Sportler völlig erschöpft ist.) Diese Art der Ermüdung lässt sich durch Training hinauszögern, besonders durch Einheiten an oder über der anaeroben Schwelle. Um Ihre Anstrengung, Geschwindigkeit, Kraft oder Herzfrequenz an der anaeroben Schwelle in etwa ermessen zu können, absolvieren Sie eine 30-minütige Einheit gegen die Zeit, in der Sie alles geben. Ihr Durchschnitt während der letzten 20 Minuten wird sehr nahe an Ihrer anaeroben Schwelle liegen.

Leere Glykogen- und Glukosespeicher. Glykogen ist die Energieform, in der Kohlenhydrate in der arbeitenden Muskulatur und der Leber gespeichert sind. Während der frühen Phasen einer Ausdauereinheit sind Glykogen und Fett die hauptsächlichen Energiequellen. Damit Fett aber überhaupt als Treibstoff genutzt werden kann, müssen Kohlenhydrate in den Muskeln vorhanden sein. Wenn sich nach wenigen Minuten einer Belastung von mehr als 70 Prozent der VO_2max die Glykogenspeicher allmählich leeren, greift der Körper auf die Kohlenhydrate im Blut – die Glukose – zurück. Unterdessen sorgt die Leber aus ihren Vorräten für eine gleichmäßige Glukosezufuhr ins Blut. Sobald die arbeitenden Muskeln ihr Glykogen aufgebraucht haben und auch in Blut und Leber keine Glukose mehr vorhanden ist, ist die Party zu Ende. Das ist der Einbruch, der sogenannte Hungerast, bei dem die Ermüdung sich wie eine schwere Last auf den Sportler legt: Nichts geht mehr, obwohl Sie Tausende Kalorien in Form von Fett als Treibstoff mit sich herumtragen. Dieser Erschöpfungszustand kann schon nach etwa 90 Minuten eintreten, je nachdem, wie schnell und wie fit Sie sind.

Die einzige Möglichkeit, diese Form der Ermüdung zu vermeiden, ist, die Kohlenhydratspeicher durch die Aufnahme von flüssigem oder festem Treibstoff während des Sports wieder aufzufüllen. Dazu eignen sich beispielsweise Sportgetränke, Energiegels oder Energieriegel, die Sie mit Wasser hinunterspülen. Obst- und Gemüsesäfte sind nicht ganz so wirksam, da sie vor allem Fruchtzucker (Fruktose) enthalten, zu dessen Verarbeitung der Körper einige Zeit braucht – und womöglich zu lange, um den Muskeln rechtzeitig Nachschub zu liefern. Außerdem verursacht Fruktose bei einigen Sportlern während des Sports Magenprobleme. Für Veranstaltungen von 90 Minuten Dauer und mehr sollten Sie also von Anfang an mit der Zufuhr von Kohlenhydraten beginnen.

Fehlfunktionen neuromuskulärer Verbindungen. Das Nervensystem übermittelt elektrochemische Impulse vom Rückenmark zu den Muskelfasern. Die eigentliche Reizübertragung (Muskelinnervation) erfolgt dort, wo der Nervenfortsatz die Muskelfaser berührt. Diese Stimulation kann beim

Sport nach einiger Zeit aus unbekannten Gründen ausfallen. Dann ist der Sportler nicht mehr in der Lage, eine Muskelgruppe vollständig zu kontrahieren. Das Ergebnis fällt unter den Begriff der Ermüdung und kann mit Krämpfen verbunden sein. Da die Ursache dieser Innervationsschwäche noch nicht vollkommen geklärt ist, ist auch seine Vermeidung eher ein Rätsel; allerdings kann es helfen, ausreichend hydriert zu bleiben, eine elektrolytreiche Ernährung zu sich zu nehmen und in Bezug auf den jeweiligen Wettkampf einen hohen Grad an Fitness mitzubringen.

Erhöhter Tryptophangehalt im Gehirn. Über diesen Ermüdungsfaktor ist leider auch nur sehr wenig bekannt. Bei Veranstaltungen mit längerer Dauer, üblicherweise drei oder mehr Stunden, verändert sich der Aminosäure-Spiegel im Blut. Das führt zu schwachen chemischen Reaktionen im Gehirn, die uns müde machen. Wir müssen gähnen, verspüren den Drang, uns hinzulegen und haben vielleicht sogar Schwierigkeiten, die Augen offen zu halten. Das Durchhalten bis zum Ziel wird zum Kampf.

1988 fanden Forscher heraus, dass sich der Gehalt der Aminosäure Tryptophan im Blut bei Langdistanzveranstaltungen mehr als verdoppelte. Das war seltsam, denn die Konzentration der anderen Aminosäuren im Blut nimmt während des Sports ab. Die Ursache für diesen ‚Tryptophan-Stau' ist, dass bestimmte Arten von Tryptophan und die verzweigtkettigen Aminosäuren stets darum wetteifern, auf dem selben ‚Bluttransporter' – Albumin – ins Gehirn zu gelangen. Normalerweise gewinnen die verzweigtkettigen Aminosäuren diesen Wettstreit und gelangen in größeren Mengen ins Gehirn als Tryptophan. Sind jedoch die verzweigtkettigen Aminosäuren aufgebraucht, findet mehr Tryptophan seinen Weg ins Gehirn, wo es in Serotonin umgewandelt wird. Und Serotonin ist der Stoff, der uns beim Einschlafen hilft.

Falls Sie also gegen Ende langer Wettkämpfe unter den genannten Müdigkeitssymptomen leiden, kann es sich lohnen, eine Nahrungsergänzung mit verzweigtkettigen Aminosäuren auszuprobieren. Da verzweigtkettige Aminosäuren ein üblicher Bestandteil der Nahrung sind, ist das Risiko kurz- oder langfristiger gesundheitlicher Probleme durch eine ergänzende Aufnahme gering. Trotzdem sollten Sie dies im Training austesten, bevor Sie es für einen Wettkampf übernehmen.

Leider ist noch keine Standarddosis ermittelt worden. Bei einigen Studien zeigten sich Erfolge bei der Gabe von etwa 14 Gramm verzweigtkettiger Aminosäuren vor dem Sport. Es ist wahrscheinlich am besten, diese Dosis mindestens eine Stunde vor dem Start einzunehmen. Das ist auch der Grund dafür, warum wir in Kapitel 2 eine eiweißhaltige Mahlzeit vor dem Wettkampf empfohlen haben.

Jenseits der Ermüdung

Erfolgreiches Training besteht aus mehr als nur Trainingseinheiten. Es ist ein sorgfältig zwischen Belastung und Erholung ausbalancierter Zustand des Wohlbefindens. In diesem Gleichgewicht verbessert sich unsere Fitness langsam, aber stetig. Ist der Anteil an Erholung größer als die Belastung (ein seltener Zustand bei ernsthaften Sportlern) erreicht der Körper schnell eine hohe Wettkampfbereitschaft. Hierfür sind nur ein paar Tage nötig – das sogenannte Tapering. Wer sich länger als diese paar Tage ausruht, verliert jedoch an Fitness. Genau dies haben Sie bestimmt schon einmal am eigenen Leib erfahren, zum Beispiel, wenn Sie krank oder verletzt waren und nicht trainieren konnten.

Gibt es dagegen ein paar Tage lang mehr Belastung als Erholung, passt sich der Körper daran an und wird fitter. Genau das ist der Zweck des Trainings: den Körper der richtigen Menge an Belastung auszusetzen und ihn danach ausruhen lassen. Während der Erholung findet der Anpassungsprozess im Körper statt – die Muskeln werden stärker, es werden mehr Enzyme gebildet, das Herz erhöht seine Pumpfähigkeit. Diese physiologischen und psychischen Veränderungen sind das oberste Ziel für den Ausdauersportler.

Wenn hingegen die Belastung über mehr als nur ein paar Tage die Erholung deutlich überwiegt, spüren wir ständige Ermüdung und Erschöpfung. Hierdurch werden sowohl die Anpassungsfähigkeit des Körpers gefährdet, als auch Verteidigungsmechanismen ausgelöst, die den Tod verhindern sollen. Dieses Stadium ist das Übertraining.

Ursachen für Übertraining können nicht nur zu viel Training und zu wenig Erholung sein. Die übermäßige Belastung kann auch auf Faktoren wie Arbeit, Schule, Beziehungen, Finanzen, Umzug oder unzählige andere Stressfaktoren zurückgehen, die den nicht-sportlichen Teil unseres Lebens beeinflussen. Solche Belastungen können – bei unzureichender Erholung – in Kombination mit einem ansonsten vollkommen angemessenen Grad an sportlicher Betätigung ebenfalls zu Übertraining führen. In solch einem Fall ist es eher ein Zuviel an Leben als ein Zuviel an Training. Nichtsdestotrotz ist das Ergebnis für den Körper dasselbe.

Wir möchten hiermit natürlich nicht ausdrücken, dass Sie sich im Training nicht fordern oder Ermüdung unbedingt vermeiden sollten. Um als Sportler wachsen zu können, müssen Sie praktisch regelmäßig mit dem Übertraining flirten. Es wird Tage geben, an denen Sie sich schlapp fühlen und sogar solche, an denen Sie eine Einheit nicht zu Ende bringen können (oder zumindest wissen, dass Sie sie abbrechen sollten). Dieser Ermüdungszustand wird Überlastung genannt und ist ein Anfangsstadium auf dem Weg zum Übertraining. Der Unterschied zwischen Überlastung und Übertraining besteht darin, dass man sich von einer Überlastung durch Ruhe schnell erholen kann. Indem Sie also auf die wichtigsten Regenerationsfaktoren – Erholung und Ernährung – achten, können Sie ein Übertraining vermeiden und Ihre Fitness gleichmäßig verbessern.

Wie lange dauert es, bis man von Überlastung ins Übertraining gerät? Die Antwort ist wie bei vielen solcher Fragen: Das kommt darauf an. Es gibt viele Variablen, die die Antwort beeinflussen können. Bei einer Studie, in der der Trainingsumfang über fünf, sieben oder zehn Tage drastisch erhöht wurde, ergaben sich keine erheblichen Leistungsverschlechterungen, auch wenn die Sportler Anzeichen für eine Überlastung zeigten. In einer anderen Studie wiederum dauerte es 14 Tage, bis bei einer Gruppe von Radrennfahrern, die ihren Trainingsumfang um 50 Prozent erhöhten, ein Übertraining nachzuweisen war. Bei einer Studie mit jungen, sehr fitten Ruderern dauerte es sogar drei Wochen bis zum vollen Übertraining. Es kann daher sein, dass ein geringes Alter und ein hohes Maß an Fitness zumindest eine gewisse Immunität gegen Übertraining bieten und den Beginn um bis zu drei Wochen hinauszögern können. Ältere oder weniger fitte Sportler einschließlich Neulingen können dagegen schon in zwei Wochen oder noch kürzerer Zeit den Zustand des Übertrainings erreichen.

WENN ES KEIN ÜBERTRAINING IST, WAS IST ES DANN?

Einige der üblichen Anzeichen für Übertraining bei Ausdauersportlern sind in Tabelle 7.1 beschrieben. Denken Sie daran, dass kaum einmal alle dieser Symptome gleichzeitig auftreten, wenn Sie es bis zum Übertraining kommen lassen; einige andere Symptome sind dagegen womöglich gar nicht in der Tabelle aufgeführt. Übertraining ist ein Zustand, der je nach individuellen Umständen einzigartig ist, auch wenn bestimmte Merkmale allgemeingültig sind, wie beispielsweise verschlechterte Leistungen und chronische Müdigkeit.

Einige dieser Symptome – einschließlich der verschlechterten Leistungen und chronischer Müdigkeit – deuten mitunter auf Krankheiten wie Pfeiffersches Drüsenfieber oder andere Virusinfektionen hin. Auch wenn Sie davon

Tabelle 7.1: ***Übliche Anzeichen für Übertraining***

Physiologisch
Schlechtere Leistung
Weniger Kraft
Geringere maximale Arbeitsfähigkeit
Veränderungen der Herzfrequenz im Ruhezustand, beim Sport, bei der Regeneration
Erhöhte Atemfrequenz
Schlaflosigkeit
Appetitverlust
Verstärkte Schmerzen
Chronische Müdigkeit

Psychisch
Depression
Apathie
Verringertes Selbstwertgefühl
Emotionale Instabilität
Konzentrationsprobleme
Reizbarkeit

Immunologisch
Anfälligkeit für Krankheiten
Nur langsame Heilung kleiner Kratzer
Geschwollene Lymphknoten

Biochemisch
Negative Stickstoffbilanz
Flache Glukose-Toleranzkurve
Verringerter Gehalt an Muskelglykogen
Verzögerte Menarche (erste Regelblutung)
Niedriger Hämoglobinwert
Geringer Serum-Eisen-Gehalt
Allgemein verringerte Eisenbindungsfähigkeit
Mineralstoffarmut
Erhöhter Cortisolspiegel
Geringes freies Testosteron

überzeugt sind, dass Ihre Symptome auf Übertraining beruhen, sollten Sie trotzdem zum Arzt gehen, um andere Ursachen ausschließen zu können.

ÜBERTRAINING UND ERNÄHRUNG

Eine sich ins Übertraining verschlechternde Überlastung hat ihren Ursprung – zumindest teilweise – in der Ernährung. Um Ihre hohen Leistungsziele zu erreichen, trainieren Sie hart. Weil Sie wissen, dass mehrere harte Trainingseinheiten pro Woche für den Erfolg notwendig sind, gehen Sie dabei wiederholt an Ihre Grenzen. Das viele Training hat auch noch einige Stunden später einen verminderten Appetit zur Folge. Zusammen mit unvollständiger Regeneration führt die verringerte Kalorienaufnahme zu größerer Ermüdung und lustlosem Training. Wenn Sie jedoch hochmotiviert (beziehungsweise sehr ehrgeizig) sind und sich dazu zwingen, dieses Muster aus hartem Training, weniger Nahrung und unzureichender Regeneration über zwei bis drei Wochen beizubehalten – sind Sie am Ende übertrainiert. In den ersten Phasen des Übertrainings lässt der Appetit oft weiter nach, was den Zustand des Übertrainings noch verschlimmert.

Eine Studie von Dr. David Costill und seinen Kollegen an der Ball State University macht die Sache noch klarer. Die Forscher verdoppelten für zehn Tage den Trainingsumfang einer Gruppe studentischer Wettkampfschwimmer. Nach ein paar Tagen hatten etwa 30 Prozent der Schwimmer viel mehr Schwierigkeiten als die anderen, die Trainingseinheiten ordentlich zu absolvieren. Dabei stellte sich heraus, dass die Schwimmer, die die größten Probleme mit der hohen Trainingsbelastung hatten, fast 1.000 Kalorien pro Tag weniger zu sich nahmen als diejenigen, die mit der Belastung gut zurecht kamen. Die Schwimmer mit dem Kaloriendefizit hatten sich also innerhalb weniger Tage dem Zustand der Überlastung genähert. Hätte die Studie noch länger angedauert, wären sie zweifellos bald übertrainiert gewesen.

Andere Faktoren, die neben intensivem Training zu einem verringerten Appetit beitragen können, sind hohe Temperaturen und hohe Luftfeuchtigkeit. Auch durch Stress und Stimmungsschwankungen bedingte Emotionen können den Appetit mindern, ebenso wie der Beginn eines Höhentrainings. Wenn Sie nach dem Training eine tiefe Ermüdung verspüren, die auch nach einem oder mehreren Tagen kompletter Ruhe oder sehr viel leichterem Training anhält, sehen Sie nicht einfach über Ihren schlechten Appetit hinweg. Halten Sie sich dann mit dem Training weiter zurück, und kontrollieren Sie

Ihre Nahrungsmittelzufuhr, um sicherzustellen, dass Sie genügend Kalorien und Nährstoffe aufnehmen.

MAKRONÄHRSTOFFE UND ÜBERTRAINING

Zwar weisen viele Studien darauf hin, *dass* zwischen Ernährung und Übertraining ein Zusammenhang besteht, allerdings beschreibt keine von ihnen, *wie* dieser Zustand durch die Ernährung vermieden werden könnte. Die folgenden Ernährungsszenarien scheinen jedoch ein Übertraining zu begünstigen.

Kohlenhydrate

Abhängig von seiner Körpergröße kann ein gut trainierter und ausreichend genährter Ausdauersportler bis zu 2.000 Kalorien in Form von Kohlenhydraten in seinem Körper gespeichert haben. Das meiste davon befindet sich als Glykogen in den Muskeln, kleinere Mengen auch in der Leber (Glykogen) und im Blut (Glukose). Verglichen mit der potentiell verfügbaren Energie aus Fett und Eiweiß erscheinen Glykogen und Glukose recht beschränkt, da sie nur ein bis zwei Prozent der gesamten Energievorräte des Körpers ausmachen. Trotzdem ist diese Energiequelle entscheidend für den Erfolg bei Ausdaueraktivitäten. Wie bereits erwähnt, gibt es in der Sportphysiologie ein altes Sprichwort, das dieses Phänomen beschreibt: ‚Fett verbrennt im Feuer der Kohlenhydrate'. Wenn die Kohlenhydratspeicher leer sind, kann der Körper Fett – den im Körper am reichlichsten vorhandenen Treibstoff – nicht mehr effizient zu Energie verarbeiten; er muss nun Eiweiß zu Hilfe nehmen, um die fettverbrennende Flamme am Leben zu erhalten. Dies ist ein zeitaufwändiger metabolischer Prozess, der mit starker Ermüdung und – trotz großer Anstrengungen – drastisch sinkendem Tempo einhergeht. Versäumt ein Sportler, die Glykogen- und Glukosespeicher auf einem stabilen Niveau zu halten, kann das leicht zu schlechten Leistungen und vielleicht sogar Übertraining führen.

Während intensivem Ausdauersport nutzt der Körper für das Kohlenhydratfeuer zunächst das Muskelglykogen, später greift er auf die Glukose im Blut zurück und schließlich auf die Glykogenvorräte in der Leber – und leert so nach und nach alle Speicher. Dieser Vorgang kann je nach Fitness und der Intensität des Sports 60 bis 90 Minuten dauern. Bei intensivem Ausdauersport sind leere Kohlenhydratspeicher die häufigste Ursache von Erschöpfung. Die Aufnahme von Kohlenhydraten sowohl während als auch direkt nach dem Sport ist also für eine gute Leistung entscheidend.

Zahlreiche Untersuchungen deuten darauf hin, dass eine beständig zu niedrige Kohlenhydrataufnahme während und nach dem Sport zur Überlastung und letztlich zum Übertraining beitragen kann. Das ist mit zunehmender Trainingsintensität umso wahrscheinlicher. In den Regenerationsphasen II, III und IV sind daher Nahrungsmittel mit hoher glykämischer Last wie in Kapitel 3 und 4 beschrieben eine Notwendigkeit, um die Glykogen- und Glukosespeicher nachzufüllen und ein Übertraining zu vermeiden. In den entscheidenden Phasen intensiven Trainings können bereits einige wenige Tage mit unzureichender Nahrungsaufnahme den Grundstein für eine katastrophale Saison legen.

Fett

Sie fragen sich sicherlich, warum wir Ihnen beim Paläo-Prinzip der gesunden Ernährung im Ausdauersport empfehlen, während der Grundlagenphase des Trainings (Allgemeine Vorbereitung) mehr Fett und weniger Kohlenhydrate aufzunehmen, wo doch Kohlenhydrate so wichtig für eine Vermeidung von Übertraining sind. Riskieren wir damit nicht ein Übertraining? Nein, das ist nicht der Fall. Viele Forschungsergebnisse deuten nämlich darauf hin, dass gut trainierte Ausdauersportler dauerhaft gute Ergebnisse erzielen, wenn sie sich etwas fettreicher und kohlenhydratärmer ernähren als normalerweise von Ernährungsberatern empfohlen, besonders wenn die Intensität wie in der Grundlagenphase niedrig ist.

Dazu gehört auch eine in der renommierten Fachzeitschrift *Medicine and Science in Sports and Exercise* veröffentlichte Studie aus dem Jahr 1994. Gut trainierte Läufer ernährten sich jeweils sieben Tage lang entweder ‚normal', ‚kohlenhydratreich' oder ‚fettreich' und absolvierten jeweils am Ende der Woche einen Test, um – bei einer festgelegten Intensität knapp unter ihrer anaeroben Schwelle – die Dauer ihrer Laufzeit bis zur Erschöpfung zu messen. Bei der ‚normalen' Ernährung nahmen die Läufer 61 Prozent ihrer täglichen Kalorien in Form von Kohlenhydraten und 24 Prozent in Form von Fett auf. Bei der ‚fettreichen Ernährung' betrug der Anteil 50 Prozent Kohlenhydrate und 38 Prozent Fett – ähnlich der Ernährung, die wir hier für Ihre Grundlagenphase empfehlen. Die ‚Kohlenhydraternährung' der Läufer enthielt hingegen 73 Prozent Kohlenhydrate und 15 Prozent Fett.

Der Eiweißanteil blieb in allen drei Fällen etwa gleich (12 bis 14 Prozent). Die Untersuchungen zeigten, dass die fettreiche Ernährung (91,2 Minuten) im Vergleich mit der kohlenhydratreichen (75,8 Minuten) und der normalen Ernährung (63,7 Minuten) die besten Durchschnittszeiten bis zur Erschöpfung zur Folge hatte.

Bei einer anderen Studie etwas jüngeren Datums nahmen elf Duathleten jeweils fünf Wochen lang eine sehr fettreiche (53 Prozent Fett) beziehungsweise sehr kohlenhydratreiche Ernährung (17 Prozent Fett) zu sich. Anschließend absolvierten sie ein 20-minütiges Zeitfahren auf einem Ergometer und liefen einen Halbmarathon. Bei diesen beiden Testgruppen zeigten sich keine wesentlichen Leistungsunterschiede. Die Differenz beim Radfahren betrug nur 1 Watt, und beim Laufen unterschieden sich die Zeiten im Durchschnitt um 12 Sekunden.

Das Fazit dieser und anderer Studien ist, dass das Ersetzen von Kohlenhydraten durch Fett während der Grundlagenphase weder schadet noch Übertraining verursacht, solange Sie die in Kapitel 4 genannten Empfehlungen zur Regeneration nach dem Sport befolgen, um Ihre Kohlenhydratspeicher wieder aufzufüllen. Eine sehr fettreiche Ernährung erweist sich jedoch insofern als vorteilhaft, weil der Körper effizienter dabei wird, Fett als Treibstoff zu verbrennen und gleichzeitig Glykogen zu schonen – einer der Nutzen, den wir auch durch das lange und langsame Ausdauertraining in der Grundlagenphase erreichen möchten. Mit einer höheren Trainingsintensität in der Aufbauphase (Spezifische Vorbereitung) werden allerdings mehr Kohlenhydrate benötigt, um die erheblich geleerten Glykogenspeicher in den Muskeln aufzufüllen. *Durch diesen Wechsel von einer fettreichen Ernährung in der Grundlagenphase zu einer kohlenhydratreichen Ernährung in der Aufbauphase – bei relativ gleichbleibendem Eiweißgehalt – vermeiden Sie ein Übertraining und erhöhen Ihre Fitness.*

Dabei sollte das Fett, das Sie in Phase V der täglichen Regeneration aufnehmen, natürlich zu den ‚guten' Sorten gehören – einfach und mehrfach ungesättigte Fettsäuren, besonders Omega-3. Diese Fette befinden sich in Nahrungsmitteln wie Fisch, Avocados, Nüssen, Omega-3-Eiern, grünem Blattgemüse, Fleisch von Tieren aus Freilandhaltung sowie in Oliven-, Raps- und Leinöl.

Eiweiß

Nach anstrengenden Trainingseinheiten müssen wir regenerieren, um ein Übertraining zu vermeiden, und auch die Ernährung sollte darauf abgestimmt werden, denn sonst ist der Körper bei der nächsten Einheit eventuell noch nicht wieder zum Training bereit. Im Verlauf weniger Tage führt das zu einem allmählichen Leistungsrückgang, gefolgt von Überlastung und letztlich Übertraining. Immer mehr Forschungsergebnisse weisen darauf hin, dass neben der Zufuhr von Kohlenhydraten direkt nach harten Einheiten auch die Aufnahme von Eiweiß den Regenerationsprozess verbessert. Diese verbesserte Regeneration beruht auf größeren Glykogenspeichern, die sich schneller wieder auffüllen lassen sowie der schnelleren Reparatur beschädigten Muskelgewebes. Wie in Kapitel 4 beschrieben, beschleunigt ein eiweißhaltiges Getränk nach dem Sport die Regeneration und hilft, Übertraining zu verhindern.

Die Aufnahme von Eiweiß über den ganzen Tag verteilt fördert ebenso das körperliche Wohlbefinden wie die Leistungsfähigkeit im Training. Unserer Erfahrung nach nehmen die meisten Ausdauersportler viel zu wenig Eiweiß auf; stattdessen konzentrieren sie sich bei ihrer Ernährung auf Kohlenhydrate, besonders aus Stärke und Zucker. Solch eine aminosäurenarme Ernährung wird früher oder später zum Problem. Eiweiß ist notwendig, um beschädigte Muskelzellen zu reparieren, das Immunsystem zu unterstützen, Hormone und Enzyme zu bilden und die roten Blutkörperchen zu erneuern, die die Muskeln mit Sauerstoff versorgen. Außerdem liefert es Energie für Bewegung, wenn die Kohlenhydratspeicher aufgezehrt sind. Die folgenden Anzeichen für eine unzureichende Eiweißversorgung überschneiden sich erheblich mit den Anzeichen für Übertraining in Tabelle 7.1.

- Häufige Erkältungen und Halsentzündungen
- Langsame Regeneration nach dem Training
- Reizbarkeit
- Schlechte Ansprache auf das Training (man kommt nicht in Form)
- Chronische Erschöpfung
- Schlechte Konzentrationsfähigkeit
- Heißhunger auf Süßes
- Ausbleiben der Regelblutung

Die qualitativ hochwertigsten Eiweiße sind solche, die für die Aufnahme im Körper am besten verwertbar sind und große Mengen aller essentiellen Aminosäuren enthalten. In diese Kategorie fallen besonders tierische Eiweiße, die deshalb über den Tag verteilt gegessen werden sollten. Je mehr Sie trainieren, desto entscheidender ist dies auch für das Vermeiden von Übertraining.

Von den essentiellen Aminosäuren sind vier besonders wichtig für die Regeneration: Leucin, Isoleucin, Valin und Glutamin. Die ersten drei gehören zu den verzweigtkettigen Aminosäuren. Während der sportlichen Betätigung sinkt der Anteil von verzweigtkettigen Aminosäuren und Glutamin im Blut, was zu einer besonderen Art der Ermüdung, der sogenannten zentralen Ermüdung, führt – diese tritt typischerweise bei mehrere Stunden dauernden Veranstaltungen auf. Ein anspruchsvolles Trainingsprogramm hat daher sehr wahrscheinlich den Effekt, dass Sie tagelang unter chronischer Ermüdung leiden, die oft auch auf eine unzureichende Eiweißzufuhr zurückzuführen ist.

Wasser

Viele Ausdauersportler trinken den ganzen Tag über einfach nicht genug Wasser, so dass sie sich fast durchgehend in einem Zustand der Dehydrierung befinden. Ist ein Sportler auch nur leicht dehydriert, gefährdet dies seine Regeneration und erhöht das Risiko des Übertrainings. Für diese Sportler ist allein die einfache Maßnahme, zwischen den Trainingseinheiten mehr zu trinken, eine wirksame Leistungssteigerung, die gleichzeitig dabei hilft, Übertraining zu vermeiden.

Bei einer Dehydrierung nimmt die Menge aller Körperflüssigkeiten ab, einschließlich des Blutplasmas. Mit sinkendem Plasmagehalt wird das Blut dickflüssiger, wodurch das Herz stärker arbeiten muss, um es durch den Körper zu pumpen. Schon eine Dehydrierung von gerade mal zwei Prozent kann die Regeneration drastisch verzögern. Durst ist eine gute Einrichtung der Natur, durch die Dehydrierung vermieden werden kann – zumindest wenn Sie auf Ihren Körper hören.

Durst entsteht durch zwei Ursachen – eine Verringerung der Flüssigkeiten innerhalb und außerhalb der Zellen sowie eine erhöhte Konzentration von Elektrolyten, insbesondere Natrium, im Blut. Wenn Sie nach dem Training etwas mehr trinken, als Sie an Körpergewicht verloren haben und bei harten Einheiten etwas Natrium zusätzlich aufnehmen, lässt sich eine Dehydrierung gut vermeiden.

Eine Studie der Loughborough University in Großbritannien zeigt, wie entscheidend es für die Leistungsfähigkeit ist, seinen Flüssigkeitsbedarf zu kennen. An zwei verschiedenen Tagen absolvierten gut trainierte Läufer jeweils zwei 90-minütige Einheiten bei 70 Prozent ihrer aeroben Kapazität, zwischen denen eine Pause von vier Stunden lag. Während der vier Stunden zwischen den Läufen tranken sie eine Kohlenhydrat-Elektrolytmischung. An einem Tag tranken sie davon so viel sie wollten, ohne jegliche Vorgaben; an dem anderen Tag wurden sie nach dem ersten Lauf gewogen und mussten den Gewichtsverlust durch Trinken ausgleichen. In beiden Fällen war die Flüssigkeitsaufnahme zu Beginn der Pause gleich. In der vierten Stunde der Regeneration trat jedoch ein deutlicher Unterschied auf: Als sie zum Trinken gezwungen wurden, nahmen die Läufer mehr Flüssigkeit auf als an dem Tag, an dem sie nur nach ihrem eigenen Durstgefühl tranken. Außerdem erhöhte sich bei der Flüssigkeitsaufnahme entsprechend dem Gewichtsverlust beim zweiten Lauf auch das Durchhaltevermögen bis zur Erschöpfung um 16 Prozent im Gegensatz zur Flüssigkeitsaufnahme nach Durstgefühl! Es ist also wichtig zu wissen, wie viel Wasser Sie nach dem Sport zu sich nehmen sollten und diese Menge in den ersten paar Stunden nach einer Einheit leicht – um bis zu 20 Prozent – zu erhöhen. Jedes beim Sport verlorene Pfund Gewicht sollten Sie also durch 550 Milliliter Flüssigkeit ersetzen.

Auch eine zusätzliche Aufnahme von Natrium während der Regeneration hilft dabei, verlorene Flüssigkeit schneller wieder aufzufüllen und die Regeneration zu beschleunigen, um letztlich Übertraining zu vermeiden. In einer anderen Studie beispielsweise trieben sechs Personen 90 bis 110 Minuten bei hohen Temperaturen Sport und verloren dabei durchschnittlich 2,3 Prozent ihres Körpergewichts. Danach tranken sie während eines dreistündigen Zeitraums so viel Mineralwasser beziehungsweise mit Natrium angereichertes Wasser, wie sie wollten. Durch das Trinken von reinem Mineralwasser nahmen sie 68 Prozent der verlorenen Flüssigkeitsmenge wieder auf, bei zugesetztem Salz hingegen 82 Prozent. Auch die Flüssigkeitsabgabe über den Urin war unterschiedlich: Die Testpersonen, die das reine Mineralwasser getrunken hatten, schieden 49 Prozent wieder aus, diejenigen, die das natriumhaltige Wasser getrunken hatten, jedoch nur 29 Prozent. Indem Sie während der Regenerationsphasen III und IV also etwas mehr Salz zu sich nehmen, können Sie mehr Flüssigkeit aufnehmen und speichern – ein entscheidender Punkt für die Regeneration.

MIKRONÄHRSTOFFE UND ÜBERTRAINING

Viele Studien haben ergeben, dass Sportler sich relativ schlecht ernähren und somit zu wenig Vitamine und Mineralstoffe aufnehmen. Durch die üblichen Verluste in Phasen mit vermehrtem Training wird diese Situation noch verschlechtert. Eine Studie mit niederländischen Elitesportlern ergab bei den Schwimmerinnen einen Mangel an Eisen, wohingegen die untersuchten Radfahrerinnen meist nicht genug Vitamin B1 und B6 aufnahmen. Ähnliche Forschungen mit Läuferinnen zeigten ebenfalls, dass diese Sportlerinnen aufgrund einer eingeschränkten Kalorienzufuhr, einer sehr hohen Kohlenhydrataufnahme oder vorwiegend vegetarischer Ernährung häufig zu wenig Eisen, Zink, Magnesium und Kalzium zu sich nehmen. Die zu geringe Aufnahme von Zink und Eisen mit der Nahrung wurde auch bei männlichen Läufern beobachtet, und auch bei Skilangläuferinnen wurde eine unzureichende Eisenzufuhr festgestellt; 50 Prozent der Ski-Nordisch-Läuferinnen bei Olympischen Winterspielen wiesen einen prälatenten Eisenmangel auf, 7 Prozent waren anämisch. Bei einer Studie mit 1.300 deutschen Sportlern aus verschiedenen Disziplinen ergab sich bei 21 Prozent ein niedriger Serum-Magnesium-Spiegel, bei 14 Prozent ein Eisenmangel. Es bestehen also kaum Zweifel daran, dass viele Sportler in Bezug auf Mikronährstoffe nicht ihren tatsächlichen Bedarf decken. Ein solcher Mangelzustand kann unter anderem zur Entstehung von Übertraining beitragen.

Ein Sportler mit einem Mangel der Vitamine A, B6, C oder E trägt ein hohes Risiko für ein geschwächtes Immunsystem und Krankheiten aufgrund von Überlastung. Auch ein Mangel an den Mineralstoffen Zink, Magnesium, Kupfer und Eisen kann zu einer Immunschwäche führen. Dies alles unterstreicht wieder einmal, wie wichtig eine mikronährstoffreiche Ernährung ist, sobald Sie die Regenerationsphase V erreicht haben. Die nährstoffreichsten Nahrungsmittel sind Gemüse und mageres Fleisch, einschließlich Fisch und Geflügel. Die Aufnahme großer Mengen Getreideprodukte hingegen macht diese Vorteile zunichte, denn diese Nahrungsmittel sind reich an Phytaten, welche die Aufnahme von Mineralstoffen wie Eisen und Zink im Körper verringern.

Genauso wie eine unausgewogene Ernährung zum Übertraining beiträgt, kann auch die reine Fokussierung auf Nahrungsergänzungsmittel anstelle von nährstoffreichen Nahrungsmitteln schädlich sein. Zu große Mengen von Vitamin A, Vitamin E und Zink beispielsweise schwächen das Immunsystem, wodurch Symptome des Übertrainings gefördert werden.

Eine übermäßige Einnahme von Eisen fördert wiederum das Wachstum von Bakterien und kann seinerseits einen Zinkmangel hervorrufen. Die beste Art und Weise, eine ausgewogene Ernährung sicherzustellen, ist der Verzehr von viel Gemüse, Obst und magerem Fleisch – und nicht das Einwerfen von Tabletten oder im Labor entwickelter Nahrungsmittelprodukte für Sportler. Was die Herstellung von Nahrungsmitteln angeht, kann die Wissenschaft Mutter Natur noch lange nicht das Wasser reichen.

VORBEUGUNG UND BEHANDLUNG

Es gibt keine Frühwarnsymptome, wenn das Ungleichgewicht zwischen Belastung und Erholung zu groß wird. Die Entwicklung von einem normalen und wiederkehrenden Zustand der Überlastung bis zu einem echten Übertraining geschieht so allmählich, dass wir das bevorstehende Unheil nicht rechtzeitig erkennen können. Haben Sie erst einmal gemerkt, dass Sie zu weit gegangen sind, ist es bereits zu spät, und das einzige, was Sie tun können, ist, einen Fitnessverlust in Kauf zu nehmen, indem Sie die Trainingsbelastung erheblich reduzieren. Wenn Sie denken, Sie wären übertrainiert, ruhen Sie sich drei bis fünf Tage vollkommen aus und absolvieren dann eine kurze Trainingseinheit mit niedriger Intensität. Fühlen Sie sich dabei gut, befanden Sie sich nur in einem fortgeschrittenen Stadium der Überlastung und können schrittweise – aber vorsichtig! – wieder zum normalen Training zurückkehren. Ist dieses Testtraining nach ein paar sportfreien Tagen jedoch eine anstrengende Plackerei, sind Sie wahrscheinlich übertrainiert oder krank und sollten einen Arzt aufsuchen. Ruhen Sie sich weitere drei bis fünf Tage vollkommen aus, bevor Sie ein erneutes Testtraining in Angriff nehmen. Machen Sie nach diesem Muster weiter, bis der Sport wieder Spaß macht, was mitunter Wochen oder sogar Monate dauern kann. Achten Sie während des gesamten Prozesses auf eine nährstoffreiche Ernährung, die überwiegend aus Obst, Gemüse und magerem Fleisch, einschließlich Fisch und Geflügel, bestehen sollte.

Es ist um einiges besser, Übertraining von vornherein zu vermeiden, statt es auskurieren zu müssen, besonders, wenn Sie bedenken, dass die Regeneration Wochen oder Monate dauern kann. Was also müssen Sie tun, um Übertraining zu vermeiden?

Übertraining entsteht im Wesentlichen durch Trainingsfehler, von denen zwei besonders weit verbreitet sind. Der erste ist ein Ungleichgewicht zwischen Belastung und Erholung, das normalerweise auftritt, wenn ein Sportler plötzlich Umfang, Intensität oder beides erhöht und somit seine Trainingsbelastung stark ansteigt. Der zweite Fehler ist eine Verringerung der Regeneration, indem leichte Einheiten durch anstrengendere ersetzt werden. Sportler machen gerne auch mal beides gleichzeitig: die Trainingsbelastung plötzlich erhöhen und Ruhetage beziehungsweise Tage mit reduziertem Training ausfallen lassen. Angesichts der Arbeitsmoral, der Motivation und – bei manchen sehr ambitionierten Sportlern – der Besessenheit scheint dies ein sicherer Weg zum Erfolg zu sein. Ist es aber nicht; es ist ein sicherer Weg zum Misserfolg.

Die beste Methode, um diese Falle zu umgehen, besteht darin, einen langfristigen, periodisierten Trainingsplan zu befolgen, in dem die wöchentlichen Ruhetage und Tage mit reduziertem Training, die monatlichen Ruhewochen und Wochen mit reduziertem Training und die jährlichen Ruhemonate und Monate mit reduziertem Training von vornherein klipp und klar angegeben sind. Dieser Plan sollte auch eine schrittweise Steigerung der Trainingsbelastung enthalten und auf Ihre individuellen Besonderheiten einschließlich Ihrer sportlichen Erfahrung, des Alters, der Anfälligkeit für Krankheiten und Verletzungen und Ihre Ziele angepasst sein.

Die Ernährung spielt bei der Entstehung von Übertraining oft eine entscheidende Rolle. Selbst ein prinzipiell angemessenes Trainingsprogramm, das zu einem akzeptablen Stadium vorübergehender Überlastung führt, kann durch die Ernährung untergraben werden, wenn sie eine entsprechend schnelle Regeneration nicht unterstützt. Unserer Erfahrung nach mangelt es der Ernährung in solch einem Fall an Gesamtkalorien, Eiweiß oder Mikronährstoffen. Das gilt nur allzu oft für ernsthafte Ausdauersportler, die sich auf Zucker und Stärke konzentrieren, sich vegetarisch ernähren oder über ihr Körpergewicht Gedanken machen und trotz einer hohen Trainingsbelastung die Kalorienmenge verringern. Jedes dieser Szenarien wird die Regeneration in einem ansonsten angemessenen Trainingsprogramm behindern.

Teil 3

Vermächtnisse aus der Steinzeit

Kapitel 8

Warum essen wie ein Höhlenbewohner?

DAS ERNÄHRUNGSCHAOS DURCHBLICKEN

Als Sportler ist Ihnen wahrscheinlich bewusst, dass bei jedem beliebigen Wettkampf auch kleinste Leistungsschwankungen erheblichen Einfluss auf Ihre Platzierung haben können. Höchstwahrscheinlich haben Sie jedoch noch nie darüber nachgedacht, wie groß dieser Einfluss tatsächlich ist.

Nehmen wir einfach einmal einen Unterschied von ein bis zwei Prozent bei Ihrer Zeit für einen 10-Kilometer-Lauf. Diese Zahlen hören sich zunächst einmal sehr unbedeutend an. Ob man nun bei einem 10-Kilometer-Lauf ein bis zwei Prozent schneller oder langsamer läuft, ist doch unerheblich, oder? Nein! Bei der US-amerikanischen Leichtathletik-Meisterschaft 2003 trennten die ersten zehn Läufer im 10-Kilometer-Endlauf der Männer nur 28,31 Sekunden (eine Differenz von lediglich 1,69 Prozent). Noch aussagekräftiger sind die Zeiten der ersten drei Läufer: Der Sieger Alan Culpepper schlug den Zweitplatzierten Meb Keflezighi um 2,23 Sekunden – umgerechnet ist das ein winziger Leistungsunterschied von 0,13 Prozent. Der Drittplatzierte, Daniel Brown, war 8,12 Sekunden langsamer als der Sieger. Acht Sekunden hören sich schon nach sehr viel an, sind aber tatsächlich nur 0,48 Prozent, um die der Sieger schneller war als der Dritte. Diese Zahlen zeigen sehr anschaulich, wie bereits ein winziger Leistungsunterschied eine enorme Auswirkung auf Ihre Platzierung haben kann. Wichtiger noch: Diese Zahlen unterstreichen, wie wichtig es ist, jeden Faktor zu optimieren, der möglicherweise die Leistung am Wettkampftag beeinflusst.

Die Hauptgrundlagen des Trainings (Intensität, Häufigkeit und Dauer der Einheiten) sind für die Leistungsentwicklung natürlich enorm wichtig. Auf lange Sicht entscheidet deshalb die Fähigkeit, gut und schnell nach jeder einzelnen Einheit zu regenerieren, darüber, wie hart ein Sportler im Laufe einer Saison trainieren kann. Natürlich besteht kein Zweifel an der Notwendigkeit, gesund zu bleiben und sich keine Verletzungen oder Krankheiten zuzuziehen, damit man über längere Zeiträume hinweg intensiv trainieren kann – was wiederum der persönlichen Wettkampfleistung zugute kommt.

Kehren wir zurück zu den entscheidenden ein bis zwei Prozent Leistungsunterschied, und sehen wir uns einmal die drei persönlichen Bestzeiten von Culpepper bei 10-Kilometer-Läufen während der Saison 2003 an. Die langsamste dieser Zeiten (28:14:92) ist 1,99 Prozent schlechter als seine beste Zeit (27:41:90), seine zweitbeste Zeit (27:55:36) ist dagegen nur 0,81 Prozent schlechter als seine Bestzeit. Dies zeigt somit deutlich, dass Leistungsunterschiede nicht nur zwischen verschiedenen Sportlern, sondern auch bei jedem einzelnen Sportler selbst vorkommen. Sofern Wind, Wetterbedingungen und Höhenlage gleich sind – warum kann die Leistung trotzdem um ein bis zwei Prozent schwanken? Welche Faktoren sind für diese winzigen aber wichtigen Leistungsunterschiede verantwortlich? Wie sieht es mit den Muskelglykogenspeichern aus – könnten die damit zusammenhängen? Welche Rolle spielt die Fähigkeit der Muskulatur, die Müdigkeit eines vorangegangenen Trainings oder Wettkampfs zu überwinden? Was sind die Auswirkungen einer leichten Infektion der oberen Atemwege oder einer andauernden Sehnenentzündung? Wie sieht es mit der Fähigkeit aus, auch zwischen den Wettkämpfen qualitativ hochwertige Trainingseinheiten absolvieren zu können? Jeder einzelne dieser Punkte vermag zweifellos Ihre Leistung am Wettkampftag um ein bis zwei Prozent – oder sogar mehr – zu beeinflussen.

Ernährungsberater, Sportphysiologen und Mediziner sind sich darin einig, dass die Leistung aufgrund einer mangelhaften Ernährung sehr schnell den Bach runtergehen kann. Jahrzehntelang haben sie jedoch dogmatisch behauptet, dass eine ‚ausgewogene‘ Ernährung ausreiche, um sportliche Leistungen zu verbessern, vorausgesetzt, man halte sich an einen optimalen Trainingsplan. Was aber genau ist eine ‚ausgewogene Ernährung‘? Genauer noch, was ist der Ausgangspunkt für jegliche Sportlerernährung? Ist es die gleiche Ernährung, die auch Gesundheit und Wohlbefinden verbessert? Und was ist die beste Ernährung, um die Funktion des Immunsystems zu verbessern, um Erkältungen und Infektionen der oberen Atemwege vorzubeugen beziehungsweise die Regeneration bei Muskelzerrungen oder Verletzungen zu beschleunigen oder solche sogar zu vermeiden? Hinter all diesen Fragen steht eine sehr viel größere und allumfassende Frage; eine Frage, deren richtige Antwort uns eine elegante und großartige Vorlage liefert, dank derer wir Licht und Orientierung in das verwirrende und chaotische Dickicht der Ernährung bringen können.

Über Ernährung lässt sich ebenso viel streiten wie über Politik oder Religion. Es scheint, als ob jeder eine eigene Meinung über die richtige Ernährung hätte, einschließlich der Gesundheitsbehörden, der Regierung, führenden Wissenschaftlern, Diätärzten und bekannten Ernährungsberatern. Aus Sicht des Verbrauchers ist das Thema Ernährung verworren und chaotisch. An einem Tag hört man das eine, am nächsten Tag das vollkommene Gegenteil. Margarine ist gut für die Gesundheit – Margarine enthält ungesunde trans-Fettsäuren. Eier erhöhen den Cholesterinspiegel – Eier sind nicht für erhöhte Cholesterinwerte verantwortlich. Ballaststoffe verhindern Darmkrebs – Ballaststoffe verhindern Darmkrebs nicht. Pizza ist gesund – Pizza ist Junkfood.

Das Poster mit der Abbildung der USDA-Ernährungspyramide, die ja eine gesunde Ernährung unterstützen soll, hängt in den USA in fast jeder Grundschule und Krankenhauskantine. Ein erst kürzlich in der angesehenen Fachzeitschrift *Scientific American* erschienener Artikel von Wissenschaftlern der Harvard School of Public Health hingegen verurteilte die Empfehlungen der Ernährungspyramide scharf. 30 Millionen Amerikaner befolgen mittlerweile den Rat von Dr. Atkins und essen mehr Fett und Fleisch, um Gewicht zu verlieren. Im kompletten Gegensatz dazu erklärt uns Dean Ornish, dass Fett und Fleisch Krebs, Herzkrankheiten und Fettleibigkeit verursachen und dass wir alle als strikte Vegetarier viel gesünder leben würden. Wer hat Recht und wer nicht? Wie um alles in der Welt kann auch nur irgendjemand diesen offenkundigen Wust aus sich widersprechenden Fakten, Meinungen und Konzepten durchblicken?

In älteren und gut entwickelten wissenschaftlichen Disziplinen helfen allgemeingültige Paradigmen den Forschern bei der erfolgreichen Entwicklung von Experimenten und Hypothesen. In der Kosmologie (der Lehre vom Weltall) beispielsweise ist das leitende Paradigma das Konzept des Urknalls, welches besagt, dass das Weltall durch eine gewaltige Explosion entstanden ist und sich seitdem immer weiter ausdehnt. In der Geologie legt das Leitbild der Kontinentalverschiebung dar, dass alle derzeitigen Kontinente zu einem früheren Zeitpunkt eine einzige Landmasse bildeten, deren Teile sich im Laufe der Jahrmillionen voneinander trennten und so die Kontinente schufen, wie wir sie heute kennen. Diese zentralen Leitbilder sind keine Theorien, sondern unbestreitbare Tatsachen, die innerhalb jeder Disziplin bei weiteren Untersuchungen als Orientierung dienen. Die Wissenschaftler wissen nicht alles über die Eigenschaften des Weltalls; unbestritten ist jedoch, dass es sich in der Vergangenheit ausgedehnt hat und sich weiter ausdehnt. Dieses essentielle Wissen dient somit als Grundlage, auf der aufbauend die Wissenschaftler präzisere und detailliertere Hypothesen über noch unbestätigte Umstände erstellen können.

Bei der Untersuchung der menschlichen Ernährung gibt es keine solchen Leitvorlagen oder Paradigmen. Bis auf wenige Wissenschaftler und Einzelpersonen, die mit einer neuen Denkweise über Ernährung und Nährstoffe vertraut sind, ist dieser Wissenszweig immer noch sehr unreif. Die meisten der führenden Wissenschaftler und Hauptakteure in diesem Fach ahnen rein gar nichts davon, dass es ein bedeutendes Prinzip gibt, das Licht ins Dunkel bringen könnte. Sie werden sich wahrscheinlich jetzt fragen, wie diese größere und allumfassende Frage wohl lauten mag, deren richtige Antwort uns eine Vorlage, den Heiligen Gral, den Zauberspiegel liefert, den wir dringend benötigen, um diese Lücke in der Ernährungstheorie zu füllen?

Diese Frage ist sehr einfach – eine Frage, wie sie Kinder stellen: „Warum?" Warum brauchen wir überhaupt Nährstoffe? Menschen, die meisten anderen Primaten, Meerschweinchen und einige Fledermausarten müssen Vitamin C mit ihrer Nahrung aufnehmen, alle anderen Säugetiere hingegen können Vitamin C aus Glukose herstellen, dem Einfachzucker, der im Blutkreislauf aller Säugetiere vorkommt. Warum um alles in der Welt brauchen Menschen Vitamin-C-haltige Nahrung und andere Säugetiere nicht? Und wenn wir schon dabei sind, warum benötigen wir überhaupt Nährstoffe? Was wir hier suchen, ist keine naheliegende Antwort, sondern die – wenn Sie so wollen – ultimative Antwort. Jeder qualifizierte Ernährungsberater, der sein Zertifikat wert ist, weiß, dass wir an Skorbut erkranken, wenn wir kein Vitamin C zu uns nehmen. Ein Ernährungsberater, der sich noch gut an die Stoffwechselwege erinnert, kann Ihnen eventuell auch noch erklären, warum beim Skorbut die einzelnen Symptome entstehen. Das allerdings ist bloß die naheliegendste Antwort auf das ‚Warum?' Wissen Sie die ultimative Antwort auf die Frage, warum wir Vitamin C mit der Nahrung aufnehmen müssen? Mit der richtigen Antwort können Sie direkt einen Blick auf den Heiligen Gral der Ernährungswissenschaft werfen. Die richtige Antwort auf diese Frage liefert die Leitvorlage und das Paradigma, das der Ernährungswissenschaft so sehr fehlt.

DAS GESCHENK AUS DER VERGANGENHEIT

Die Auswahl von angemessenem Futter für Wildtiere in Tierparks geschieht nicht aufs Geratewohl. In modernen Tierparks wie dem San Diego Zoo's Wild Animal Park haben die Tierpfleger schon vor langem gelernt, dass sie die natürliche Umgebung eines jeden Tieres so getreu wie möglich nachbilden müssen, damit die Tiere gesund bleiben und sich auch in Gefangenschaft wohl fühlen und fortpflanzen. Dazu gehört die genaue Einhaltung ihrer natürlichen Ernährung. Wurden Löwen oder andere rein fleischfressende Wildkatzen beispielsweise nur mit rohem Muskelfleisch gefüttert, verschlechterte sich rasch ihr Gesundheitszustand, sie litten unter Vitamin-A-Mangel und Knochenschwund (Osteoporose) und starben schließlich. Genaue Beobachtungen wildlebender Löwen in ihrer natürlichen Umgebung zeigten, dass sie den kompletten Kadaver ihrer Beute fraßen, einschließlich der Organe, der Leber (eine gute Vitamin-A-Quelle) und der stark kalziumhaltigen Rippen. Dementsprechend ließen sich sowohl Vitamin-A-Mangel als auch Osteoporose vermeiden, wenn diese Wildtiere auch im Zoo die Nahrung erhielten, an die sie genetisch angepasst waren. Löwen haben nicht nur scharfe Reißzähne und Klauen, sondern im Vergleich zu Pflanzenfressern auch einen sehr viel kürzeren Verdauungstrakt, der an die kalorienreiche Nahrung angepasst ist. Außerdem sind die Leber und der gesamte Stoffwechsel der Löwen speziell darauf eingerichtet, eine rein fleischhaltige Kost zu verarbeiten. *Reine Fleischfresser wie Katzen sind buchstäblich genetisch darauf programmiert, das Fleisch anderer Tiere zu fressen – es wäre also genauso unsinnig, diese Tiere mit Getreide und Beeren zu füttern, wie einer Antilope Fleisch zu geben.*

Alle Tierarten – ob Katzen, Antilopen oder Tropenfische – sind hinsichtlich ihres Lebensraums und ihrer Ernährung an eine bestimmte Umgebung angepasst. Diese Anpassung an ihre ökologische Nische spiegelt sich auch in ihrem genetischen Erbe, einschließlich ihres Aussehens und ihrer Nahrung wider, auf die sie genetisch programmiert sind. Werden diese Tiere mit ungewohntem Futter gefüttert, leidet darunter fast ausnahmslos ihr Gesundheitszustand. Beispielsweise wissen Tierpfleger, dass exotische Affenarten aus Südamerika mit hauptsächlich getreidehaltigem Futter zwar am Leben erhalten werden können, es ihnen aber nicht gut geht, sie anfälliger für Krankheiten werden und sich unter solchen Bedingungen nicht fortpflanzen. Nur, wenn sie ihre normale Ernährung – bestehend aus Insekten, Blättern und tropischen Früchten – erhalten, gedeihen diese Affen gut und bekommen auch in Gefangenschaft Nachwuchs. Ähnliches gilt auch für die Haltung von Tropenfischen: Lebendfutter ist getrocknetem Flockenfutter haushoch überlegen wenn es darum geht, bestimmte exotische Fische im Aquarium zur Fortpflanzung zu bewegen.

Die Bedürfnisse der menschlichen Ernährung sind genauso von der Umgebung bestimmt worden wie die von Löwen, exotischen Affen und Tropenfischen. Unsere Gattung ist genetisch gut an die Nahrungsmittel und Nahrungssorten angepasst, die wir in unserer ursprünglichen und natürlichen ökologischen Nische üblicherweise vorgefunden haben. Welche ist also die natürliche menschliche Nische, und welche Nahrungsmittel und Nahrungssorten kamen dort üblicherweise vor?

WOHER WIR WISSEN, WAS DIE STEINZEITMENSCHEN ZU SICH NAHMEN

Wahrscheinlich ist Ihnen mittlerweile klar, dass die ursprüngliche und natürliche ökologische Nische der Menschen die von Jägern und Sammlern war, und wahrscheinlich denken Sie daher, dass auf deren Speisezettel einst Wildpflanzen und Tiere standen. Stimmt! Das Wesentliche der Frage „Was aßen Jäger und Sammler?“ verbirgt sich jedoch in Details. In der Einleitung haben wir bereits die Nahrungsmittel und Nahrungsmittelsorten besprochen, die unsere Steinzeitvorfahren nicht gegessen haben können; jetzt wollen wir jedoch besprechen, was sie zu sich genommen haben – und woher wir das wissen.

Bis auf bestimmte seltene Stückchen konkreter Beweise wie zum Beispiel versteinerten menschlichen Kot (Koprolithe) und wenige vereinzelte Fälle von mumifizierten Körpern mit intaktem Mageninhalt werden alle Mutmaßungen über Steinzeiternährungen von Indizienbeweisen abgeleitet. Die vier Hauptquellen für Indizienbeweise sind: 1.) Untersuchungen der Ernährung anderer Primaten; 2.) Fossile Funde; 3.) Anthropologische Berichte über moderne Jäger und Sammler, sogenannte ethnografische Studien und 4.) die Untersuchung unserer eigenen heutigen biochemischen Zyklen und Stoffwechselwege.

Bevor wir uns die vier Stränge an Indizienbeweisen genauer ansehen ist uns jedoch wichtig, gleich von Anfang an darauf hinzuweisen, dass es keine einzige, standardmäßige Steinzeiternährung gab. Die Altsteinzeit (Paläolithikum) begann mit der Herstellung der ersten Steinwerkzeuge vor etwa 2,6 Millionen Jahren in Afrika und endete vor 10.000 Jahren mit der Entwicklung der Landwirtschaft im Nahen Osten. Für die meisten Europäer und Asiaten endete die Altsteinzeit etwas später (vor etwa 5.000 bis 8.000 Jahren), als die Landwirtschaft sich von ihrem Ursprung im Nahen Osten her ausbreitete. Für einige isoliert lebende Jäger und Sammler endete die Altsteinzeit buchstäblich erst im letzten Jahrhundert. Während des Paläolithikums existierten ungefähr 20 verschiedene Arten des Menschenstammes (siehe Abbildung 8.1). Durch die besten aus dieser Zeit erhältlichen Informationen wissen wir, dass ihre Ernährungsweisen so verschiedenartig waren wie ihre jeweiligen Umgebungen. Von größter Wichtigkeit für uns sind jedoch die

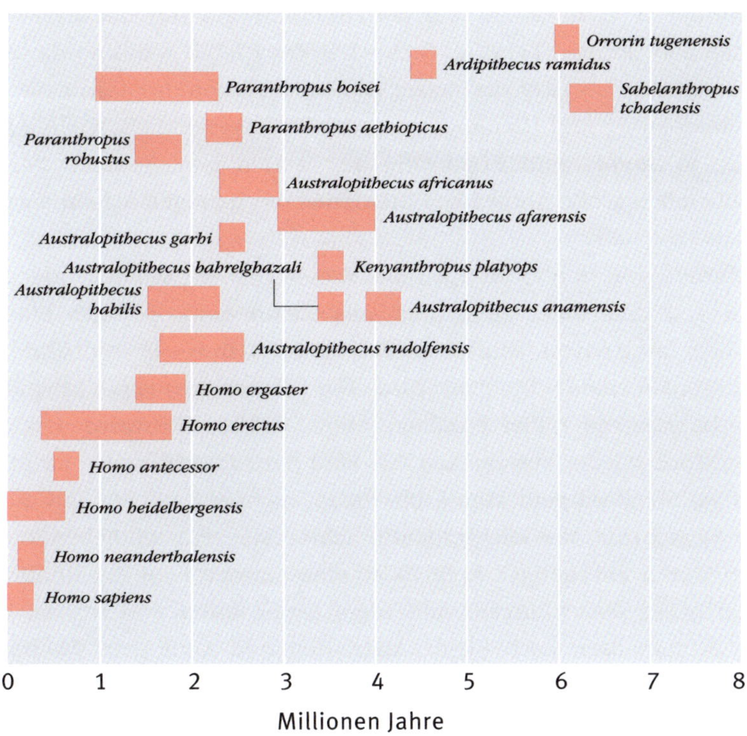

Abbildung 8.1

allgemeinen Ernährungscharakteristika, die zeit-, regions- und sogar artenübergreifend gelten. *Diese weltweiten Ähnlichkeiten in der Ernährung bilden das Spektrum an Nahrungsmitteln und Einschränkungen, die unser modernes Erbgut geprägt haben und an die wir genetisch angepasst sind.*

1. Ernährung anderer Primaten

Durch die Analyse einer bestimmten Art des Erbguts, der sogenannten mitochondrialen DNA, die bei allen lebenden Primaten vorhanden ist, haben Wissenschaftler herausgefunden, dass unsere engsten lebenden Verwandten die Schimpansen sind. Auch wenn unser äußeres Erscheinungsbild dem der Schimpansen nicht sehr ähnelt, unterscheidet sich tatsächlich nur 1,6 Prozent unseres Genoms von dem der Schimpansen. Ein Blick auf Abbildung 8.1 zeigt, dass das früheste Mitglied unseres Stammes (*Sahelanthropus tchadensis*) vor sechs bis sieben Millionen Jahren in Afrika lebte. Die Wissenschaftler sind sich jedoch nicht vollkommen sicher, ob dieser Primat zur Gattung der Menschenaffen oder der Hominini (ein aufrecht auf zwei Beinen laufender Primat) gehörte. Nichtsdestotrotz lebte während dieses Zeitraums oder etwas später der ‚letzte gemeinsame Vorfahr', bevor die Evolution Schimpansen und Hominini getrennte Wege gehen ließ. Wichtig hierbei ist, dass Anatomie und Ernährung des letzten gemeinsamen Vorfahren wahrscheinlich große Ähnlichkeit mit denen der heutigen Schimpansen hatten.

Aufgrund von Beobachtungen des Fressverhaltens wildlebender Schimpansen und Untersuchungen ihres Kots haben Anthropologen eine recht gute Vorstellung davon, was sie zu sich nehmen. In freier Wildbahn besteht der Speiseplan eines Schimpansen zu etwa 93 Prozent aus pflanzlicher Nahrung, überwiegend reifen Früchten. Diese Wildfrüchte würden wir Menschen jedoch wieder ausspucken. Sie sind hart, faserig und – an unserem modernen Standard gemessen – überhaupt nicht süß. Viele von ihnen enthalten Substanzen, die wie Terpentin schmecken. Für wildlebende Schimpansen wären ein saftiger Apfel oder eine Orange eine Art Bonbon und würden gierig verschlungen. Außerdem jagen, töten und fressen wildlebende Schimpansen auch kleine Affenarten und Antilopen. Während der Trockenzeit in Afrika kann Fleisch bis zu 25 Prozent der Ernährung eines männlichen Schimpansen ausmachen.

Wer schon einmal Bilder von Schimpansen in freier Wildbahn gesehen hat, dem ist vielleicht ihr großer, vorstehender Bauch aufgefallen. Ein

Schimpanse hat keinen großen Bauch, weil er fett wäre (wie der durchschnittliche amerikanische Couch-Potatoe), sondern weil er einen großen stoffwechselaktiven Darm benötigt, um die harten, faserigen Früchte verwerten zu können. In der Tierwelt gehören Schimpansen zu den Genies, auch wenn ihr Gehirnvolumen mit 400 Kubikzentimetern im Durchschnitt weniger als ein Drittel des menschlichen Gehirnvolumens (ca. 1.400 Kubikzentimeter) beträgt. Der Unterschied zwischen ihrem und unserem Gehirn und Verdauungstrakt – sowie der Grund dafür – formte einen der wichtigsten Grundgedanken der gesamten evolutionären Anthropologie. Darüber hinaus ist er ein guter Hinweis auf die Arten der Ernährung, auf die wir modernen Menschen genetisch programmiert sind. Schauen wir uns das einmal genauer an.

Das Gehirn ist das stoffwechselaktivste Organ unseres Körpers. Tatsächlich verbraucht es im Ruhezustand neunmal mehr Energie als jedes andere Organ. Damit wir ein größeres Gehirn entwickeln konnten, gab es folglich zwei Möglichkeiten: Entweder hat sich unser Stoffwechselumsatz insgesamt erhöht, oder Stoffwechselumsatz und Größe eines anderen Organs gingen zurück. Denken Sie einmal darüber nach: Bestünde Ihr gesamter Körper aus Gehirn, wäre seine Stoffwechselrate insgesamt neunmal höher als sie tatsächlich ist. Das ist natürlich nicht der Fall, aber wir besitzen in der Tat einen Körper, der – bezogen auf die Körpergröße – dreimal mehr Gehirn enthält als der eines Schimpansen. Es scheint also logisch, dass aufgrund der Entwicklung unseres großen Gehirns die Stoffwechselrate insgesamt zunahm. Richtig? Nein, falsch! Unser Stoffwechselumsatz im Ruhezustand entspricht im Vergleich zu einem Schimpansen genau unserer Körpergröße. Die erste Möglichkeit scheidet also aus, womit wir zur zweiten kommen – ein anderes Organ ist kleiner geworden. Und tatsächlich: Verglichen mit einem Schimpansen ist der menschliche Darm nur halb so lang.

Dieser Ansatz wird von den Anthropologen Expensive-Tissue-Hypothese genannt. Dieser evolutionäre Energietausch zwischen Gehirn und Darm kann nur stattgefunden haben, wenn gleichzeitig die Anforderungen an den Darm, eine voluminöse, faserige, vorwiegend pflanzliche Nahrung zu verdauen, durch den Verzehr von Nahrungsmitteln mit höherer Energiedichte verringert wurden. Kurz bevor die fossilen Funde eine wachsende Gehirngröße anzeigen, fingen die Hominini an, die ersten Steinwerkzeuge herzustellen, mit denen sie Tiere töteten und die Kadaver zerlegten. Fügt man diese Fakten zusammen, bestätigen sie, dass vor etwa 2,6 Millionen Jahren die Hominini damit begannen, immer mehr tierische Nahrung aufzunehmen. Genau dies (Fleisch, Knochenmark und Innereien) waren die Nahrungsmittel mit hoher Energiedichte, dank derer im natürlichen Ausleseprozess auf einen großen, stoffwechselaktiven Darm verzichtet werden konnte. Ohne Fleisch, Knochenmark und Innereien in der Ernährung unserer historischen Vorfahren wären wir heute buchstäblich nicht vorhanden. Merken Sie sich also, dass tierische Nahrungsmittel (Fleisch und Innereien) von Anfang an Teil unserer angestammten Ernährung waren.

2. Fossile Funde

Besonders wichtigste Anhaltspunkte bei dem Versuch, die Ernährung unserer Steinzeitvorfahren nachzuvollziehen, liefern fossile Funde. Das sind Objekte, die unsere prähistorischen Verwandten hinterlassen haben: ihren Abfall, ihre Besitztümer, Werkzeuge, Waffen und – nicht ganz so häufig – Knochen und Zähne. Leider geben fossile Funde ein verzerrtes Bild und werden es uns deshalb nie ermöglichen, einen ganz genauen Blick auf die ursprünglichen Ernährungsformen zu werfen. Für diese Feststellung muss man kein Archäologe sein. Tierische Überreste wie beispielsweise die harten Zähne und Knochen halten der Zersetzung im Erdreich stand und haben deshalb eine größere Chance zu versteinern als weiche pflanzliche Überreste. Wenn Archäologen also die Überreste eines historischen Lagerplatzes ausgraben, finden sie – wenn überhaupt – eher selten Beweise dafür, dass pflanzliche Nahrungsmittel verzehrt wurden. Was sie jedoch üblicherweise finden, sind mit Schneidspuren von Steinwerkzeugen überzogene Knochen von Beutetieren und manchmal auch die Steinwerkzeuge selbst. Bedeutet dies, dass unsere altsteinzeitlichen Verwandten durch und durch Fleischfresser waren? Eher nicht. Unsere jagenden und sammelnden Vorfahren waren Opportunisten: War etwas essbar, wurde es wahrscheinlich auch gegessen. Selbst wenn bei den konservierten Überresten eindeutig die tierischen Überreste überwiegen, gibt es trotzdem ein paar hervorstechende Themenbereiche bei den fossilen Funden.

So waren die allerersten Steinwerkzeuge herstellenden Hominini recht klein (ausgewachsen wogen sie 60 bis 80 Pfund und hatten eine Körpergröße von etwa 1,35 Metern) und wahrscheinlich nicht viel intelligenter als Schimpansen. Daher waren sie vermutlich auch keine sehr guten Großwildjäger. Viele Anthropologen glauben, dass die Spuren von Steinwerkzeugen auf den Knochen größerer Tiere wie Zebras, Gnus und Flusspferden eher darauf hindeuten, dass diese als Aas vorgefunden und nicht selbst erlegt wurden.

Vor etwa 1,7 bis 2 Millionen Jahren besaßen die Hominini bereits vom Hals abwärts die gleichen Körperproportionen wie wir sie heute besitzen. (Ein bemerkenswertes, fast vollständiges männliches Skelett, das in Kenia gefunden wurde und etwa 1,6 Millionen Jahre alt ist, war zu Lebzeiten aufrecht stehend 1,83 Meter groß und hätte den gleichen schlanken Körper und die gleichen schmalen Hüften gehabt wie heutzutage die aus Kenia stammenden Top-Läufer.) Etwas später wurden die Werkzeuge ausgefeilter, wodurch mittlere bis große Beutetiere zum bevorzugten Jagdziel wurden. In der erstaunlichen archäologischen Ausgrabungsstätte Olorgasailie in Kenia fand man 400 Handäxte aus Stein zusammen mit den zerlegten Überresten von 65 Tieren einer mittlerweile ausgestorbenen Pavianart von der Größe eines Gorillas. In einer anderen Ausgrabungsstätte in Deutschland, deren Alter auf etwa 400.000 Jahre geschätzt wird, wurden sieben hölzerne Speere zusammen mit den Überresten von mehr als zehn erlegten Pferden gefunden.

Auch bei fossilen Funden gibt es also unwiderlegbare Beweise für die damaligen Lebensumstände. Ein paar Beispiele: 1950 fanden deutsche Anthropologen eine 2,40 Meter lange und etwa 125.000 Jahre alte Stoßlanze, die zwischen den Rippen eines inzwischen ausgestorbenen Europäischen Waldelefanten steckte. Was meinen Sie, wie die Lanze dort hingekommen ist? Ein ähnlicher Fund wurde im August 1951 gemacht, als der Greenbush Creek, eine Meile nordwestlich von Naco im US-Bundesstaat Arizona aufgrund starker Regenfälle überschwemmt wurde. Durch die Auswaschung des normalerweise ausgetrockneten Flussbettes wurden ein Teil eines Schädels mit Zähnen sowie ein Stoßzahn eines riesigen Mammuts freigelegt. Weitere Ausgrabungen förderten acht rasiermesserscharfe Speerspitzen aus Stein zutage, die zwischen den Rippen des Tieres lagen. Da keiner der Knochen des Mammuts Schneidspuren von Steinwerkzeugen aufwies, nahmen die Forscher an, dass das Tier noch einmal davongekommen war.

Wie fantastisch wäre es, wenn wir nur ein einziges Foto hätten, das unsere altsteinzeitlichen Verwandten bei der Jagd oder der Nahrungssuche zeigte! Tatsächlich gibt es etwas fast Gleichwertiges – eine sehr detaillierte Zeichnung, die sogenannte Schachtszene, die Sie im Internet auf der Webseite www.culture.gouv.fr/culture/arcnat/lascaux/de/ finden können. Diese Zeichnung, die vor 17.000 Jahren in der berühmten Höhle von Lascaux in Frankreich entstand, zeigt ein verwundetes Wisent mit aus dem Bauch hervortretenden Eingeweiden und einer zwischen seinen Rippen steckenden Lanze. Das wütende Tier ist kurz davor, einen mit einer Speerschleuder bewaffneten Menschen aufzuspießen.

Aber warum haben unsere Vorfahren beim Töten riesiger, wilder Tiere Leib und Leben riskiert, um an Fleisch zu kommen? Hätten sie nicht einfach weniger gefährliche kleinere Tiere jagen können, wie beispielsweise Kaninchen, Rebhühner, Muscheln und Fische? Warum würde jemand mit auch nur einem Funken Verstand versuchen, eine zerbrechliche hölzerne Lanze zwischen die Rippen eines sechs bis acht Tonnen schweren Elefanten zu stoßen? Unsere Vorfahren taten es, weil sie es mussten. Zu jener Zeit hatten sie keine andere Möglichkeit zu überleben.

Warum war das so? Bekanntermaßen ist alles eine Frage der Dosis, und man kann sich tatsächlich zu viel des Guten tun. So ist beispielsweise Eiweiß nur bis zu einem bestimmten Punkt gut. Der Mensch kann so viel Kohlenhydrate und Fett in seine Ernährung aufnehmen, wie er möchte, ohne unter sofortigen Nebenwirkungen zu leiden – das gilt jedoch nicht für Eiweiß. In der typisch amerikanischen Ernährung macht Eiweiß etwa 15 Prozent der täglich aufgenommenen Kalorien aus; bei der Ernährung der Jäger und Sammler lag dieser Anteil erheblich höher und betrug etwa 25 bis 40 Prozent der täglichen Kalorienzufuhr. Laborstudien an Menschen haben ergeben, dass das Maximum an regelmäßig aufgenommenem Eiweiß bei etwa 40 Prozent unserer täglichen Kalorienzufuhr liegt. Alles was darüber hinausgeht, macht uns krank – eine Tatsache, die unseren jagenden und sammelnden Vorfahren sehr wohl bewusst war. Sie wussten auch, was passierte, wenn sie gezwungen waren, nur das fettarme Fleisch nahezu abgemagerter Tiere zu essen – denn dann erkrankten sie an der sogenannten Kaninchenauszehrung. Nach dem Verzehr großer Mengen sehr mageren Fleisches litten sie unter Übelkeit und waren leicht reizbar, verloren an Gewicht, bekamen Durchfall und starben schließlich. Hungern war also besser, als weiter nur mageres Fleisch zu essen. Der einzige Ausweg aus dieser Klemme bestand darin, Fett oder Kohlenhydrate in die Ernährung aufnehmen, um den Eiweißanteil auf unter 40 Prozent zu senken.

In unserer modernen Welt ist es sehr einfach, den Fettgehalt eines jeden Nahrungsmittels zu verändern. Hummer beispielsweise ist sehr mager (84 Prozent der Energie ist Eiweiß) und würde – wenn man ausschließlich Hummer äße – sehr schnell eine Eiweißvergiftung hervorrufen. Die meisten Menschen essen Hummer jedoch am liebsten mit zerlassener Butter, weshalb wir so viel davon essen könnten wie wir wollten und trotzdem keine Symptome eines Eiweißüberschusses entwickeln würden. Die Jäger und Sammler hatten es dagegen nicht so gut. Fett und Eiweiß kam nur in Tierkörpern zusammen vor. Das Tier hatte also entweder Fett, oder es hatte keins. Der Nahrung einfach Fett hinzuzufügen, war unmöglich. Ebenso funktioniert es auch mit Kohlenhydraten: Wer beispielsweise Hummer mit Naturreis oder Kartoffeln isst, senkt so den Eiweißanteil unter die kritische Marke von 40 Prozent und bekommt keinerlei Probleme. Bis zur Entstehung der Landwirtschaft und der Kultivierung von Getreide hatten die Jäger und Sammler – besonders diejenigen, die in höheren Breitengraden lebten – jedoch keine verlässliche ganzjährige Kohlenhydratquelle.

Kommen wir nun zu der Frage zurück, warum die Jäger in der Steinzeit regelmäßig Leib und Leben riskierten, um große, unbändige Tiere zu töten. Große Tiere sind fette Tiere. Je größer die Tierart, desto mehr Körperfett hat sie. Der durchschnittliche Körperfettgehalt eines kleinen Tieres, beispielsweise eines Eichhörnchens (1 Pfund), beträgt 5,2 Prozent seines Gewichts, der Körperfettanteil eines großen Tieres wie zum Beispiel eines Moschusochsen (900 Pfund) beträgt 20,5 Prozent. Wenn wir nun das Körperfett des Eichhörnchens in Bezug auf die Gesamtkalorien betrachten, wird klar, warum der Verzehr von Eichhörnchen allein zu einer Eiweißvergiftung führen würde: Der Körper eines Eichhörnchens besteht zu 35 Prozent aus Energie (Kalorien) in Form von Fett und 65 Prozent in Form von Eiweiß – das ist weit über der besagten 40-Prozent-Grenze. Der Körper eines Moschusochsen besteht dagegen aus 73 Prozent Fett und 27 Prozent Eiweiß. Ein Tierkörper mit nur 27 Prozent Eiweiß kann also in seiner Gesamtheit verzehrt werden, ohne eine Eiweißvergiftung zu riskieren.

Die fossilen Funde zeigen unmissverständlich, dass Fleisch und andere tierische Nahrungsmittel schon immer eine Rolle in der Ernährung der Urmenschen gespielt haben, aber leider gibt es kaum Hinweise darauf, *wie viel* Fleisch sie gegessen haben. Noch weniger Hinweise gibt es darauf, wie viel pflanzliche Nahrung sie üblicherweise zu sich genommen haben. Zum Glück haben Anthropologen eine raffinierte Methode entwickelt: Sie liefert uns durch Messung der stabilen Isotope in den versteinerten Knochen und Zähnen der längst verstorbenen Hominini eine ungefähre Schätzung des Verhältnisses von tierischen zu pflanzlichen Nahrungsmitteln in der Ernährung. Stabile Isotope sind Elemente wie Kohlenstoff-13 (^{13}C) und Stickstoff-15 (^{15}N), die sich leicht von den normalen Elementen unterscheiden lassen. Dr. Julia Lee-Thorp und ihre Kollegen von der Universität Kapstadt in Südafrika haben bei vielen der allerersten Hominini, die vor ein bis drei Millionen Jahren in Afrika lebten, die stabilen Isotope gemessen und so herausgefunden, dass sie alle erhebliche Nahrungsmengen sowohl tierischen als auch pflanzlichen Ursprungs gegessen haben. Mit Hilfe der stabilen Isotope machte Dr. Mike Richards von der Universität Bradford in Großbritannien bei der Untersuchung der Ernährung der vor 30.000 Jahren in Europa lebenden Neandertaler folgende Entdeckung: „Die Isotope weisen ohne Zweifel darauf hin, dass die Neandertaler in erster Linie Fleischfresser waren." In einer ähnlichen Studie über vor 12.000 Jahren in England lebende Steinzeitmenschen schreibt er: „Wir haben die Hypothese untersucht, dass diese Menschen überwiegend Jäger waren und ihre Ernährung deshalb einen hohen Anteil tierischen Eiweißes aufwies. Wie wir herausfanden, war dies tatsächlich der Fall ..."

Die isotopischen Daten von Dr. Richards sind hochinteressant, stammen aber von sehr bestimmten Gruppen unserer Vorfahren, deren Ernährung sich eventuell stark von der der breiten Allgemeinheit unterschied. Die Neandertaler haben hauptsächlich während der Eiszeit in Europa gelebt, als ganzjährig recht wenig pflanzliche Nahrung verfügbar war. Deshalb hatten sie wahrscheinlich keine andere Möglichkeit, als tierische Nahrung zu sich zu nehmen. Viele Anthropologen glauben ebenso, dass die vor 12.000 bis 40.000 Jahren in Europa lebenden modernen Menschen vorwiegend auf tierische Nahrung zurückgriffen, weil große Wildtiere reichlich vorhanden waren. Es gibt jedoch noch einen anderen Weg zur Lösung des Rätsels, wie viel pflanzliche und tierische Nahrung üblicherweise auf dem Speiseplan unserer Vorfahren stand.

3. Ethnografische Studien

Im Verlauf der Geschichte sind Hunderte, wenn nicht sogar Tausende Beschreibungen über Jäger und Sammler und ihre Ernährung verfasst worden. Diese Beschreibungen stammen von Forschern, Seeleuten, Pelzjägern, Nomaden, Ärzten, Anthropologen und anderen, die während ihrer Reisen auf einheimische Volksstämme trafen. Zum Glück machte sich ein fleißiger Anthropologe namens Dr. George Murdock die Mühe, die Vielfalt historischer Daten, die nicht nur Jäger und Sammler beschreiben, sondern alle Kulturen der Welt und ihre Lebensweisen, zusammenzutragen und zu ordnen. Seine riesige Datenbank enthielt zu jeder Gesellschaft mehr als 100 spezifische Informationsdaten. 1967 fasste Dr. Murdock seine bisherige Arbeit in dem Buch *Ethnographic Atlas* zusammen. Dank dieses umfangreichen Werkes kann jeder ganz einfach verschiedene Gesellschaften oder Kulturen der Welt miteinander vergleichen.

Ein Jahr nach dem Erscheinen des *Ethnographic Atlas* nutzte Dr. Richard Lee, ein junger Anthropologe in Harvard, einige Informationen aus diesem Buch, um das Verhältnis von pflanzlicher zu tierischer Nahrung in der durchschnittlichen Ernährung der Jäger und Sammler zu ermitteln. Dr. Lee schloss daraus, dass erlegte Beutetiere 35 Prozent der Energiezufuhr der durchschnittlichen Ernährung von Jägern und Sammlern ausmachten und die restlichen 65 Prozent aus pflanzlicher Nahrung stammten. Während der nächsten drei Jahrzehnte war Dr. Lees Feststellung in anthropologischen Kreisen ein unangezweifeltes Dogma. Leider waren seine Untersuchungen fehlerhaft und wurden erst 32 Jahre später durch die Veröffentlichung unserer Neuauswertung der im *Ethnographic Atlas* enthaltenen Informationen über Jäger und Sammler korrigiert. Lassen Sie mich nun zeigen, wie ich zu dieser Feststellung gekommen bin.

Es ist ziemlich schwer, sich an rohen Möhren und Staudensellerie zu überessen – die meisten von uns haben tatsächlich schon nach ein, zwei Möhren oder Selleriestangen genug. Können Sie sich vorstellen, 65 Prozent Ihrer täglichen Kalorien in Form von Sellerie zu sich zu nehmen? Ein aktiver Mann mit einem täglichen Kalorienbedarf von 3.000 Kalorien müsste 27 Pfund Sellerie essen, um 65 Prozent seines Kalorienbedarfs aus dieser pflanzlichen Nahrungsquelle zu beziehen! Okay, Sellerie ist schon ein sehr extremes Beispiel. Wie wäre es mit Tomaten? Versuchen Sie mal 20 Pfund davon! Vielleicht Cantaloupe-Melone? 12 Pfund! Vielleicht funktioniert es mit Kartoffeln: Um 65 Prozent von 3.000 Kalorien – also 1.950 Kalorien – aufzunehmen, müssten Sie vier Pfund davon essen. Das ist immerhin machbar. Das Problem ist jedoch, dass die meisten wilden Knollengewächse und Wurzeln keine große Ähnlichkeit mit den heutigen Zuchtkartoffeln haben. Verglichen mit ihren modernen Pendants sind wilde Knollengewächse kleiner, normalerweise faseriger, weniger stärkehaltig und deshalb auch viel kalorienärmer.

Mir wurde immer klarer, dass es nur sehr wenige Wildpflanzen gab, die von unseren Vorfahren in solchen Mengen verzehrt werden konnten, um damit 65 Prozent des täglichen Kalorienbedarfs zu decken. In diese Kategorie fielen ölhaltige Nüsse und Samen, Knollengewächse und Getreide. Getreide musste aber wieder gestrichen werden, da es – wie in der Einleitung erklärt – den Jägern und Sammlern nur selten, wenn überhaupt, als Nahrung dienen konnte. Darüber hinaus müssen Jäger und Sammler bei ihrer Nahrungssuche wichtige Entscheidungen treffen. Erstens muss die Nahrung, die sie jagen oder sammeln, mehr Energie enthalten, als sie für die Beschaffung verbrauchen. Es wäre ein Verlustgeschäft, den ganzen Tag herumzurennen und 800 Kalorien zu verbrauchen, um am Ende nur 500 Kalorien wieder aufnehmen zu können. Zweitens ordnen Jäger und Sammler die Nahrungsalternativen nach ihrem jeweiligen Kaloriengehalt ein. Ganz oben auf ihrer Liste steht die Nahrung, die nach Abzug der Arbeit den größten Profit abwirft – große Tiere sind lohnender als kleinere, und tierische Nahrung wird fast immer pflanzlicher vorgezogen. Anthropologen nennen diese Entscheidungen der Jäger und Sammler *optimal foraging* (optimale Nahrungssuche).

Diese ganzen Informationen haben mich jedenfalls misstrauisch gemacht. Es erschien mir unwahrscheinlich, dass pflanzliche Nahrung die Mehrheit des täglichen Kalorienbedarfs in der typischen Ernährung von Jägern und Sammlern geliefert haben soll. Also habe ich mir den originalen *Ethnographic Atlas* beschafft, alle Informationen über die 229 Jäger- und Sammler-Gesellschaften in eine Tabelle gesetzt und die Daten von vorne bis hinten neu ausgewertet. Am 1. Weihnachtsfeiertag 1997 war ich mit der Auswertung fertig und konnte es kaum glauben: Meine Ergebnisse waren nicht nur anders als die Auswertung von Richard Lee, sondern genau umgekehrt: Pflanzliche Nahrung stellte etwa 35 Prozent der Gesamtkalorien, tierische Nahrung hingegen 65 Prozent! Wie war das möglich? Sorgfältig überprüfte ich noch einmal die mehr als 2.000 Einzeldaten – kein Fehler zu finden. Was war da nur los?

Endlich fand ich, wonach ich suchte. Dr. Lee hatte bei der Bestimmung des Gesamtverhältnisses von tierischer zu pflanzlicher Nahrung Fische und andere Meeresfrüchte nicht in die tierische Nahrung einbezogen.

Eines der großen Probleme bei ethnographischen Studien ist, dass sie meist vollkommen subjektiv sind. Als wir uns einige der ursprünglichen Berichte ansahen, mit denen Dr. Murdock gearbeitet hatte, um das Nahrungsverhältnis zu bestimmen, waren wir entgeistert über seine Vorgehensweise: In vielen der Berichte über Jäger und Sammler gab es keinerlei konkrete Informationen, die hätten zeigen können, wie viel Fleisch oder pflanzliche Nahrung verzehrt worden war. Deshalb durchforsteten mein Forschungsteam und ich jede einzelne Studie und verwendeten anschließend nur solche, bei der die Nahrungsmittel abgewogen worden und der Kaloriengehalt bekannt waren. Nur 13 Berichte erwiesen sich schließlich als verwertbar. Davon wiederum bezogen sich zwei auf Eskimos, die allerdings keine andere Wahl haben, als tierische Nahrung zu sich zu nehmen – also blieben nur noch elf Berichte übrig. Diese stabileren quantitativen Studien stimmten mit unseren früheren Untersuchungen überein und zeigten erneut, dass tierische Nahrungsmittel zwei Drittel der durchschnittlichen Energiezufuhr in der Ernährung von Jägern und Sammlern ausmachten.

Drei eigenständige Beweisketten – Ernährung anderer Primaten, fossile Funde und ethnographische Studien – weisen nun also unabhängig voneinander darauf hin, dass Fleisch, Innereien und tierische Nahrung schon immer ein wesentlicher Bestandteil der Ernährung waren, an die wir genetisch angepasst sind. In Kapitel 9 werden Sie lesen, wie stark sich das Futter von Wild- und Nutztieren inzwischen voneinander unterscheidet. Selbst wenn Sie Ihren Energiebedarf zu 65 Prozent aus fetthaltigem Fleisch decken, ähnelt diese Ernährung nicht im Entferntesten der unserer Vorfahren, weil die Tiere heutzutage mit Getreide gemästet werden.

Betrachten wir nun einmal ein weiteres, erst kürzlich entdecktes Puzzlestück, das zeigt, welche Arten von Nahrung Mutter Natur für uns vorgesehen hat.

4. Biochemische Zyklen und Stoffwechselwege

In der biochemischen Maschinerie unseres Körpers finden sich Hinweise darauf, wie sich unsere Ernährung in den fünf bis sieben Millionen Jahren seit der evolutionären Trennung vom Menschenaffen verändert hat. Dabei haben wir Menschen eine Reihe biochemischer Anpassungen entwickelt, die denen reiner Fleischfresser gleichen. Offensichtlich sind wir aber keine reinen Fleischfresser. Wir sind Allesfresser, die genetisch daran angepasst sind, eine gemischte Ernährung aus pflanzlicher und tierischer Kost zu essen. Es gibt jedoch eindeutige biochemische Beweise, die darauf hindeuten, dass wir während der letzten 2,6 Millionen Jahre einen erheblichen Entwicklungsschritt gemacht haben, der uns einer fleischbasierten Ernährung näher gebracht hat als einer pflanzenbasierten.

Reine Fleischfresser, wie beispielsweise Katzen, müssen ihre gesamten Nährstoffe aus dem Fleisch anderer Tiere beziehen. Deshalb haben sie bestimmte biochemische Anpassungen entwickelt, anhand derer sich ihre komplette Abhängigkeit von tierischer Nahrung beweisen lässt. Die meisten dieser Anpassungen betreffen entweder das Fehlen oder die verringerte Aktivität bestimmter Enzyme, die für den Aufbau bestimmter Nährstoffe zuständig sind. Diese Enzyme fehlen, weil der Selektionsdruck in der Evolution zur Beibehaltung der Enzyme und Stoffwechselwege nicht mehr benötigt wurde. Lassen Sie mich anhand einiger Beispiele zeigen, wie wir Menschen bei der Evolution einen ähnlichen Weg gegangen sind.

Taurin ist eine Aminosäure, die nicht in pflanzlicher Nahrung vorkommt und ein lebenswichtiger Nährstoff in allen Körperzellen ist. Pflanzenfresser, beispielsweise Kühe, können Taurin aus in Pflanzen vorkommenden Vorstufen von Aminosäuren herstellen, wohingegen Katzen diese Fähigkeit vollständig verloren haben. Da alle tierischen Nahrungsmittel (außer Kuhmilch) reichhaltige Quellen für Taurin sind und Katzen alle notwendigen Nährstoffe durch ihre ausschließlich fleischhaltige Nahrung aufnehmen, konnten sie den Selektionsdruck bei der Taurinproduktion verringern.

Menschen besitzen – anders als Katzen – immer noch die Fähigkeit, Taurin in der Leber aus Vorstufen von Aminosäuren herzustellen. Diese Fähigkeit ist jedoch beschränkt und ineffizient – und zwar derart, dass Säuglingsnahrung mit Taurin angereichert wird. Ohne diesen Zusatz von Taurin sind mit der Flasche gefütterte Babys in ihrem Wachstum anfälliger für Seh- und Hörprobleme. Auch Erwachsenen ergeht es nicht viel besser, wenn sie kein Fleisch mehr essen. In einigen Studien wurde festgestellt, dass Veganer niedrige Taurinwerte in Blut und Urin aufweisen – Werte, die darauf hindeuten, dass die Fähigkeit zur Umwandlung von pflanzlichen Aminosäuren in Taurin mangelhaft ist. Ähnlich wie bei Katzen ist unsere mangelnde Fähigkeit zur Gewinnung von Taurin aus pflanzlichen Aminosäuren darauf zurückzuführen, dass wir uns lange Zeit auf taurinreiche tierische Nahrung verlassen haben.

Ein zweites Beispiel sind die langkettigen Fettsäuren. Bei den Säugetieren benötigen alle Körperzellen C20-Fettsäuren, um Gewebshormone wie Eikosanoide und Prostaglandine herzustellen. Katzen haben die Fähigkeit, in der Leber C18- zu C20-Fettsäuren umzuwandeln, fast vollständig verloren, da diese in ausreichender Menge in ihrer Nahrung enthalten sind. Pflanzenfresser sind hingegen gezwungen, in der Leber C18-Fettsäuren aus pflanzlicher Nahrung in C20-Fettsäuren zu verändern, weil in pflanzlicher Nahrung nun mal keine C20-Fettsäuren vorkommen. Katzen haben dagegen fast vollständig die Fähigkeit verloren, C20-Fettsäuren aus der C18-Vorstufe herzustellen, weil es dafür einfach keine Notwendigkeit mehr gab; sie nahmen alle benötigten ‚fertigen' C20-Fettsäuren mit dem Fleisch ihrer Beute auf. Ähnlich wie Katzen haben auch Menschen nur sehr ineffiziente Möglichkeiten, um aus C18- C20-Fettsäuren herzustellen, weil auch wir eine mehr als zwei Millionen Jahre alte Geschichte als Fleischfresser haben.

In der Einleitung haben wir die Nahrungsmittel besprochen, die unsere Steinzeitvorfahren nicht gegessen haben können; in diesem Kapitel haben wir soeben die Nahrungsmittel aufgeführt, die sie verzehrt haben. Wenn wir nun diese beiden Puzzlestücke zusammensetzen, haben wir schon ein viel genaueres Bild der Nahrungsmittel, auf deren Verzehr wir genetisch programmiert sind. Dies sind die Nahrungsmittel, die für eine optimale Gesundheit und unser Wohlbefinden sorgen. Durch Nachahmung der Grundzüge der Ernährung unserer Vorfahren ist es auch im 21. Jahrhundert möglich, eine reinrassige Steinzeiternährung zu sich zu nehmen. Im nächsten Kapitel erklären wir Ihnen, wie Sie das ganz leicht umsetzen können.

Kapitel 9

Das Paläo-Prinzip im 21. Jahrhundert

BESONDERE ANFORDERUNGEN AN DIE ERNÄHRUNG VON SPORTLERN

Als ernsthafter Sportler haben Sie einen Lebensstil und ein Maß an Aktivität, das sehr von dem eines durchschnittlichen Europäers abweicht. Aller Wahrscheinlichkeit nach unterscheiden sich Ihre Trainingsmuster auch erheblich von den täglichen Bewegungsmustern unserer Steinzeitvorfahren. Es ist sehr unwahrscheinlich, dass diese jemals 42,195 Kilometer am Stück so schnell sie konnten gerannt sind. Genauso unwahrscheinlich ist, dass sie Tag für Tag, Woche für Woche mit hoher Intensität gearbeitet haben oder gelaufen sind. Der einzige Grund dafür wären außergewöhnliche Umstände gewesen, die ihr Leben bedroht hätten und unter denen die einzige Chance auf ein Überleben darin bestanden hätte, jeden Tag weit und schnell zu laufen. Solche Umstände haben sich eher selten ergeben. Wie Sie im nächsten Kapitel lesen werden, bestand das für den steinzeitlichen Sportler typische ‚Training' vielmehr aus langen, beständigen Jagden und Expeditionen zur Nahrungssuche, die in einem eher gemäßigten Tempo abliefen, bis der eigentliche Angriff auf die Beute unmittelbar bevorstand oder die erlegte Nahrung zum Lagerplatz zurückgetragen wurde. In diesen Zeiten war die Anstrengung unserer Vorfahren erhöht, aber zweifellos haben sie sich bei jeder nur möglichen Gelegenheit ausgeruht. Rituelle Tänze haben zwar ebenfalls zum beständigen ‚Training' beigetragen, allerdings war deren Intensität eher gering.

Für Sie bedeutet all dies, dass Ihre Ernährung etwas verändert werden muss, um Ihrem ‚ungewöhnlichen' Trainingsmuster mit hoher Intensität, wie es für Spitzenleistungen während des Wettkampfs notwendig ist, Rechnung zu tragen. Ihnen ist mittlerweile sicher bewusst, dass diese Änderungen auf den genauen Zeitpunkt und die Nahrungszusammensetzung vor, während und direkt nach dem Sport abzielen. Diese entscheidenden Abstufungen in Sachen Ernährung haben wir ausführlich in den Kapiteln 2, 3 und 4 besprochen.

Kommen wir nun zum Knackpunkt dieses Kapitels: Was sollten Sie während des restlichen Tages essen, vom Ende der kurzfristigen Regeneration bis zum Beginn der nächsten Einheit? Innerhalb dieses Zeitraums sollten Sie ähnlich essen, wie es unsere Steinzeitvorfahren getan haben. Sie werden schnell bemerken, dass Ihre tägliche Regenerationsfähigkeit dabei stark zunimmt und sich folglich Ihre Leistung verbessert.

ANPASSUNGEN FÜR DAS 21. JAHRHUNDERT

Eines sollten wir gleich klarstellen: Für Sportler oder Fitness-Liebhaber in der heutigen modernen Umgebung ist es nahezu unmöglich, eine Jäger- und Sammler-Ernährung exakt nachzuahmen. Viele der Nahrungsmittel sind nicht mehr zu kaufen, sie existieren nicht mehr, oder sie sind für den modernen Geschmack und aufgrund kultureller Traditionen ziemlich widerlich. Oder klingen Hirn, Knochenmark, Zunge und Leber für Sie etwa lecker? Wahrscheinlich nicht, aber für die Jäger und Sammler waren diese Organe unglaubliche Leckereien, die sie jedes Mal geradezu verschlangen, wenn sie ein Tier erbeutet hatten. Das Unappetitlichste des ganzen Kadavers war für die Jäger und Sammler das Muskelgewebe, was so ungefähr das einzige Fleisch ist, das die meisten von uns heutzutage überhaupt noch essen.

Auch die meisten der uns bekannten Obst- und Gemüsesorten in den Supermärkten haben kaum noch Ähnlichkeit mit ihren wild wachsenden Verwandten. Die großen, saftigen, orangenen Möhren von heute waren vor tausend Jahren kaum mehr als winzige lilafarbene oder gelbe faserreiche Wurzeln. Die unzähligen Sorten saftiger, süßer Äpfel, die wir zur Auswahl haben, waren vor ein paar tausend Jahren noch kleine, bittere Holzäpfel. Dank jahrtausendelanger Züchtung, Bewässerung und später auch der Behandlung mit Düngemitteln und Pestiziden essen wir nun Obst und Gemüse, das größer und süßer ist als die wilden Varianten – aber auch weniger Ballaststoffe und mehr Kohlenhydrate enthält. Bedeutet das, dass Sie draußen nach wilden Pflanzen und Tieren suchen müssen, um Ihre Vorratskammer zu füllen? Ganz und gar nicht! Fast alle Leistungszuwächse und Gesundheitsvorteile durch das Paläo-Prinzip der gesunden Ernährung können Sie auch einfach mit modernen Nahrungsmitteln und Nahrungsmittelgruppen erzielen, die bei den steinzeitlichen Ernährungen ein entsprechendes Gegenstück hatten.

Das grundlegende Ernährungsprinzip ist dabei die Einfachheit: uneingeschränkter Verzehr von magerem Fleisch, Geflügel, Fisch und Meeresfrüchten, Obst und Gemüse. Nicht auf dem modernen Paläo-Speiseplan vorhandene Nahrungsmittel sind Getreide und Getreideprodukte, Milchprodukte, Obst und Gemüse mit hohem glykämischen Index, Hülsenfrüchte, Alkohol, salzige Nahrungsmittel, sehr fettes Fleisch, Industriezucker und nahezu alle weiterverarbeiteten Lebensmittel.

Die Ausnahmen von dieser Grundregel haben wir in den Kapiteln 2, 3 und 4 ausführlich erklärt. Direkt vor, während und nach einer Trainingseinheit oder einem Wettkampf können Sie beispielsweise bestimmte nicht-optimale Nahrungsmittel zu sich nehmen, um die Regeneration zu fördern. Zu allen anderen Zeitpunkten sorgen Mahlzeiten, die sich eng am hier beschriebenen Paläo-Prinzip der gesunden Ernährung im Ausdauersport orientieren, für eine umfangreiche langfristige Regeneration und bringen Sie in Reichweite Ihrer maximalen Leistungsfähigkeit.

VERHÄLTNIS VON TIERISCHER ZU PFLANZLICHER NAHRUNG

Ein wichtiger Aspekt des Paläo-Prinzips für das 21. Jahrhundert sind die richtigen Anteile an pflanzlicher und tierischer Nahrung. Aus wie viel pflanzlicher und wie viel tierischer Nahrung bestand normalerweise die Ernährung der Jäger und Sammler? Es bestehen kaum Zweifel daran, dass – wann immer es ökologisch möglich war – Jäger und Sammler tierische Nahrung der pflanzlichen vorzogen. Im Jahr 2000 publizierte das *American Journal of Clinical Nutrition* die Ergebnisse unserer Studie über 229 Jäger- und Sammler-Gesellschaften, in denen mein Forschungsteam gezeigt hat, dass 73 Prozent dieser Kulturen zwischen 56 und 65 Prozent ihrer täglichen Nahrung aus tierischen Quellen bezogen. In einer im *European Journal of*

Clinical Nutrition veröffentlichten Anschlussstudie mit 13 weiteren Jäger- und Sammler-Gruppen, deren Ernährungsweisen wir genauer untersuchten, kamen wir zu fast den gleichen Ergebnissen. Einen etwas anderen Ansatz zur Bestimmung des Anteils pflanzlicher und tierischer Nahrung in der Steinzeiternährung verfolgte unser Kollege Dr. Mike Richards von der Universität Bradford in Großbritannien. Er maß bestimmte Chemikalien – sogenannte stabile Isotope – in den Skeletten von Jägern und Sammlern, die in der Altsteinzeit lebten. Dennoch deckten sich seine Ergebnisse mit unseren und bestätigten, dass sich die vor 12.000 bis 28.000 Jahren lebenden Jäger und Sammler von heutigen Naturvölkern kaum unterschieden – der Großteil ihrer täglichen Kalorien stammte aus tierischen Quellen.

Dementsprechend sollten Sie also versuchen, etwas mehr als die Hälfte (50 bis 55 Prozent) Ihrer täglichen Kalorien in Form von magerem Fleisch, Fisch und Meeresfrüchten aufzunehmen. Fettes Fleisch sollten Sie vermeiden, nicht jedoch fetten Fisch wie Lachs, Makrele und Hering. Diese verfügen nämlich über einen hohen Gehalt an gesunden Omega-3-Fettsäuren und Cholesterinspiegel-senkenden einfach ungesättigten Fetten. Tabelle 9.1 zeigt sowohl einige tierische Nahrungsmittel, die Sie in Ihre Ernährung aufnehmen sollten, als auch solche, die es zu vermeiden gilt.

WIE SIEHT ES MIT FETTIGEM FLEISCH AUS?

Bei manchen Menschen, die sich ihrer Meinung nach an eine ‚Steinzeiternährung' halten, stehen Speck, T-Bone-Steaks, Rippchen und anderes fettiges Fleisch regelmäßig auf dem Speiseplan. Auch einige Diätärzte mit ihren fettreichen, kohlenhydratarmen Diätplänen zur Gewichtsreduzierung haben durch Behauptungen, fettiges Fleisch sei für Steinzeitmenschen alltäglich gewesen, versucht, auf den Zug aufzuspringen. Schauen wir uns aber mal genauer an, was wahr ist.

Weil es noch keine domestizierten (Schlacht-)Tiere gab, konnten die Steinzeitmenschen nur Wildtiere essen, deren Körperfettanteil je nach Saison höher oder geringer war. Im Gegensatz dazu stammt fast alles Fleisch in unserer typisch westlichen Ernährung von Getreidemastvieh, das rund ums Jahr auf dem Höhepunkt seines Körperfettgehalts geschlachtet wird. So erzeugen moderne Mastbetriebe üblicherweise in etwa vierzehn Monaten ein 600 Kilogramm schweres schlachtreifes Mastrind mit 30 Prozent oder mehr Körperfett. Diese Tiere werden das ganze Jahr über praktisch wie am Fließ-

Tabelle 9.1: *Fett- und Eiweißgehalt von Fleisch, Fisch und Meeresfrüchten (in Prozent der Gesamtkalorien)*

Empfehlenswertes Fleisch, Fisch und Meeresfrüchte		
	% Eiweiß	% Fett
Rind		
Kalbssteak	68	32
Sirloin-Steak	65	35
Mageres Filet-Steak	62	38
Geflügel		
Putenbrust ohne Haut	94	5
Hühnerbrust ohne Haut	63	37
Schwein		
Mageres Filet	72	28
Mageres Kotelett	62	38
Innereien		
Kalbsbries	77	23
Rinderherz	69	30
Hühnerleber	65	32
Rinderleber	63	28
Fisch und Meeresfrüchte		
Garnelen, gekocht	90	10
Kaiserbarsch	90	10
Seelachs	90	10
Hummer, gegrillt	89	5
Red Snapper	87	13
Kalifornischer Taschenkrebs	86	10
Heilbutt, gegrillt	80	20
Muscheln, gekocht	73	12
Thunfisch, gegrillt	68	32
Lachs, gegrillt	62	38
Wild		
Bisonbraten	84	16
Wildbraten	81	19

Fortsetzung der Tabelle auf der nächsten Seite

zu vermeidendes Fleisch		
	% Eiweiß	% Fett
Rind		
T-Bone-Steak	36	64
Rinderhack (15 % Fett)	35	63
Rippe	26	74
Geflügel		
Hähnchenflügel	38	59
Hähnchenschenkel/-keule	36	63
Schwein		
Rippchen	27	73
Schulterbraten	45	55
Lamm		
Schulterbraten	32	68
Kotelett	25	75
Verarbeitetes Fleisch		
Kochschinken	39	54
Salami, getrocknet	23	75
Schweinswürste	22	77
Speck	21	78
Leberwurst	18	79
Fleischwurst	15	81
Hot Dog-Würstchen	14	83

band ‚produziert', völlig unabhängig von der Jahreszeit. Im Gegensatz dazu schwankt bei Wildtieren der Körperfettanteil im Jahresverlauf, wie am Beispiel des Karibus in Abbildung 9.1 zu sehen ist. Beachten Sie, dass der gesamte Körperfettanteil während sieben Monaten des Jahres bei durchschnittlich unter 5 Prozent liegt. Nur im Herbst und zu Beginn des Winters hat das Karibu erhebliche Körperfettvorräte. Diese Werte liegen jedoch immer noch um die Hälfte bis zu zwei Drittel unter denen eines Mastrinds!

Noch aufschlussreicher ist, wie sich die jeweiligen Fettarten im Körper von Wildtieren je nach Jahreszeit verändern. Sie erinnern sich, dass Jäger und Sammler alle essbaren Körperteile mit Genuss verzehrten – sie aßen al-

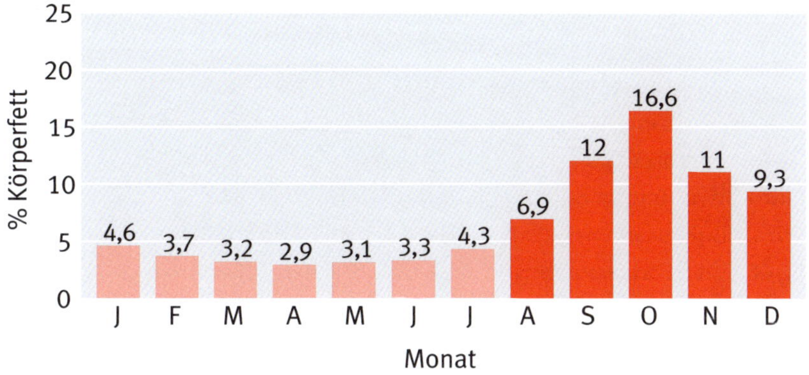

Abbildung 9.1: *Saisonale Veränderungen des Körperfettanteils wilder Karibus (in %)*

les außer Knochen, Hufen, Fell und Hörnern. Durch eine Untersuchung der Muskeln, Fettspeicher und essbaren Organe auf ihren Gesamtfettgehalt und die unterschiedlichen Fettarten konnte unser Forschungsteam zeigen, wie sich der Gehalt an gesättigten Fetten im Körper wilder Karibus im Jahresverlauf ändert. Werfen Sie einmal einen Blick auf Abbildung 9.2; Sie sehen, dass in sieben Monaten des Jahres der Anteil an gesättigtem Fett der essbaren Körperteile durchschnittlich nur 11,1 Prozent der gesamten verfügbaren Kalorien betrug – das bedeutet, dass die Jäger und Sammler während dieser Zeit über keine reichhaltige Quelle gesättigten Fettes verfügten. Zur Senkung der Cholesterinwerte und des Risikos von Herzkrankheiten empfiehlt die American Heart Association, den Anteil gesättigter Fette auf 10 Prozent der täglichen Gesamtkalorien zu beschränken – das ist erstaunlich nah an dem, was die Jäger und Sammler aufgenommen hätten, wenn sie sich das ganze Jahr über nur von Wildtieren ernährt hätten! Aus diesem Grund empfehlen wir, nur die magersten Fleischstücke zu essen.

Es besteht überhaupt kein Zweifel daran, dass Jäger und Sammler die fettigsten Fleischstücke ihrer Beutetiere bevorzugten, wie einige 2,5 Millionen Jahre alte fossile Funde aus Afrika beweisen. Schneidspuren von Steinwerkzeugen auf der Innenseite des Kiefers einer Antilope zeigen, dass unsere Vorfahren die Zunge herausschnitten und sie mit hoher Wahrscheinlichkeit verspeisten. Andere fossile Funde belegen, dass die steinzeitlichen Jäger und

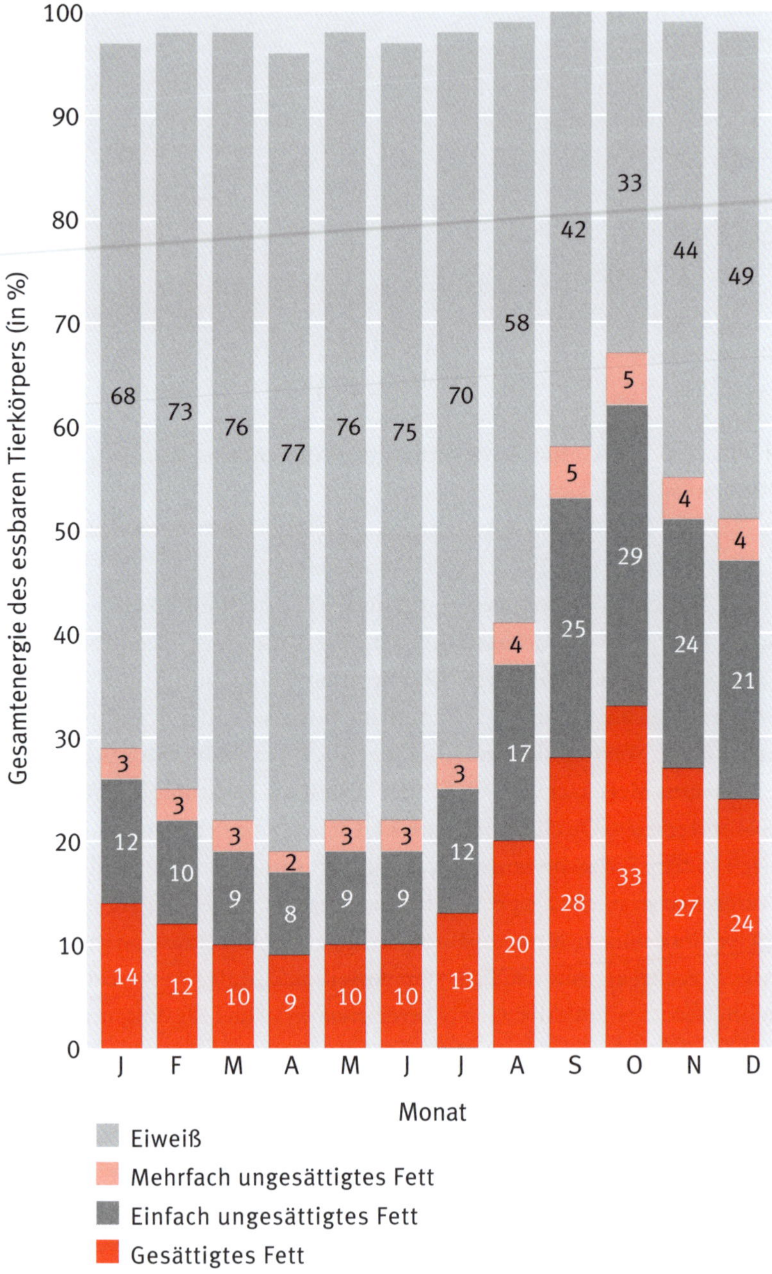

Abbildung 9.2

Sammler den Schädel und lange Knochen ihrer Beutetiere zerschmetterten und den Inhalt aßen. Es ist nicht weiter überraschend, dass diese Organe einen recht hohen Fettgehalt aufweisen; wichtiger jedoch ist, dass Untersuchungen in unseren Labors ergeben haben, dass die Arten von Fett in Zunge, Hirn und Knochenmark gesund sind – im Gegensatz zu fettigem Mastfleisch mit seiner hohen Konzentration an gesättigten Fetten. Das Hirn enthält sehr viele mehrfach ungesättigte Fette, einschließlich der guten Omega-3-Fettsäuren, während in Zunge und Knochenmark die cholesterinsenkenden einfach ungesättigten Fette überwiegen.

Den meisten von uns läuft bei dem Gedanken, regelmäßig Hirn, Knochenmark, Zunge, Leber oder andere Innereien zu essen, nicht gerade das Wasser im Mund zusammen. Deshalb sind ein paar Anpassungen der ursprünglichen Steinzeiternährung an das 21. Jahrhundert notwendig, um das ‚richtige' Gleichgewicht an Fettsäuren erreichen zu können. Zum einen empfehlen wir, sich bei der Fleischauswahl auf sehr magere Stücke zu beschränken – machen Sie sich aber keine Gedanken über fetten Fisch, denn dieser ist genauso gesund wie die Innereien, die unsere Ahnen bevorzugten. Zum anderen empfehlen wir, gesunde pflanzliche Öle in die Ernährung aufzunehmen. Auf diese Weise wird das Fettsäurengleichgewicht in Ihrer Ernährung dem unserer Steinzeitvorfahren ähneln.

Durch die Untersuchung der Ernährungsweisen von 229 Jäger- und Sammler-Gesellschaften sowie des Nährstoffgehalts wilder Pflanzen und Tiere hat unser Forschungsteam gezeigt, dass die maßgebliche Fettaufnahme zwischen 28 bis 57 Prozent der Gesamtkalorien schwankte. Um das Risiko von Herzkrankheiten zu verringern, empfiehlt die American Heart Association, den gesamten Fettanteil auf 30 Prozent oder weniger der täglichen Gesamtkalorien zu reduzieren. Auf den ersten Blick sieht es also so aus, als wäre die typische Jäger- und Sammler-Ernährung größtenteils zu fettreich. Jedenfalls wurde der amerikanischen Bevölkerung seit Jahrzehnten immer wieder eingetrichtert, das Fett in der Ernährung zu reduzieren. Die Ernährungspyramide ermahnt uns, so viel Fett wie möglich wegzulassen und durch Getreide und Kohlenhydrate zu ersetzen. Diese Botschaft ist nicht nur fehlerhaft, sie ist schlicht und ergreifend falsch! *Wissenschaftler wissen seit fast 60 Jahren, dass nicht die* ***Menge*** *an Fett in der Ernährung bestimmte Herzkrankheiten hervorruft, sondern vielmehr die* ***Art*** *der verzehrten Fette*. Es ist somit eine Frage der Qualität und nicht der Quantität! Mehrfach ungesättigte Fette sind gut für uns, besonders, wenn der Anteil an Omega-3- und Omega-6-Fettsäuren stimmt. Einfach ungesättigte Fette sind gut für das Herz, und sogar einige gesättigte Fette wie beispielsweise Stearinsäure (befindet sich in tierischem Fett) fördern keine Herzkrankheiten. Tödlich sind vielmehr drei bestimmte gesättigte Fette (Palmitinsäure, Laurinsäure und Myristinsäure) und die trans-Fette, die in Margarine, Backfett und gehärteten pflanzlichen Fetten sowie in daraus weiterverarbeiteten Lebensmitteln enthalten sind.

Kommen wir nun zum Fettgehalt der Ernährung unserer Jäger- und Sammler-Vorfahren zurück. Sie aßen oft mehr Fett als wir, aber dies war fast ausnahmslos gesundes Fett. Mit Hilfe rechnergestützter Analysen von Wildpflanzen und tierischer Nahrung hat unser Forschungsteam herausgefunden, dass sich der Fettgehalt in der Ernährung von Jägern und Sammlern üblicherweise wie folgt zusammensetzte: 55 bis 65 Prozent einfach ungesättigtes Fett, 20 bis 25 Prozent mehrfach ungesättigtes Fett (mit einem Verhältnis von Omega-6 zu Omega-3 von 2:1) und 10 bis 15 Prozent gesättigtes Fett (davon machte die neutrale Stearinsäure etwa die Hälfte aus). Genau diese Fettaufteilung werden auch Sie zu sich nehmen, wenn Sie unseren Ernährungsempfehlungen folgen.

Tabelle 9.2: *Zu vermeidende moderne Nahrungsmittel*

Milchprodukte
Milch
Käse
Butter
Sahne
Joghurt
Eiscreme
Milchshakes
Smoothies
Milchpulver
Kaffeeweißer
Brotaufstriche aus Milchprodukten
Alle weiterverarbeiteten Lebensmittel, die Milchprodukte enthalten

Getreide
Weizen (Brot, Brötchen, Muffins, Nudeln, Cracker, Kekse, Kuchen, Doughnuts, Eierpfannkuchen, Waffeln, Pasta, Tortillas, Pizza, Pitabrot, Fladenbrot und alle weiterverarbeiteten Lebensmittel, die Weizen oder Weizenmehl enthalten)
Roggen (Brot, Cracker und alle weiterverarbeiteten Lebensmittel, die Roggen enthalten)
Gerste (Suppen, Brot und alle weiterverarbeiteten Lebensmittel, die Gerste enthalten)
Hafer (Schmelzflocken, Haferflocken und alle weiterverarbeiteten Lebensmittel, die Hafer enthalten)

Getreide
Mais (Maiskolben, Maisfladen, Maisstärke, Maissirup)
Reis (einschließlich Naturreis, weißem Reis, Wild- und Basmatireis, Ramen und Reisnudeln, Reiskuchen, Reismehl und alle weiterverarbeiteten Lebensmittel, die Reis enthalten)
Hirse
Sorghumhirse
Pseudogetreide
Amaranth
Quinoa
Buchweizen
Hülsenfrüchte
Alle Bohnen außer grünen Strauch- bzw. Brechbohnen (also Kidneybohnen, Wachtelbohnen, Weiße Bohnen, Limabohnen, Schwarze Bohnen, Ackerbohnen)
Sojabohnen und alle Sojaprodukte
Linsen
Erbsen, Zuckerschoten
Erdnüsse (Erdnüsse sind Hülsenfrüchte, keine Nüsse)
Kichererbsen
Stärkehaltige Wurzelknollen
Kartoffeln
Hefehaltige Lebensmittel
Brot, Doughnuts, Brötchen, Muffins
Alle fermentierten Lebensmittel (Bier, Wein, eingelegte Lebensmittel, Essig enthaltende Lebensmittel und Tofu)

Fettige, weiterverarbeitete und konservierte Fleisch- und Fischsorten
Würstchen, Speck
Fettige Frikadellen
Fettige Fleischstücke (T-Bone-Steak, Rinderrippe, Lammbraten und -kotelett)
Weiterverarbeitetes Fleisch (Kochschinken, Wurstaufschnitt, Fleischkonserven oder geräuchertes Fleisch wie Schinken und Putenbrust)
Geräucherter oder getrockneter und gesalzener Fisch
Eingelegtes Fleisch und Dosenfleisch/-wurst
Eingelegter Fisch und Dosenfisch (Thunfisch, Sardinen, Hering, geräucherte Austern und Muscheln, Lachs, Makrele aus Dosen)
Alkoholische Getränke
Alle alkoholischen Getränke (in Maßen erlaubt, siehe Kapitel 11)
Süßes
Süßigkeiten aller Art
Honig
Trockenfrüchte (in Maßen erlaubt, siehe Kapitel 11)

Beachten Sie, dass diese Nahrungsmittel nicht für immer von Ihrem Speiseplan gestrichen sind, sondern nur regelmäßig weggelassen werden sollten; siehe Kapitel 11.

AUF DEM STEINZEITLICHEN SPEISEPLAN NICHT VORKOMMENDE NAHRUNGSMITTEL

Schauen wir uns nun einmal die Einzelheiten der Ernährung an. Tabelle 9.2 enthält eine Auflistung neuzeitlicher Nahrungsmittel, die Sie vermeiden sollten. Diese Empfehlungen sehen auf den ersten Blick nach einer wahnsinnig langen Liste aus, von der scheinbar unnötigerweise ganze Lebensmittelgruppen gestrichen werden. Die meisten waschechten Ernährungswissenschaftler hätten wohl keine Einwände gegen unseren Rat, Zucker und industriell weiterverarbeitete Nahrungsmittel zu reduzieren oder zu streichen. Sie hätten auch kein Problem mit unserer Empfehlung, den Verzehr von gesättigten Fetten, trans-Fetten und Salz zu verringern, und sie wären begeistert von unserem Rat, mehr frisches Obst und Gemüse zu essen. Aber sie würden sich garantiert gegen den bloßen Gedanken sträuben, das ‚heilige' Getreide aus der Ernährung zu verbannen. Wenn sie dann noch zu Ohren bekämen, dass wir auch empfehlen, den Verzehr von Milchprodukten einzuschränken oder sie gar ganz wegzulassen, würden sie diese Ernährung sofort als ungesund, wenn nicht sogar als komplett gefährlich, bezeichnen. Vielleicht fragen auch Sie sich, warum Sie dem Beispiel der Jäger und Sammler folgen und keine Getreide- oder Milchprodukte mehr essen sollten, bloß weil unseren Vorfahren diese Nahrungsquellen nicht zur Verfügung standen. Denn Getreide ist schließlich gesund, und Milch tut doch auch jedem gut, oder? Wie soll man ohne Milchprodukte an Kalzium kommen? Und steigen nicht die Cholesterinwerte, wenn man viel Fleisch isst?

In der Wissenschaft sollten Entscheidungen aufgrund von Tatsachen getroffen werden und nicht aufgrund menschlicher Vorlieben und Vorurteile. Mit dieser Grundregel im Hinterkopf werfen wir nun einen Blick auf die Gründe dafür, wieso beim Paläo-Prinzip der gesunden Ernährung komplette Lebensmittelgruppen weggelassen oder stark eingeschränkt werden – und auf die möglichen Vorteile. Eines der größten Ziele jeder guten Ernährungsform, sowohl für Sportler als auch für Nicht-Sportler, ist die reichliche Versorgung mit Nährstoffen (Vitaminen, Mineralstoffen und sekundären Pflanzenstoffen). Diese fördern die Gesundheit und verbessern gleichzeitig die Leistung. In Tabelle 9.3 ist die Nährstoffdichte von sieben Lebensmittelgruppen angegeben.

Tabelle 9.3: *Nährstoffdichte verschiedener Lebensmittelgruppen (je 100 Kalorien)*

	Vollkorn	Vollmilch	Obst	Gemüse	Fisch und Meeresfrüchte	Mageres Fleisch	Nüsse/Samen
Vitamin B12 (µg)	0,00^{4}	0,58^{3}	0,00^{4}	0,00^{4}	7,42^{1}	0,63^{2}	0,00^{4}
Vitamin B3 (mg)	1,12^{4}	0,14^{7}	0,89^{5}	2,73^{3}	3,19^{2}	4,73^{1}	0,35^{6}
Phosphor (mg)	90^{5}	152^{3}	33^{7}	157^{2}	219^{1}	151^{4}	80^{6}
Vitamin B2 (mg)	0,05^{5}	0,26^{2}	0,09^{4}	0,33^{1}	0,09^{4}	0,14^{3}	0,04^{6}
Vitamin B1 (mg)	0,12^{3}	0,06^{6}	0,11^{4}	0,26^{1}	0,08^{5}	0,18^{2}	0,12^{3}
Folsäure (µg)	10,3^{5}	8,1^{6}	25,0^{2}	208,3^{1}	10,8^{4}	3,8^{7}	11,0^{3}
Vitamin C (mg)	1,53^{5}	74,2^{3}	221,3^{1}	93,6^{2}	1,9^{4}	0,1^{7}	0,4^{6}
Eisen (mg)	0,90^{4}	0,08^{7}	0,69^{6}	2,59^{1}	2,07^{2}	1,10^{3}	0,86^{5}
Vitamin B6 (mg)	0,09^{5}	0,07^{7}	0,20^{3}	0,42^{1}	0,19^{4}	0,32^{2}	0,08^{6}
Vitamin A (RE)	2^{5}	50^{3}	94^{2}	687^{1}	32^{4}	1^{6}	2^{5}
Magnesium (mg)	32,6^{4}	21,9^{6}	24,6^{5}	54,5^{1}	36,1^{2}	18,0^{7}	35,8^{3}
Kalzium (mg)	7,6^{6}	194,3^{1}	43,0^{4}	116,8^{2}	43,1^{3}	6,1^{7}	17,5^{5}
Zink (mg)	0,67^{4}	0,62^{5}	0,25^{7}	1,04^{3}	7,6^{1}	1,9^{2}	0,60^{6}
Gesamtpunkte	**59**	**59**	**54**	**23**	**36**	**53**	**66**
Rang	**5**	**5**	**4**	**1**	**2**	**3**	**6**

Die hochgestellten Zahlen stehen für den Rang, den ein Lebensmittel bei diesem Nährstoff einnimmt (1 = höchster Platz; 7 = niedrigster Platz)

Die Nährstoffangaben je Lebensmittelgruppe sind Durchschnittswerte, ermittelt aus 8 Getreidearten, 20 Obstsorten, 18 Gemüsesorten, 20 Sorten Fisch und Meeresfrüchte, 4 Sorten magerem Fleisch, 10 Sorten Nüsse und Samen. Dabei wurden die in den USA am meisten verzehrten Nahrungsmittel ausgewählt und auf die 13 Vitamine und Mineralstoffe untersucht, an denen es in der amerikanischen Ernährung am häufigsten mangelt.

Hier nun die Rangliste der nährstoffreichsten Lebensmittelgruppen:

1. frisches Gemüse
2. Fisch und Meeresfrüchte
3. mageres Fleisch
4. frisches Obst
5. Vollkorngetreide und Milch
6. Nüsse und Samen

Warum um alles in der Welt machen die USDA und andere Ernährungsbehörden Getreide zur Grundlage der Lebensmittelpyramide, wenn das Ziel eine ausreichende Zufuhr von Vitaminen und Mineralstoffen ist? Schon für den durchschnittlichen Amerikaner ergibt diese Strategie keinen Sinn, für Sportler wie Sie noch viel weniger. Hätten wir ausgemahlenes (raffiniertes) Getreide in diese Liste mit aufgenommen, hätte es an siebter Stelle gestanden, weil dieser ohnehin nährstoffarmen Lebensmittelgruppe durch den Raffinationsprozess weitere Vitamine und Mineralstoffe entzogen werden. Leider sind in den USA 85 Prozent des verzehrten Getreides ausgemahlen – und Getreide macht üblicherweise satte 24 Prozent unserer täglichen Kalorienzufuhr aus!

Getreide- und Milchprodukte sind nicht nur schlechte Vitamin- und Mineralstoffquellen, sondern sie besitzen auch noch Ernährungseigenschaften, die überhaupt nicht in Ihrem Interesse sind, egal, ob Sie Sportler sind oder nicht. Aus Kapitel 5 wissen Sie alles über den glykämischen Index und das Säure-Basen-Gleichgewicht von Nahrungsmitteln und auch, wie diese Faktoren Ihre Leistung beeinflussen. Nahezu alles ausgemahlene Getreide – und somit fast alle Getreideprodukte – haben eine hohe glykämische Last. Darüber hinaus wirkt Getreide, ob Vollkorn oder ausgemahlen, säurebildend. *Milchprodukte sind eine der größten Quellen für Arterien-verstopfende gesättigte Fette in der amerikanischen Ernährung, und Käse ist der größte Säureproduzent aller Nahrungsmittel.* Als wenn das nicht schon genug wäre, hat eine Studie belegt, dass Milchprodukte trotz ihres niedrigen glykämischen Index den Blutzuckerspiegel ähnlich hochschnellen lassen wie Weißbrot. **Tun Sie sich selbst einen Gefallen – streichen Sie Getreide und Milchprodukte von Ihrem Speiseplan, und ersetzen Sie sie durch gesünderes Obst, Gemüse, mageres Fleisch, Fisch und Meeresfrüchte.**

Lassen Sie sich durch Werbung von glücklichen Kindern mit Milchbärten und Sprüchen wie „Die Milch macht's" beeinflussen? Dann haben Sie sich womöglich von der – größtenteils von der Milchindustrie verursachten –

Massenhysterie anstecken lassen, die uns suggeriert, es gebe einen landesweiten Kalziummangel, der auch die Ursache für Osteoporose sei. Das ist falsch! Die Kalziumaufnahme aus Milchprodukten oder anderen Nahrungsmitteln trägt nur einen Bruchteil zur Knochenfestigkeit bei. Viel wichtiger ist die Kalzium*bilanz*, also die Differenz zwischen dem Kalzium, das dem Körper durch die Ernährung zugeführt wird und dem, das mit dem Urin wieder ausgeschieden wird. Wenn Sie mehr Kalzium verlieren als aufnehmen, ist diese Bilanz negativ – egal, wie viel Milch Sie trinken. Deshalb verdient die andere Seite der Bilanz dringend unsere Aufmerksamkeit: das Kalzium, das unseren Körper verlässt. *Das Säure-Basen-Gleichgewicht der Ernährung ist der einzige und wichtigste Faktor, der den Kalziumverlust über den Urin beeinflussen kann. Eine säurebildende Ernährungsweise mit viel Getreide, Käse und salzigen weiterverarbeiteten Nahrungsmitteln bewirkt, dass mehr Kalzium mit dem Urin ausgeschieden wird. Das Paläo-Prinzip der gesunden Ernährung im Ausdauersport hingegen ist reich an basischem Obst und Gemüse, das unsere Kalziumbilanz positiv beeinflusst und gesunde Knochen fördert.*

GRUNDNAHRUNGSMITTEL: MAGERES FLEISCH

Im Rahmen des Paläo-Prinzips der gesunden Ernährung im Ausdauersport werden Sie mageres Fleisch, Fisch und Meeresfrüchte zu sich nehmen – und zwar in großen Mengen, zu fast jeder Mahlzeit. Sollte man sich da nicht über erhöhte Blutcholesterinwerte Gedanken machen? Absolut nicht, denn: In den 1950er Jahren, als die Wissenschaftler langsam erkannten, dass gesättigte Fettsäuren Herzkrankheiten begünstigen, wurde eine landesweite Kampagne zur Verringerung von Fett in der Ernährung gestartet, wobei Fleisch in den Fokus rückte. Als diese Strategie in den späten 1960ern und frühen 1970ern in Fahrt kam, wurde Fleisch – vor allem rotes Fleisch – geradezu verteufelt. In den Augen übereifriger Vegetarier, Ernährungswissenschaftler und Ärzte diente der Verzehr von Fleisch als *der* Sündenbock, den man für die epidemische Ausbreitung von Herzkrankheiten und Krebs in den USA verantwortlich machte. Das Problem wurde jedoch vereinfacht dargestellt – das Kind wurde sozusagen mit dem Bade ausgeschüttet. Nicht das Fleisch per se war das Problem, sondern vielmehr das fettige Fleisch, das in Form von Hamburgern, T-Bone-Steaks, Fleischwurst und Hot-Dog-Würstchen in der amerikanischen Ernährung zur Regel geworden war.

Diese Tatsache konnte mein Kollege Dr. Andy Sinclair vom Royal Melbourne Institute of Technology eindrucksvoll demonstrieren, indem seine Versuchspersonen entweder mageres Fleisch zu sich nahmen, aus dem das sichtbare Fett entfernt worden war oder Fleisch, aus dem das sichtbare Fett zwar entfernt, aber unauffällig wieder zugeführt worden war. Wurde das magere Fleisch verzehrt, sank der Wert des (schlechten) LDL-Cholesterins im Blut, mit dem Verzehr des fetten Fleisches hingegen stieg der Wert (nicht gerade überraschend) wieder an. Diese Ergebnisse wurden viele Male in unterschiedlichen Labors bestätigt. Tatsächlich haben Experimente von Dr. Bernard Wolfe an der Universität von Western Ontario gezeigt, dass die Blutcholesterinwerte wirksamer verringert und die Blutchemie nachhaltiger verbessert werden, wenn man das gesättigte Fett in der Ernährung durch fettarmes tierisches Eiweiß ersetzt als durch (ebenfalls fettarme) Kohlenhydrate. Bei solchen Studien über Ernährungsumstellungen ist der Schlüssel zu ihrer wissenschaftlichen Glaubwürdigkeit die Reproduzierbarkeit – Reproduzierbarkeit und noch mal Reproduzierbarkeit! Es ist also unbedingt erforderlich, dass andere Wissenschaftler bei vergleichbaren Experimenten ähnliche Ergebnisse erzielen. Zur Überraschung einiger linientreuer Ernährungswissenschaftler bestätigten im Jahr 2003 in der Tat vier Veröffentlichungen unabhängiger Forscher aus der ganzen Welt die Arbeit von Dr. Wolfe.

Gibt es für gute Sachen einen Grenzwert? Sie wissen jetzt, dass mageres tierisches Eiweiß die (schlechten) LDL-Cholesterinwerte im Blut sinken und die (guten) HDL-Werte steigen lässt und gleichzeitig muskelaufbauende verzweigtkettige Aminosäuren bereitstellt. Wie viel Eiweiß sollte – oder darf – man also essen?

Es gibt tatsächlich eine Obergrenze, wie viel Eiweiß der Körper verträgt. Im 19. und 20. Jahrhundert bekamen Forscher, Nomaden und Fallensteller, die Ende des Winters oder Anfang des Frühlings gezwungen waren, nichts als das fettarme Fleisch von Wildtieren zu essen, Übelkeit und Durchfall, wurden lethargisch und starben schließlich. Dr. Daniel Rudman von der Emory University untersuchte die Mechanismen hinter dieser Eiweißgrenze – mit dem Ergebnis, dass eine Eiweißvergiftung dann entsteht, wenn die Leber den Stickstoff aus dem aufgenommenen Eiweiß nicht mehr schnell genug abbauen kann. Normalerweise wird Stickstoff in Form von Harnstoff mit dem Urin und Kot ausgeschieden, bei einer Eiweißvergiftung sammeln sich jedoch Ammoniak und überschüssige Aminosäuren aus dem Eiweißabbau im Blut an und verursachen Probleme. Bei den meisten Menschen liegt der obere Grenzwert für die Eiweißaufnahme zwischen 200 und 300

Gramm pro Tag oder etwa 30 bis 40 Prozent der täglichen Gesamtkalorien. Beim Paläo-Prinzip der gesunden Ernährung im Ausdauersport brauchen Sie sich keine Gedanken über eine Eiweißvergiftung zu machen, da Sie unbegrenzte Mengen an Kohlenhydraten in Form von Obst und Gemüse zu sich nehmen. Zusätzlich sollten Sie im Zeitfenster nach dem Sport hochglykämische, basische Kohlenhydrate aufnehmen – wie in den Kapiteln 2, 3 und 4 ausführlich beschrieben –, um Ihre Glykogenspeicher wieder vollständig zu füllen.

Mit der Analyse der Ernährungsweisen von Jägern und Sammlern und des Nährstoffgehalts wilder Pflanzen und Tiere hat unser Forschungsteam gezeigt, dass in der durchschnittlichen Jäger- und Sammler-Ernährung die Eiweißaufnahme zwischen 19 und 35 Prozent der täglichen Kalorien betragen hat. In der normalen amerikanischen Ernährung liegt die Eiweißzufuhr bei nur etwa 15 Prozent der täglichen Energie. Um Spitzenleistungen zu erreichen, empfehlen wir Ihnen deshalb, während der Phase V der Regeneration (dem Zeitraum nach der kurzfristigen Regeneration bis zur nächsten Mahlzeit vor dem Sport) die Eiweißaufnahme auf 25 bis 30 Prozent der täglichen Kalorien zu erhöhen. Bei mehr als 30 Prozent der Kalorien kann es bei einigen Menschen jedoch zu Symptomen kommen, die die körperliche Eiweißgrenze anzeigen.

MAKRONÄHRSTOFF-BALANCE

Wir haben bereits erwähnt, dass der Fettgehalt in steinzeitlichen Ernährungsformen (28 bis 57 Prozent der Gesamtkalorien) deutlich höher war als die von der American Heart Association empfohlenen Werte (30 Prozent oder weniger). Wir empfehlen, während der Phase V der Regeneration 30 bis 40 Prozent der Energie in Form von Fett aufzunehmen. Denken Sie daran, dass die gesunden einfach und mehrfach ungesättigten Fette (besonders Omega-3-Fette) den Großteil des verzehrten Fetts ausmachen sollten. Wie sieht es mit den Kohlenhydraten aus? In den Ernährungen der Jäger und Sammler lag der Kohlenhydratanteil bei 22 bis 40 Prozent der täglichen Gesamtkalorien. Da Sportler einen besonderen Bedarf daran haben, um ihr Muskelglykogen täglich wieder aufzufüllen, sollten Sie diese Werte etwas erhöhen. Wir empfehlen eine Kohlenhydrataufnahme von 35 bis 45 Prozent der Kalorien während der Phase V. Wenn Sie das Paläo-Prinzip der gesunden Ernährung im Ausdauersport später an Ihren eigenen Trainingsplan und Ihre körperlichen Bedürfnisse anpassen, können Sie auch Ihre tägliche Kohlenhydrat-, Fett- und Eiweißaufnahme genauer abstimmen.

ANGEMESSENE NÄHRSTOFFE

Unabhängig von dem Verhältnis, das Eiweiß, Fett und Kohlenhydrate letzten Endes in Ihrer Ernährung bilden, werden Sie sich wahrscheinlich im Vergleich mit dem, was Sie vorher gegessen haben, enorm vielseitig und nährstoffreich ernähren. In Kapitel 1, wo wir das Paläo-Prinzip der gesunden Ernährung im Ausdauersport mit der von der USDA empfohlenen Ernährungspyramide verglichen haben, sowie in Tabelle 9.3 sind wir darauf schon teilweise eingegangen. Noch anschaulicher macht dies ein Vergleich der nährstoffreichen Ernährung nach dem Paläo-Prinzip mit dem, was der durchschnittliche Amerikaner so isst. Abbildung 9.3 zeigt die Aufteilung nach Lebensmittelgruppen in der typisch amerikanischen Ernährung. Beachten Sie, dass Getreide den größten Anteil an den Gesamtkalorien ausmacht (23,9 Prozent), gefolgt von raffiniertem Zucker (18,6 Prozent) und raffinierten pflanzlichen Ölen (17,8 Prozent). Rechnet man zum Getreide, raffinierten

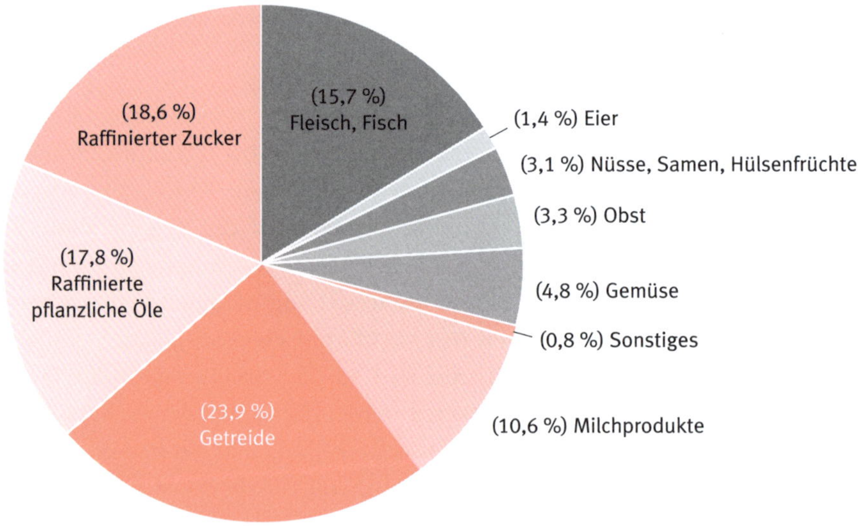

Abbildung 9.3: *Lebensmittelgruppen in der amerikanischen Ernährung*

Zucker und raffinierten Ölen noch Milchprodukte hinzu (10,6 Prozent der Gesamtenergie), ergibt das insgesamt 70,9 Prozent der täglichen Kalorien. *Keines dieser Nahrungsmittel hätte je auf dem Speiseplan unserer Steinzeitvorfahren gestanden*, wie wir in Kapitel 8 ausführlich beleuchtet haben.

Raffinierter Zucker enthält keinerlei Vitamine und Mineralstoffe, bei raffinierten pflanzlichen Ölen sieht es mit Ausnahme der Vitamine E und K genauso aus. Denken Sie mal darüber nach: Mehr als ein Drittel Ihrer täglichen Kalorien stammen aus Nahrungsmitteln, die fast gar keine Vitamine und Mineralstoffe enthalten. Wenn Sie nun noch die Nährstoff-Leichtgewichte namens Getreide- und Milchprodukte (siehe Tabelle 9.3) hinzufügen, können Sie ganz genau sehen, wie schlecht die moderne Ernährung tatsächlich ist. Die während der landwirtschaftlichen und industriellen Revolution eingeführten Grundnahrungsmittel (Getreide, Milchprodukte, raffinierter Zucker und Öle) haben das gesündere und nährstoffreiche Fleisch, frisches Obst und Gemüse sowie Fisch und Meeresfrüchte weitgehend verdrängt. Sobald Sie damit anfangen, diese köstlichen Nahrungsmittel wieder in Ihre Ernährung aufzunehmen, werden Sie nicht nur die Aufnahme von Vitaminen, Mineralstoffen und sekundären Pflanzenstoffen verbessern, sondern auch Ihre sportliche Leistung.

Kapitel 10

Der altsteinzeitliche Sportler – Das ursprüngliche Alternativtraining

Zehntausend Jahre hören sich nach einem langen, langen Zeitraum an. Verglichen damit, wie lange die menschliche Gattung (*Homo*) bereits existiert – nämlich 2,5 Millionen Jahre –, sind 10.000 Jahre auf der evolutionären Zeitskala aber nur ein Wimpernschlag. Vor etwa 10.000 Jahren warf irgendwo im Nahen Osten eine kleine Gruppe von Menschen das Handtuch und kehrte dem Leben als Jäger und Sammler den Rücken. Diese frühgeschichtlichen Abweichler wurden die allerersten Bauern. Sie gaben einen Lebensstil auf, der die vorherigen 100.000 Generationen lang jedes Individuum der menschlichen Gattung am Leben gehalten hatte. Im Gegensatz dazu sind seit Aussaat der ersten Samen der Landwirtschaft gerade mal 500 Generationen vergangen. Was damals als abtrünniger Weg zum Überleben begonnen hatte, wurde zu einer Revolution, die die vollständige und bedingungslose Ausrottung jedes einzelnen Jägers und Sammlers auf diesem Planeten zur Folge hatte. In der Morgendämmerung des 21. Jahrhunderts sind wir nun am bitteren Ende angelangt. Mit Ausnahme von vielleicht einem halben Dutzend vom Rest der Welt isoliert lebender Stämme in Südamerika und ein paar anderen auf den Andamanen im Golf von Bengalen, sind reine Jäger und Sammler von der Erdoberfläche verschwunden.

Was geht uns das alles überhaupt an? Was geht es Ausdauersportler des 21. Jahrhunderts an, ob es noch Jäger und Sammler gibt oder nicht? Es geht uns etwas an, weil wir – wenn es diese Menschen irgendwann überhaupt nicht mehr gibt – keine Möglichkeit mehr dazu haben werden, ihren Lebensstil auf die unschätzbar wertvollen Hinweise bezüglich derjenigen Aktivitäts- und Ernährungsmuster hin zu untersuchen, die in unseren Genen vererbt sind. Als ich in den späten 1960er Jahren und Anfang der 1970er als Bahnläufer unterwegs war, stemmten Läufer nur sehr selten oder nie Gewichte, und kein Läufer, dem seine superleichten Laufschuhe von Adidas oder Puma etwas wert waren, hätte auch nur einen Gedanken an Schwimmtraining verschwendet. Gehen wir einmal 30 Jahre weiter. Welcher fortschrittliche Trainer kennt mittlerweile nicht die Vorteile des Alternativtrainings? Dieser Nutzen hätte allerdings schon viel eher erkannt werden können, wenn wir nur die Hinweise unserer jagenden und sammelnden Vorfahren wahrgenommen hätten.

Nur sehr wenige moderne Menschen haben jemals die Erfahrung machen können, in der Meute zu jagen. Eine dieser bemerkenswerten Ausnahmen ist Dr. Kim Hill, Anthropologe an der Universität New Mexico, der die letzten 30 Jahre mit den Jägern und Sammlern der Aché in Paraguay und der Hiwi im Südwesten Venezuelas gelebt und sie studiert hat. Seine Beschreibung dieser Jagden erlaubt uns, einen seltenen Blick auf die Aktivitätsmuster zu werfen, die noch heute von uns allen gefordert werden würden, wäre es nicht zur landwirtschaftlichen Revolution gekommen.

Ich habe lange Zeit mit der Jagd bei zwei Gruppen verbracht, den Aché und den Hiwi. Beide waren sehr unterschiedlich. Die Aché jagten jeden Tag des Jahres, wenn es nicht gerade regnete. Neue GPS-Daten, die ich mit ihnen gesammelt habe, deuten darauf hin, dass sie während der Suche nach Wild durchschnittlich etwa zehn Kilometer pro Tag zurücklegten. Weitere ein bis zwei Kilometer pro Tag können bei sehr schneller Verfolgung dazukommen. Die Verfolgungsjagd kann manchmal sehr anstrengend sein und länger als eine Stunde dauern. Oftmals legen die Aché-Jäger nach einem besonders harten Tag einen etwas ruhigeren ein, und durch den Regen sind sie meist an ein bis zwei Tagen pro Woche gezwungenermaßen nur ein bis zwei Stunden aktiv. Die meisten Tage sind also eher moderat, manchmal jedoch auch sehr hart, worauf dann normalerweise ein lockerer Tag folgt. Was mich fertig gemacht hat, war jedoch hauptsächlich die Schwierigkeit des Geländes (sich den ganzen Tag lang etwa alle 20 Sekunden unter tiefhängenden

Zweigen und Kletterpflanzen zu ducken, über umgestürzte Bäume zu klettern, sich durch ein Gewirr von Dornengestrüpp zu bewegen etc.). Innerhalb einer Stunde nach Verlassen des Lagerplatzes war ich oft schweißgebadet und kam in der Regel erst nach sieben bis neun Stunden, in denen es nicht mehr als eine 30-minütige Pause gab, zurück. Den Aché schien das etwas leichter zu fallen, weil sie im Wald besser gehen können als ich und die Kletterpflanzen und Äste ihnen nicht ganz so viel ausmachen. Die wirklich harten Tage, an denen sie mich buchstäblich in Grund und Boden rannten, waren die Verfolgungsjagden von Pekari-Herden über weite Strecken, bei denen die Aché-Jäger etwa zwei Stunden lang in einem flotten Trab durch den dichten Wald laufen, bevor sie die Herde einholen. Keiner unserer anderen Doktoranden konnte jemals bei diesen Jagden mithalten, und auch ich schaffte das nur, weil ich Ende der 1980er Jahre sehr gut in Form war.

Die Hiwi jagten im Gegensatz dazu nur an etwa zwei bis drei Tagen pro Woche und sagten mir oft, sie würden an einem Tag nicht jagen gehen, weil sie ‚müde' seien. Dann blieben sie zu Hause und bearbeiteten ihre Werkzeuge etc. Ihre Wege waren nicht so anstrengend wie bei den Aché (sie fuhren oft mit dem Kanu zum Jagdgebiet), und ihre Verfolgungsjagden waren normalerweise kürzer. Aber manchmal gingen die Hiwi auch erstaunlich lange Strecken zu Fuß, bei denen die Aché sicherlich Schmerzen gehabt hätten. So gingen sie zum Beispiel 80 bis 100 Kilometer, um ein anderes Dorf zu besuchen, blieben dort für nur ein bis zwei Stunden und gingen dann zurück. Das bedeutete oftmals, die ganze Nacht und den ganzen Tag hindurch zu laufen. Als ich in den 1980er Jahren mit den Machiguenga, Yora und Yanomami jagte, waren meine Tage als Mitglied der Gruppe sehr viel einfacher als bei den Aché. Und fast alle diese Gruppen legten nach einem besonders anstrengenden Tag einen etwas leichteren ein.

Die Aché übrigens unterhalten sich teilweise während ihrer Suche oder singen sogar, aber die Verfolgung von Pekari-Herden über lange Strecken hinweg ist viel zu schwierig für jegliches Gespräch. Im Wesentlichen unterhalten sich die Männer, bis die Geschwindigkeit auf etwa 3 km/h steigt, was in dichtem Dschungel sehr schnell ist. Bei normaler Suche liegt die Geschwindigkeit eher bei 1,5 km/h, ein recht gemächliches Tempo. Affenjagden sind ebenfalls sehr anstrengend, da hierbei eine bis zwei Stunden lang alle 20 bis 30 Sekunden explosiv gesprintet wird (wenn die Affen aufgescheucht werden und neuen Schutz suchen) – und das alles ohne Pause.

Sowohl mein Doktorand Rob Walker als auch Richard Bribiescas aus Harvard waren sehr beeindruckt von der Leistung der Aché beim wissen-

schaftlichen Stufentest (Harvard-Step-Test). Viele der Männer von Mitte 30 bis Mitte 50 zeigten im Vergleich mit gleichaltrigen Amerikanern eine hervorragende aerobe Kondition, das heißt, ihre Sauerstoffaufnahmefähigkeit bezogen auf ihr Körpergewicht war sehr gut. Auch wenn Jäger und Sammler im Allgemeinen in gutem körperlichen Zustand sind, wenn sie noch nicht modernen Krankheiten ausgesetzt waren und moderne Ernährungsweisen angenommen haben – was nach ständigem Kontakt nach außen schnell geschieht –, möchte ich ihre Fähigkeiten doch nicht überbewerten. Sie sind das, was man erwarten würde, wenn man einen genetischen Querschnitt von Menschen nähme und sie lebenslangem körperlichen Training bei moderater bis hoher Intensität aussetzte. Die meiste Zeit bei der Jagd wird von der Suche in Anspruch genommen, nicht der Verfolgung, deshalb besteht sie meist über lange Strecken hinweg aus aerober Aktivität, und zwar in unebenem Gelände und nach erfolgreicher Jagd mit zu tragender Beute. Als Doktorand trainierte ich für Marathonläufe und konnte zehn Meilen lang einen 6-Minuten-Schnitt laufen, aber bei der mehrstündigen Verfolgung von Pekari-Spuren liefen mich die Aché im dichten Wald in Grund und Boden. In der High School lief ich 100 Yards in 10,2 Sekunden, und einige Aché-Männer sprinteten damals so schnell wie ich.*

Im Allgemeinen lassen sich Jäger und Sammler jedoch nicht mit Weltklasse-Sportlern vergleichen, die wahrscheinlich sehr gute Gene haben und sich dann noch härterem und spezifischerem Training unterziehen als jeder Jäger. Unterm Strich sind Jäger oftmals in guter Verfassung und sehen auch entsprechend fit aus. Sie sprinten, joggen, klettern, tragen, springen etc. den ganzen Tag, sind aber keine Spezialisten und lassen sich nicht mit Olympia-Sportlern in der modernen Gesellschaft vergleichen.

Dr. Hills wunderbare bildliche Darstellungen und Einsichten erzählen uns zwar einen Teil der Geschichte, aber nicht alles. In der heutigen Zeit der Gleichberechtigung der Geschlechter findet man Frauen genauso oft – wenn nicht sogar häufiger – im Fitnessstudio, beim Krafttraining, draußen im Gelände beim Laufen oder Radfahren. Im krassen Gegensatz dazu nahmen die Frauen der Jäger- und Sammler-Gesellschaften fast nie an der Jagd nach großen Wildtieren teil. Ethnographische Beschreibungen stimmen in diesem Punkt fast ausnahmslos miteinander überein. Bedeutet dies, dass Frauen keine harte aerobe Arbeit verrichteten? Ganz und gar nicht! Die

---

*) 100 Yards entsprechen etwa 91,5 Metern (A.d.Ü.).

Frauen suchten routinemäßig alle zwei bis drei Tage nach Nahrung. Als Früchte ihrer Arbeit brachten sie nicht nur pflanzliche Nahrung, sondern auch kleine Tiere wie Schildkröten, Reptilien, Krebstiere, Insekten, Vogeleier und kleine Säugetiere nach Hause. Sie waren viele Stunden zu Wasser- und Nahrungsquellen und zum Holzsammeln unterwegs. Manchmal halfen sie auch dabei, getötetes Wild zum Lager zurück zu tragen. Ihre Nahrungssuche beinhaltete oft anstrengendes Graben, Klettern und das Tragen schwerer Lasten zurück zum Lager, wobei sie häufig auch Säuglinge und Kleinkinder mit sich herumtrugen. Andere gängige Tätigkeiten, von denen einige körperlich anstrengend waren, umfassten das Fertigen von Werkzeugen, den Bau von Hütten, die Kinderbetreuung, das Ausnehmen von Tieren, die Essenszubereitung und Besuche. Tänze waren für die Jäger und Sammler eine der häufigsten Freizeitaktivitäten und fanden an mehreren Abenden der Woche statt, wobei sie häufig stundenlang andauerten. Tabelle 10.1 zeigt den Kalorienverbrauch bei typischen Aktivitäten der Jäger und Sammler beziehungsweise ihrer modernen Verwandten.

Das gesamte Aktivitätsmuster der Frauen war wie auch bei den Männern zyklisch, wobei sich Tage mit hoher körperlicher Verausgabung (sowohl aerob als auch kraftintensiv) mit Ruhetagen und Tagen mit leichter Aktivität abwechselten. Was für die Jäger und Sammler alltäglich war, scheint auch für heutige Sportler empfehlenswert zu sein. Als Bill Bowerman, ein bekannter Leichtathletiktrainer an der Universität von Oregon, in den 1960er Jahren für das Konzept des Wechsels zwischen hartem und lockerem Training eintrat, hielt man dies für brillant und revolutionär. Mit diesem hart/locker-System regenerierten die Sportler leichter nach anstrengenden Trainingseinheiten und verringerten ihr Verletzungsrisiko. Ironischerweise war die ‚revolutionäre' Trainingsstrategie von Trainer Bowerman schon so alt wie die Menschheit selbst. In ähnlicher Weise war in demselben Jahrzehnt Krafttraining kombiniert mit Schwimmtraining eine verblüffende Neuheit im weltberühmten Schwimmprogramm von Doc Counsilman an der Universität Indiana. Heutzutage sind Weltklassetrainer im Ausdauersport, die zur Verbesserung der Leistung, Erhöhung der Kraft und zur Vorbeugung von Verletzungen *kein* Alternativtraining einsetzen, eher rar gesät. Und wieder einmal liegt der Grund für den Erfolg des Alternativtrainings in den Genen der Jäger und Sammler, die in uns allen stecken.

Tabelle 10.1: *Kalorienverbrauch pro Stunde Tätigkeit der Jäger und Sammler und des modernen Menschen*

Jäger und Sammler		Moderner Mensch	
Tätigkeit	**Kalorienverbrauch**	**Tätigkeit**	**Kalorienverbrauch**
Feuerholz tragen	893	Holzscheite tragen	670
Laufen (querfeldein)	782	Laufen (querfeldein)	587
Fleisch zurück zum Lager tragen (20 kg)	706	Bergsteigen (20 kg Gepäck)	529
Kleinkind tragen	672	Bergsteigen (10 kg Gepäck)	504
Jagen, sich an die Beute pirschen (dabei Bogen und Speere tragen)	619	Bergsteigen (5 kg Gepäck)	464
Graben (auf einem Feld)	605	Graben (im Garten)	454
Tanzen (rituelle Tänze)	494	Tanzen (aerob)	371
Brennholz stapeln	422	Brennholz stapeln	317
Ein großes Tier töten und ausnehmen	408	Holzhacken mit der Axt (langsam)	306
Gehen (über Felder und Hügel, normales Tempo)	394	Gehen (über Felder und Hügel, normales Tempo)	295
Pflanzennahrung sammeln	346	Unkraut jäten	259
Bogenschießen	312	Bogenschießen	234
Ein Versteck ausheben	302	Farbe abkratzen	227
Hüttenbau	250	Zimmermannsarbeiten	187
Feuersteine bearbeiten	216	Schuhe reparieren	162

Der Kalorienverbrauch (Kilokalorien pro Stunde) orientiert sich an einem 80 Kilogramm schweren Mann bzw. einer 60 Kilogramm schweren Frau.

WARUM WIR DAFÜR GESCHAFFEN SIND, SPORT ZU TREIBEN

Die Antwort mag zwar offensichtlich erscheinen, aber manchmal neigt man dazu, gerade das Offensichtliche zu übersehen. Wissen Sie, warum die Aché und alle anderen Jäger und Sammler Sport treiben? Bevor wir weiter darauf eingehen, müssen wir erst klären, was unter ‚Sport treiben' zu verstehen ist.

Keinem vernünftig denkenden Jäger und Sammler wäre es je in den Sinn gekommen, joggen zu gehen oder wiederholt einen schweren Stein hochzuheben, um einfach nur Energie zu verbrauchen und sich ‚sportlich zu betätigen'. Fast alle ihre Bewegungen dienten täglich notwendigen Tätigkeiten: der Beschaffung von Nahrung und Wasser, dem Bau von Hütten, Wanderungen, dem Bearbeiten von Werkzeugen, dem Holzsammeln, der Flucht vor Gefahren, dem Aufziehen von Kindern und sozialen Aktivitäten. Die Jäger und Sammler hatten einfach keine andere Wahl, als ihr Leben lang tagtäglich körperliche Arbeit aller Art zu verrichten, ob schwere oder leichte. Es gab keinen Ruhestand, keinen Urlaub, keine Entlassungen, keinen Berufswechsel oder arbeitserleichternde Hilfsmittel. Mit Ausnahme der sehr Jungen oder sehr Alten musste jeder in irgendeiner Form regelmäßig mitarbeiten.

Kommen wir auf das Offensichtliche zurück, was häufig nicht beachtet wird: Die Jäger und Sammler trieben ‚Sport', weil sie es mussten. Sie hatten keine andere Wahl – Ende der Geschichte! Bei allen vor der landwirtschaftlichen Revolution lebenden Menschen waren Energiezufuhr (Nahrung) und Energieverbrauch (Bewegung) direkt miteinander verbunden. Wenn die Steinzeitmenschen etwas essen wollten, mussten sie jagen, sammeln oder fischen. Jetzt erkennen Sie sicher, was die Aché dazu motiviert hat, stundenlang wild entschlossen eine Pekari-Herde durch den tropischen Wald in Paraguay zu jagen. Egal, ob Sie heutzutage eine lange, harte Trainingseinheit absolvieren oder nicht, wartet abends doch immer etwas zu essen auf Sie. Wäre es nicht enttäuschend, nach dem langen, harten Training nach Hause zu kommen und einen leeren Kühlschrank vorzufinden? Wäre ein leerer Magen bei der nächsten Trainingseinheit (Jagd) noch motivierender, wenn die Intensität des Sports einen direkten Einfluss auf die Lebensmittelmenge in Ihrem Kühlschrank hätte?

In der modernen Welt haben wir die uralte evolutionäre Verbindung zwischen Energieverbrauch und Nahrungsaufnahme komplett verwischt. Während wir gemächlich durch die Gänge im Supermarkt schlendern und ein Produkt nach dem anderen in den Einkaufswagen legen, verschwenden wir nicht einen einzigen Gedanken an die ‚Suchzeit' oder ‚Verfolgung' der Beute, wie Dr. Hill sie uns in seinen Beschreibungen der Aché-Jäger so bildlich geschildert hat. In einem Supermarkt sind die Such- und Verfolgungszeiten identisch, egal, ob man geräucherten Schinken oder einen Salatkopf in den Einkaufswagen legt.

Die Folgen der Trennung dieses urzeitlichen evolutionären Zusammenhangs zwischen Energieverbrauch und Energieaufnahme sind nicht gerade schön anzusehen. Wenn wir mehr essen als wir Energie verbrauchen, nehmen wir zu. Und wenn wir zunehmen, leidet unsere Gesundheit. Wer in letzter Zeit eine Zeitung oder Zeitschrift gelesen hat, hat sicherlich mitbekommen, dass sich die Bevölkerung der USA inmitten einer Fettsucht-Epidemie befindet. Zwei Drittel aller Amerikaner sind entweder übergewichtig oder fettsüchtig, 40 Millionen Menschen leiden unter Typ-2-Diabetes, und Herzkreislauferkrankungen sind die Haupttodesursache. In Deutschland und anderen westeuropäischen Ländern ist die Entwicklung zwar noch nicht so weit fortgeschritten, aber eine entsprechende Tendenz deutlich erkennbar. Meiner Meinung nach bestehen kaum Zweifel daran, dass dies alles nicht geschehen wäre, wenn wir unseren angestammten Lebensstil als Jäger und Sammler nicht verlassen und die Verbindung zwischen Energieaufnahme und -verbrauch nicht getrennt hätten.

VERGLEICH DER LEBENSSTILE VON JÄGERN UND SAMMLERN MIT MODERNEN SPORTLERN

Nach der Lektüre von Dr. Hills Beschreibung der Aché-Jäger (siehe Seite 204) dürften Sie ein recht gutes Gefühl dafür haben, wie sich deren tägliches ‚Training' mit Ihrem vergleichen lässt, ob Sie nun ein Freizeitsportler, ein regional erfolgreicher Ausdauerathlet oder ein Profisportler von internationalem Kaliber sind. Wie würde der durchschnittliche Jäger und Sammler abschneiden, wenn es darum ginge, am Wettkampftag eine Ausdauerleistung hohen Niveaus abzuliefern?

Betrachten wir zunächst einmal die Vorteile des Jägers und Sammlers. Vom Zeitpunkt des Abstillens bis ins hohe Alter haben Jäger und Sammler mittlere bis schwere aerobe Arbeit geleistet, Monat für Monat, das ganze Leben lang. Sie haben regelmäßig schwere und leichte Tage abgewechselt, und kraftraubende Tätigkeiten waren üblicher Bestandteil ihrer aeroben Arbeit. Dieses Bewegungsmuster verringerte ihr Verletzungsrisiko, weshalb sie jeden Morgen wieder bereit für erneutes Jagen und Sammeln waren.

Eine allgemein bekannte Regel in der Sportwissenschaft besagt, dass die aerobe Kapazität (VO_2max) einer Person sich je nach der Häufigkeit, Intensität und Dauer der Bewegung erhöhen kann. Um die aerobe Kapazität bestmöglich auszuschöpfen, ist die Intensität der wichtigste dieser Faktoren. Das Problem liegt jedoch darin, dass mit steigender Intensität auch das Risiko von Verletzungen und Krankheit zunimmt. Bei den Jägern und Sammlern ging es dabei um die Langfristigkeit. Ihr Ziel war es, Tag für Tag, Jahr für Jahr an Nahrung zu gelangen. Regelmäßige hochintensive Betätigung wäre für sie sehr belastend gewesen, weil Verletzungen und Krankheit zu einem Ausfall bei der Nahrungssuche führen. Die heutigen Ausdauersportler brauchen sich im Gegensatz dazu keine Gedanken darüber machen, dass Verletzungen oder Krankheiten weniger Essen bedeuten; Nahrung ist jederzeit verfügbar, unabhängig vom Gesundheitszustand. Deshalb können Ausdauersportler hochintensives Training riskieren. Tatsächlich sind Trainingseinheiten mit hoher Intensität (>85 Prozent der VO_2max) keine Besonderheit, sondern vielmehr eine Voraussetzung für Hochleistungen auf Weltklasseniveau.

Wie wir im Vorfeld bereits erwähnt haben, ist es nahezu unmöglich, über längere Zeiträume hinweg bei >85 Prozent VO_2max Sport zu treiben, es sei denn, die Muskelglykogenspeicher sind bis an den Rand gefüllt. Ohne den täglichen Verzehr von Kohlenhydraten hoher glykämischer Last sind regelmäßige Trainingseinheiten mit hoher Intensität einfach nicht machbar. Da Kohlenhydrate mit hoher glykämischer Last aber nicht Bestandteil des Speiseplans der Jäger und Sammler waren, konnten sie die letzten 2 bis 5 Prozent ihres genetischen aeroben Potenzials nicht durch hochintensive Trainingseinheiten ausnutzen, so wie die modernen Sportler es können. Auf der anderen Seite aßen sie jedoch mehr Fett und nahmen weniger Mahlzeiten täglich zu sich als wir, weshalb ihre intramuskulären Triglyceridspeicher sehr viel größer waren und sie über längere Zeiträume hinweg aerobe Leistungen bei gemäßigter Intensität erbringen konnten. Für den an maximaler Leistung interessierten modernen Ausdauersportler gibt es eine Alternative: beides steigern. Durch die in den Kapiteln 2, 3, 4 und 9 beschriebene Ernährung können Sie nämlich *sowohl Ihre Muskelglykogen- als auch Ihre Triglyceridspeicher erhöhen.*

Da der Eiweißgehalt der Ernährung von Jägern und Sammlern höher war als bei uns, war auch die Konzentration an anabolen verzweigtkettigen Aminosäuren (Leucin, Isoleucin und Valin) sehr viel höher. Wie bereits erwähnt, fördern diese Aminosäuren die Muskelresynthese nach dem Sport und können das Einsetzen von Ermüdungserscheinungen hinauszögern. Die Jäger und Sammler waren hier klar im Vorteil, es sei denn, auch Sie essen Unmengen mageres Fleisch und Fisch. Der hohe Eiweißgehalt in der Ernährung unserer Vorfahren bewirkte außerdem, dass eine weitere Aminosäure (Glutamin) in höherer Konzentration vorhanden war als in einer vegetarischen Ernährung oder gar dem typisch amerikanischen Junkfood. Ein klassisches Symptom für Übertraining bei Ausdauersportlern ist ein geringer Glutamingehalt im Blut.

Der Haken beim Glutamin ist, dass es dabei nicht einfach darum geht, wie viel Glutamin man aufnimmt, sondern darum, wie viel man verliert. Verliert man zu viel Glutamin, ist das genauso, als würde man nicht genug aufnehmen. Wer sich kohlenhydratreich und fettarm ernährt – so ziemlich die Standardernährung bei Ausdauersportlern – kann fast sicher sein, dass sein Körper sich in einem leichten Zustand der Übersäuerung befindet. Wie wir bereits gezeigt haben, führt eine eher säurebildende Ernährung dazu, dass der Körper bei dem Versuch, das Säure-Basen-Gleichgewicht wieder herzustellen, immer mehr Glutamin aus den Muskeln herauslöst. Der Verlust von Muskelglutamin durch eine säurebildende Ernährung und eine unzureichende Aufnahme glutaminreicher Nahrungsmittel (mageres Fleisch, Fisch und Meeresfrüchte) kann die Leistung nachteilig beeinflussen. Im Umkehrschluss: ein weiterer Vorteil für die Jäger und Sammler.

Eine der wichtigsten Einflussgrößen auf dem Weg zu sportlichem Erfolg ist, gesund zu bleiben und frei von Krankheiten und Erkältungen zu sein. Es bestehen kaum Zweifel daran, dass eine angemessene Ernährung für die optimale Stärkung des Immunsystems absolut unentbehrlich ist. Da die Jäger und Sammler keine weiterverarbeiteten Nahrungsmittel, Getreideprodukte oder raffinierten Zucker und Öle aßen, war ihre Aufnahme an Spurenelementen (Vitaminen, Mineralstoffen und sekundären Pflanzenstoffen) sehr viel höher als bei einem durchschnittlichen US-Bürger. Darüber hinaus nahmen sie auch mehr gesunde Omega-3-Fettsäuren auf, als die meisten von uns heute. Diese Ernährungsvorteile wiederum erlaubten unseren jagenden und sammelnden Vorfahren, Tag für Tag ohne Unterbrechung durch Krankheiten auf die Jagd und Nahrungssuche zu gehen. Bei der natürlichen Auslese war es nicht von Interesse, einen 10-Kilometer-Lauf oder einen Marathon zu gewinnen; bei der Evolution ging es um eine gute Kalorienbilanz und nicht um sportliche Höchstleistungen.

Kommen wir nun zum Wesentlichen. Gab es jemals einen Jäger und Sammler, der in den letzten 30 Jahren bei Ausdauerwettkämpfen eine olympische Goldmedaille hätte gewinnen können? Die Antwort lautet ‚Nein'. Der durchschnittliche Jäger und Sammler war zwar eindeutig fitter als der durchschnittliche amerikanische Couch-Potatoe, wie wir in der Einleitung dargestellt haben. Die meisten Jäger und Sammler, sowohl Männer als auch Frauen, hätten jeden Freizeitläufer in Grund und Boden rennen können. Auf lokaler und regionaler Ebene wären ihre besten Leute durchaus wettbewerbsfähig gewesen. Allerdings kann man sie aus zwei wesentlichen Gründen nicht mit nationalen und internationalen Profisportlern vergleichen.

Zum einen sprechen die Zahlen dagegen. Die erste Bestimmungsgröße der aeroben Kapazität ist der maximale Sauerstoffverbrauch oder VO_2max. Wer ein Weltklasse-Ausdauersportler werden möchte, der sollte sich besser gute Eltern aussuchen, denn die VO_2max wird fast vollkommen von unseren Genen bestimmt. Einer der höchsten jemals zuverlässig gemessenen VO_2-max-Werte eines männlichen Elitesportlers in den USA liegt bei etwa 84 Millilitern pro Kilogramm pro Minute (ml/kg/Min). Vergleichen Sie das mal mit etwa 40 ml/kg/Min des durchschnittlichen männlichen Amerikaners. Was passiert also, wenn der Bursche mit den 40 ml/kg/Min ein Weltklassesportler werden will und über Jahre hinweg ein intensives Trainingsprogramm absolviert? Hat er eine Chance, die 84 ml/kg/Min zu erreichen? Nicht einmal im Entferntesten! Im besten Fall erhöht sich die VO_2max um etwa 10 bis 15 Prozent, allerdings nicht weiter. Die USA haben mehr als 260 Millionen Einwohner. Vergleichen Sie dies einmal mit den weniger als 1.000 von Dr. Hill begleiteten Jägern und Sammlern der Aché. Wenn nur eine von 1.000 Personen eine genetisch festgelegte VO_2max von über 70 ml/kg/Min hat, gibt es in der US-Bevölkerung 26.000 Menschen mit dem genetischen Potenzial für Leistungen mit extrem hoher aerober Kapazität. In der gesamten Bevölkerung der Jäger und Sammler der Aché hätte somit nur eine einzige Person diese genetische Voraussetzung.

Nicht nur wegen dieser Zahlenspiele hätten Jäger und Sammler nicht die geringste Chance gegen olympische Ausdauersportler, sondern auch wegen ihrer Beschränkung auf Treibstoff mit niedriger Oktanzahl. Intramuskuläre Triglyceride sind eine großartige Energiequelle für mittlere bis starke Belastung über mehrere Stunden hinweg, aber bei großen Kraftanstrengungen mit 85 Prozent der VO_2max oder mehr, die für Olympiasieger eine Voraussetzung sind, können sie nicht mithalten. Da die Jäger und Sammler weniger Kohlenhydrate, dafür mehr Fett und gleichzeitig weniger Mahlzeiten am Tag zu sich nahmen, waren ihre intramuskulären Triglyceridspeicher größer als unsere. Allerdings aßen sie auch keine Kohlenhydrate mit hoher glykämischer Last, weshalb ihre Muskelglykogenreserven ständig niedriger waren als unsere. Nach anstrengender körperlicher Tätigkeit fehlte ihnen einfach die Kraftstoffeinspritzung durch Kohlenhydrate mit hoher glykämischer Last, um die Muskelglykogenspeicher wieder aufzufüllen. Wir hingegen haben heutzutage diese Möglichkeit. Wer unseren Ernährungsplan befolgt, kann nicht nur die Konzentration an Muskelglykogen, sondern auch an intramuskulären Triglyceriden erhöhen.

Als Ausdauersportler des 21. Jahrhunderts sind Sie in Bezug auf Ihre Leistung nicht mehr nur auf den aktuellen wissenschaftlichen Status quo in Sachen Ernährung angewiesen – Sie haben den zusätzlichen Vorteil zu wissen, wie die Ernährung unserer Vorfahren Ihre Leistung verbessern kann. Wenn Sie das Beste aus der Welt unserer Vorfahren mit dem Besten aus der heutigen Welt verbinden, werden sich Ihre Leistungen rapide verbessern.

Teil 4

Die Anwendung

Kapitel 11

Tischlein, deck dich

Um das Paläo-Prinzip der gesunden Ernährung im Ausdauersport richtig anzuwenden, müssen Sie keine exotischen Nahrungsmittel kaufen. Egal, ob Sie in einer großen Stadt oder auf dem Land leben, die Hauptpfeiler dieser Ernährung (mageres Fleisch, Fisch, frisches Obst und Gemüse) sind fast immer im nächsten Supermarkt zu finden. In Kapitel 9 haben wir eine umfangreiche Liste der Nahrungsmittel vorgestellt, deren Verzehr Sie einschränken oder ganz einstellen sollten. In diesem Kapitel zeigen wir Ihnen nun all die köstlichen, gesunden Nahrungsmittel, die Sie sich gönnen dürfen. Zusätzlich geben wir noch ein paar praktische Tipps, wie sich eine Steinzeiternährung im 21. Jahrhundert umsetzen lässt.

IHRE ERSTE WAHL: FRISCHE NAHRUNGSMITTEL

Wer in den USA und Westeuropa Hunger verspürt, weiß die nächste Mahlzeit meist in Reichweite: im nächstbesten Verkaufsautomaten, Fastfood-Restaurant oder Supermarkt. Aber wissen Sie was? Sie müssen schon sehr lange und gründlich suchen, um bei einer dieser Adressen ‚richtiges' Essen zu finden – Nahrungsmittel, die nicht mit Zucker, Salz, raffiniertem Getreide und ungesunden Fetten verfälscht sind. Die Allgegenwärtigkeit und der einfache Zugang zu weiterverarbeiteten Nahrungsmitteln kann leicht die Pläne für eine bessere Ernährung durchkreuzen – vor allem, wenn man gerade hungrig ist und sofort etwas zu essen braucht.

Einer der Hauptbestandteile des Paläo-Prinzips der gesunden Ernährung im Ausdauersport sind frische Nahrungsmittel. Zur Wiederholung: frische Nahrungsmittel! Sie sind wirklich um Längen besser als die konservierten, weiterverarbeiteten, tiefgefrorenen und fertig verpackten Gegenstücke, so dass ein Vergleich nahezu lächerlich wirkt. Gezuckerte Dosenpfirsiche ziehen verglichen mit frischen Pfirsichen sowohl beim Geschmack als auch bei den Nährstoffen den Kürzeren. Ein fettiges Hot-Dog-Würstchen mit all den Zusätzen an Salz, Zucker und Konservierungsmitteln – sei es aus den Resten von Schwein oder Rind hergestellt – hat in Sachen Nährstoffe kaum Ähnlichkeit mit frischer, magerer Schweinelende oder einem Rinderfilet.

Als Sportler wissen Sie, dass kleine aber spürbare Zusatzanstrengungen während des Trainings tagein, tagaus, Saison für Saison, sich langfristig auszahlen werden. Es tut zwar weh, sich während des letzten Intervalls bis an die Grenze zu belasten, aber wer das regelmäßig macht, wird fitter und kräftiger und verbessert seine Leistung – vielleicht nur um 1 oder 2 Prozent, aber wie in Kapitel 8 dargelegt, kann diese scheinbar winzige Veränderung mitunter wettkampfentscheidend sein. Dieses Prinzip gilt auch für die von uns verzehrten Nahrungsmittel. Durch gezielte Auswahl frischer, gesunder Nahrungsmittel – wann und wo immer möglich – verbessert sich letztlich die Gesamtdichte an Spurenelementen (Vitaminen, Mineralstoffen und sekundären Pflanzenstoffen) in unserer Ernährung. Und, wie bereits erwähnt, gibt es einen ganzen Berg an wissenschaftlichen Beweisen dafür, dass das Immunsystem besser funktioniert, wenn wir uns richtig ernähren. Ein gesundes Immunsystem kann effektiver vor Krankheiten schützen und dabei helfen, uns schneller von Verletzungen zu erholen, wodurch ein Training auf höherem Niveau möglich wird. Tun Sie sich selbst einen Gefallen – essen Sie frisches Obst und Gemüse, mageres Fleisch, Fisch und Meeresfrüchte, wann immer Sie können.

Wenn Sie wie die meisten Amerikaner sind, liegt frisches Obst und Gemüse in Ihrem Kühlschrank in einem kleinen Fach, wo es welk und weich wird, braune Stellen bekommt und öfter weggeschmissen als gegessen wird. Das wird sich mit Ihrer neuen Ernährung ändern. Hier nun ein paar praktische Tipps, wie Sie mehr frische Erzeugnisse in Ihren Speiseplan aufnehmen:

1. Waschen Sie frisches Gemüse und geben Sie es in Plastikbeutel, bevor Sie es in den Kühlschrank legen. Diese einfache Maßnahme verhindert das Verwelken, erhöht die Haltbarkeit und verringert die Schadstoffbelastung.

2. Kaufen Sie für nicht mehr als fünf bis sieben Tage Obst und Gemüse ein. Es ist besser, es mindestens einmal pro Woche frisch zu kaufen.
3. Haben Sie nicht viel Zeit zur Essenszubereitung, können Sie einiges Obst und Gemüse bereits abgepackt kaufen, was so mit wenig oder keinem Aufwand schnell zum Verzehr bereit ist. Zum Beispiel: geputzter Kopfsalat oder gemischte Salate, vorgeschnittene Brokkoliröschen, Chicoréeblätter, gewaschene und geschälte Babykarotten, vorgeschnittene Melonen- und Ananasstücke und anderes Obst in Stücken und Nüsse ohne Schale. Aber bedenken Sie, dass diese Arbeitserleichterung auch ihren Preis hat.
4. Bereiten Sie am Anfang der Woche einen sehr großen gemischten Salat zu, und füllen Sie ihn in einen großen, luftdicht verschlossenen Plastikbehälter. Entnehmen Sie im Laufe der Woche die benötigten Portionen.

OBST UND GEMÜSE AUS BIOLOGISCHEM ANBAU

Wie sieht es mit Obst und Gemüse aus biologischem Anbau aus – hat das irgendwelche Vorteile? Ist der höhere Preis gerechtfertigt? Tabelle 11.1 basiert auf den Ergebnissen einer Studie, die zahlreiche Publikationen auswertete, in denen der Nährstoffgehalt von Obst und Gemüse aus biologischem Anbau mit dem aus konventionellem Anbau verglichen wurde. Die Daten dieser Studie und anderer umfangreicher Literaturrecherchen lassen den Schluss zu, dass es mit Ausnahme eines etwas höheren Vitamin-C-Gehalts und möglicherweise Eiweißgehalts bei Gemüse (aber nicht bei Obst) aus biologischem Anbau keine Unterschiede in Bezug auf andere Vitamine oder Mineralstoffe gibt. Wer also überlegt, Obst und Gemüse aus biologischem Anbau wegen des höheren Nährstoffgehalts zu kaufen, kann das getrost vergessen.

Bedenken Sie jedoch, dass der Nitratgehalt bei Obst und Gemüse aus biologischem Anbau durchweg niedriger ist als bei konventionellem Anbau. Sowohl die Weltgesundheitsorganisation WHO als auch die Environmental Protection Agency* (EPA) in den USA haben für die tägliche Aufnahme von Nitrat einen Grenzwert festgelegt: 3,65 beziehungsweise 1,6 Milligramm Nitrat pro Kilogramm Körpergewicht. Im Allgemeinen liegt nicht nur Obst und Gemüse aus biologischem Anbau, sondern auch solches aus konventio-

---

*) Umweltschutzbehörde der USA (A.d.Ü.).

nellem Anbau unter diesen zulässigen Werten. Ähnlich sind auch die Ergebnisse einiger Studien, die bei Erzeugnissen aus biologischem Anbau eine geringere Menge an Pestiziden festgestellt haben. Eine erhöhte Belastung sowohl mit Nitraten als auch Pestiziden durch die Umwelt und die Ernährung wird mit einem erhöhten Risiko für die Erkrankung an bestimmten Krebsarten in Verbindung gebracht. Sollten Sie wegen dieser zwei Gesichtspunkte Erzeugnisse aus biologischem Anbau in Betracht ziehen, greifen Sie also zu.

Tabelle 11.1: *Vergleich pflanzlicher Nahrungsmittel aus biologischem und konventionellem Anbau. Prozentzahl der Studien, in denen biologische Erzeugnisse verglichen mit konventionellen Erzeugnissen höhere, gleiche oder schlechtere Werte aufwiesen.*

Nährstoff	% höher	% gleich	% schlechter	Anzahl der Studien
Vitamin C	58,3	33,3	8,3	36
Beta-Karotin	38,5	38,5	23,0	13
Zink	25,0	56,3	18,7	16
B-Vitamine	12,5	75,0	12,5	16
Kalzium	44,7	42,5	12,8	47
Eiweiß	100,0	0,0	0,0	3
Magnesium	37,7	53,3	8,0	45
Nitrat	12,5	25,0	62,5	40
Eisen	42,9	40,0	17,1	35

Akzeptables frisches Gemüse

Kartoffeln haben eine hohe glykämische Last und sollten deshalb nur in dem Zeitfenster nach sportlicher Betätigung wie in Kapitel 4 beschrieben gegessen werden. Ansonsten sind nahezu alle frischen Gemüse vollkommen akzeptabel: Artischocken, Auberginen, Blumenkohl, Brauner Senf, Brokkoli, Brunnenkresse, Chicorée, Frühlingszwiebeln, Grünkohl, Gurken, Kohl, Kohlblätter, Kohlrabi, Kopfsalat, alle Kürbissorten, Löwenzahn, Mangold, Möhren, alle Sorten Paprika, Pastinaken, Petersilie, Pilze, Portulak, Rettich, Rosenkohl, Rübenblätter, Rüben, Rübstiele, Seetang, Sellerie, Spargel, Speiserüben, Spinat, Steckrüben, Süßkartoffeln, Tomaten, Tomatillos, Yamswurzeln und Zwiebeln.

Akzeptables frisches Obst

Wie auch beim Gemüse ist jede Art von frischem Obst, das Sie in die Hände bekommen können, geeignet. Die einzige Ausnahme sind Trockenfrüchte (beispielsweise Rosinen, Datteln und Feigen), die wie Kartoffeln eine hohe glykämische Last haben und deshalb nur im Zeitfenster direkt nach dem Sport verzehrt werden sollten. Diese und andere Obstsorten können Sie jedoch jederzeit essen: Ananas, Äpfel, Aprikosen, Avocados, Birnen, Boysenbeeren, Brombeeren, Cantaloupe-Melonen, Casaba-Melonen, Cherimoyas, Cranberries, Erdbeeren, Granatäpfel, Grapefruit, Guaven, Heidelbeeren, Himbeeren, Honigmelonen, Kakis, Kirschen, Kiwis, Limetten, Litschis, Mandarinen, Mangos, Maracuja, Nektarinen, Orangen, Papayas, Pfirsiche, Pflaumen, Rhabarber, Stachelbeeren, Sternfrüchte, Wassermelonen, Weintrauben, Zitronen.

DAS RICHTIGE FETTSÄURENGLEICHGEWICHT

Wie Sie mittlerweile wissen, ist bei der Ernährung von Jägern und Sammlern mit modernen Nahrungsmitteln das richtige Gleichgewicht an Fettsäuren entscheidend. Für unsere Steinzeitvorfahren war das Ganze kein Problem. Da die einzigen Nahrungsmittel für sie Wildpflanzen und -tiere waren, bewegte sich das Fettsäurengleichgewicht immer in einem gesunden Rahmen. Wenn Sie unserem einfachen Rat folgen und sich an mageres Fleisch und gesunde Öle halten, müssen Sie sich über das richtige Gleichgewicht auch keine weiteren Gedanken machen.

Akzeptable tierische Erzeugnisse

Suchen Sie sich immer magere Fleischstücke wie die im Folgenden aufgezählten aus, und entfernen Sie vor dem Kochen alles sichtbare Fett: sehr mageres Hackfleisch (überschüssiges Fett abtropfen lassen), Rinderfilet, Rumpsteak, Sirloin-Steak aus dem hohen Roastbeef, Steak aus der Schulter; Schweinekotelett, Schweinelende; Hühner-, Puten- und Wildhuhnbrust ohne Haut.

Eier sind eigentlich ein sehr fetthaltiges Nahrungsmittel; ein Ei besteht durchschnittlich zu 62 Prozent aus Fett. Wir empfehlen daher, den Verzehr von Eiern auf 6 Stück pro Woche zu beschränken und wenn möglich Omega-3-Eier zu kaufen.

Die Innereien von Tieren aus kommerzieller Tierproduktion sind mit Ausnahme von Knochenmark und Hirn recht mager. Leber und Niere, die den Körper des Tieres reinigen und entgiften, enthalten jedoch häufig eine hohe Konzentration an Schadstoffen. Wir empfehlen daher, nur Kalbsleber zu essen, denn in diesem jungen Alter ist die Schadstoffkonzentration noch nicht so hoch. Hirn enthält große Mengen an Omega-3-Fettsäuren und war für unsere jagenden und sammelnden Vorfahren eine Delikatesse. Wegen des nicht auszuschließenden Risikos einer Prioneninfektion (BSE) raten wir jedoch vom Verzehr von Tierhirnen, ob aus Nutztierhaltung oder der freien Wildbahn, ab. Die dominierenden Fettsäuren (etwa 65 Prozent) in Knochenmark und Zunge, beides sehr gesund und schmackhaft, sind die cholesterinsenkenden mehrfach ungesättigten Fettsäuren. Auch Kalbs-, Lamm- und Schweinebries sind mager und enthalten gesunde Fettsäuren.

Fleisch aus Weide- oder Freilandhaltung

Wenn Sie die Wahl haben, ist Fleisch aus Weidehaltung (oder Freilandhaltung) immer die bessere Wahl als Rind, Schwein oder Geflügel aus Nutztierhaltung, weil es reicher an gesunden Omega-3-Fettsäuren und fettärmer ist (wie Wildfleisch) und noch dazu weniger Hormone und Pestizide enthält. In Abbildung 11.1 finden Sie einen Vergleich des Gesamtfettgehalts von Wildfleisch, Rindfleisch aus Weidehaltung und Nutztierhaltung; der unterschiedliche Fettsäurengehalt ist in Tabelle 11.2 angegeben.

Eine der größten Versandhandelsketten für Fleisch von Tieren aus Weidehaltung in den USA ist Slanker's Grass Fed Meats: http://texasgrassfedbeef.com/. Auch in Deutschland gibt es entsprechende Bezugsquellen. Rindfleisch und anderes Fleisch aus biologischer Herkunft finden Sie außerdem in Bioläden. Fleisch aus biologischer Herkunft und Fleisch aus Weidehaltung sind allerdings nicht immer ein und dasselbe. Rinder oder Büffel biologischer Herkunft werden oftmals mit Getreide aus biologischem Anbau gemästet, das zu demselben schlechten Verhältnis von Omega-6- zu Omega-3-Fetten führt wie bei Tieren aus Nutztierhaltung.

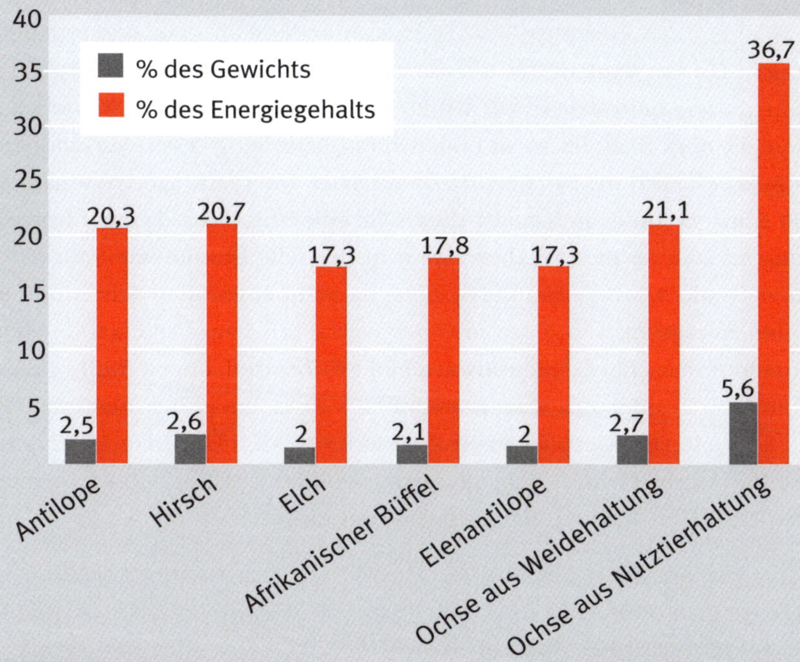

Abbildung 11.1

Tabelle 11.2: *Vergleich des Fettsäuregehalts im Muskelfleisch (Milligramm Fettsäuren/100 Gramm)*

Fettsäure	Elch	Maultierhirsch	Antilope	Ochse aus Weidehaltung	Ochse aus Nutztierhaltung
Gesättigte Fettsäuren	610	989	895	910	1.909
Einfach ungesättigte Fettsäuren	507	612	610	793	1.856
Mehrfach ungesättigte Fettsäuren	625	746	754	262	341
mehrfach ungesättigte Omega-3-Fettsäuren	178	225	216	61	46
mehrfach ungesättigte Omega-6-Fettsäuren	448	524	536	138	243

Im Handel erhältliches Wildfleisch und andere exotische Fleischsorten

Wer nicht gerade Jäger ist, für den dürfte der einzige Weg, an Wildfleisch zu kommen, darin bestehen, in auf Wildtierhaltung spezialisierten Betrieben zu kaufen, die aber nicht leicht zu finden sind (einer der größten Versandhändler von Wildfleisch in den USA ist Game Sales International: www.gamesalesintl.com). Im Allgemeinen ist dieses Fleisch besser als das aus Nutztierhaltung, es ist aber meist nicht ganz so mager oder gesund wie Wildfleisch, denn es ist nicht gerade unüblich, Elche und Büffel vor dem Schlachten mit Getreide zu mästen.

Andere mehr oder weniger exotische Fleischsorten, die Sie vielleicht einmal probieren möchten, sind Bär, Büffel, neuseeländisches Cervena-Wild, Elch, Emu, Fasan, Gans, Känguru, Kaninchen, Karibu, Klapperschlange, Krokodil, Moschusente, Reh, Rentier, Schildkröte, Springbock, Strauß, Taube, Truthahn, Wachtel, Wildschwein und Ziege.

Fisch

Wir leben nicht mehr in einer gesunden, unberührten, unverschmutzten Umwelt; Pestizide, Schwermetalle, Chemikalien und andere giftige Substanzen finden häufig den Weg in unsere Nahrungskette. Niemand weiß genau, wie sich im Verlauf des Lebens selbst eine niedrige Belastung mit diesen Giften auf die Gesundheit auswirkt. Es ist zwar vernünftig zu versuchen, die eigene Belastung mit giftigen Substanzen möglichst gering zu halten. Zu versuchen, den Kontakt mit Umweltgiften ganz zu verhindern, ist allerdings nahezu unmöglich, da sie mittlerweile selbst bis in Gebiete wie die Antarktis vorgedrungen sind. Fisch enthält häufig hohe Konzentrationen an Quecksilber und Pestiziden. Um das Risiko zu verringern, verunreinigten Fisch zu essen, sollten Sie Süßwasserfisch aus Seen und Flüssen, besonders aus industrialisierten Gebieten, vermeiden. Verzichten Sie auch auf große, langlebige Fische wie Schwertfisch, Thunfisch und Haifisch, da diese im Laufe der Jahre in ihrem Fleisch beträchtliche Mengen Quecksilber ansammeln.

Gut essbare im Handel erhältliche Fische sind Aal, Barsch, Blaufisch, Forelle, Hecht, Heilbutt, Hering, Kabeljau, Kaiserbarsch, Lachs, Makrele, Meeräsche, Plattfisch, Red Snapper, Rotbarsch, Schellfisch, Seeteufel, Stachelmakrele, Steinbutt, Streifenbarsch, Tilapia, Umberfisch, Welsartige, Zackenbarsch und Zander.

Meeresfrüchte und Schalentiere

Vor etwa 20 Jahren wurde uns vom Verzehr von Meeresfrüchten und Schalentieren abgeraten, weil sie angeblich zu viel Cholesterin enthielten. Es stimmt zwar, dass sie reich an Cholesterin sind – aber wir können sie trotzdem problemlos essen. Es wurde nämlich festgestellt, dass mit der Ernährung aufgenommenes Cholesterin nur geringen Einfluss auf das Blutcholesterin hat, sofern der Gesamtfettgehalt des Nahrungsmittels niedrig ist. In Tabelle 11.3 sind alle Meeresfrüchte und Schalentiere angegeben, die einen sehr niedrigen Gehalt an gesättigten Fetten und Fett insgesamt aufweisen, obwohl sie recht viel Cholesterin enthalten. Wir ermutigen Sie dazu, so viel Meeresfrüchte und Schalentiere zu essen, wie Sie mögen.

Tabelle 11.3: *Vergleich des Cholesterin- und Fettgehalts von Meeresfrüchten, Schalentieren, Speck und Käse (100-Gramm-Portionen)*

Nahrungsmittel	Cholesterin (mg)	Gesättigtes Fett (g)	Fett gesamt (% der Gesamtenergie)
Garnele	200	0,4	15
Flusskrebs	114	0,2	11
Hummer	95	0,2	9
Abalone	85	0,2	7
Wellhornschnecke	65	0,03	3
Krabbe	59	1,0	10
Austern	50	0,5	26
Muscheln	34	1,0	12
Kammmuscheln	33	0,1	8
Miesmuscheln	28	0,4	23
Speck	107	14,3	77
Cheddar	104	21,0	74

Gesunde Öle, Nüsse und Samen

Tabelle 11.4 enthält alle notwendigen Informationen, anhand derer Sie die gesündesten Öle auswählen können. Zum Kochen verwendete Öle müssen stabil und beständig gegenüber den oxidativen Einflüssen der Hitze sein, wohingegen dies für Salatöle nicht nötig ist. Gesättigte Fettsäuren sind die Öle, die am stabilsten und hitzebeständigsten sind, gefolgt von den einfach ungesättigten Fettsäuren und schließlich den mehrfach ungesättigten Fettsäuren. Da gesättigte Fettsäuren die Blutcholesterinwerte erhöhen, sollten Sie zum Kochen Öle mit hohem Anteil an einfach ungesättigten Fettsäuren und recht geringem Anteil an gesättigten und mehrfach ungesättigten Fettsäuren nehmen. Zum Kochen eignen sich Öle wie Oliven-, Avocado- und Rapsöl. Unabhängig von dem jeweiligen Anteil an Fettsäuren oxidieren jedoch alle Öle während des Erhitzens. Deshalb sollten sie keine Lebensmittel großer Hitze aussetzen oder scharf anbraten; kurzes Dünsten und Schmoren bei niedriger bis mittlerer Temperatur sind viel gesünder.

Die Stabilität von Ölen wird nicht nur von ihrem relativen Verhältnis der gesättigten zu einfach ungesättigten zu mehrfach ungesättigten Fettsäuren bestimmt, sondern auch von der Art der mehrfach ungesättigten Fettsäuren. Mehrfach ungesättigte Omega-3-Fettsäuren sind aufgrund der Position und Anzahl der Doppelbindungen im Fettsäuremolekül instabiler als mehrfach ungesättigte Omega-6-Fettsäuren. Lein- und Walnussöl sollten deshalb wegen des hohen Gesamtgehaltes an mehrfach ungesättigten Fettsäuren und mehrfach ungesättigten Omega-3-Fettsäuren nicht zum Kochen verwendet werden. Beide Öle eignen sich jedoch gut für Salatdressings. Leinöl ist die größte pflanzliche Quelle von Omega-3-Fettsäuren. Träufeln Sie es über dampfgegartes Gemüse oder geben Sie es in eine Marinade, die Sie nach dem Kochen zu Fleisch und Fisch reichen. Beides sind gute Möglichkeiten, mehr Omega-3-Fette in die Ernährung aufzunehmen.

Wie schon erwähnt, eignen sich Oliven- und Avocadoöl gut zum Kochen und verleihen jeder Mahlzeit einen besonderen Geschmack. Beide enthalten jedoch zu viele Omega-6- und zu wenige Omega-3-Fettsäuren (13:1). Dieses Verhältnis kann abgemildert werden, indem man die Öle mit etwas Rapsöl mischt. Wer täglich versucht, etwas mehr Leinöl als Olivenöl zu sich zu nehmen, erreicht so das richtige Fettsäurengleichgewicht.

Die einzigen Öle, die wir Ihnen empfehlen können, sind Raps-, Oliven-, Avocado-, Lein- und Walnussöl. Auch wenn Soja- und Weizenkeimöl auf dem Papier scheinbar ein akzeptables Fettsäurenverhältnis aufweisen,

Tabelle 11.4: *Fettsäurezusammensetzung von zum Kochen und für Salate geeigneten Ölen*

Ölsorte	Omega-6-/ Omega-3-Verhältnis	% einfach ungesättigte Fettsäuren	% mehrfach ungesättigte Fettsäuren	% gesättigte Fettsäuren
Rapsöl	2,0	58,9	29,6	7,1
Olivenöl	13,1	72,5	8,4	13,5
Avocadoöl	13,0	67,9	13,5	11,6
Leinöl	0,24	20,2	66,0	9,4
Walnussöl	5,08	22,8	63,3	9,1
Sojaöl	7,5	23,3	57,9	14,4
Weizenkeimöl	7,9	15,1	61,7	18,8
Reisöl	20,9	39,3	35,0	19,7
Haferöl	21,9	35,1	40,9	19,6
Tomatenkernöl	22,1	22,8	53,1	19,7
Maiskeimöl	83,0	24,2	58,7	12,7
Sesamöl	137,2	39,7	41,7	14,2
Baumwollsamenöl	258,0	17,8	51,9	25,9
Sonnenblumenöl	472,9	19,5	65,7	10,3
Traubenkernöl	696,0	16,1	69,9	9,6
Mohnöl	extrem hoch (kein Omega-3)	19,7	62,4	13,5
Haselnussöl	extrem hoch (kein Omega-3)	78,0	10,2	7,4
Erdnussöl	extrem hoch (kein Omega-3)	46,2	32,0	16,9
Kokosöl	extrem hoch (kein Omega-3)	5,8	1,8	86,5
Palmöl	extrem hoch (kein Omega-3)	11,4	1,6	81,5
Mandelöl	extrem hoch (kein Omega-3)	70,0	17,4	8,2
Aprikosenkernöl	extrem hoch (kein Omega-3)	60,0	29,3	6,3
Distelöl	extrem hoch (kein Omega-3)	14,4	74,6	6,2

= gutes Salatöl / = gutes Kochöl

sind sie beide hochkonzentrierte Quellen von Antinährstoffen, den sogenannten Lektinen. Weizenkeimöl ist die Nahrungsquelle mit dem höchsten Anteil des Lektins Weizenkeim-Agglutinin (WGA), Sojaöl enthält Soja-Agglutinin (SBA). Bei Tierversuchen hat sich gezeigt, dass beide Lektine bestimmte Funktionen des Magen-Darm-Traktes und des Immunsystems beeinträchtigen. Trotz ihres Namens sind Erdnüsse keine Nüsse, sondern ebenso wie Sojabohnen Hülsenfrüchte. Wie Sojaöl ist daher auch Erdnussöl eine konzentrierte Quelle eines Lektins, des Erdnuss-Agglutinins (PNA).

Wieso sind Erdnussöl und Erdnüsse schlecht?

Wenn Sie sich die Fettsäurezusammensetzung von Erdnussöl in Tabelle 11.4 ansehen, können Sie feststellen, dass es wenig gesättigte Fette enthält und zu fast 80 Prozent aus cholesterinsenkenden einfach und mehrfach ungesättigten Fetten besteht. Oberflächlich betrachtet könnte man also tatsächlich annehmen, dass Erdnussöl den für koronare Herzkrankheiten verantwortlichen Prozess der Arterienverkalkung (Arteriosklerose) verhindert. Dieser Gedanke ist nicht weit von dem entfernt, was Ernährungswissenschaftler glaubten – bis sie in Tierversuchen Erdnussöl tatsächlich testeten. Von den 1960er Jahren bis in die 1980er hinein stellte die Wissenschaft fest, dass Erdnussöl unerwartet atherogen ist – also Arteriosklerose fördert –, was bei Kaninchen, Ratten und Primaten zu Ablagerungen in den Arterien führte. Nur eine einzige Studie ergab etwas anderes. Erdnussöl ist dabei sogar so atherogen, dass es weiterhin regelmäßig an Kaninchen verfüttert wird, um gezielt die Arteriosklerosebildung zu studieren.

Anfangs war nicht klar, wie ein scheinbar gesundes Öl bei einer solchen Anzahl verschiedener Tiere so giftig wirken kann. Dann zeigten Dr. David Kritchevsky und seine Kollegen am Wistar Institute in Philadelphia in einer Reihe von Experimenten, dass wahrscheinlich das Erdnussöl-Lektin (PNA) für die arterienverkalkenden Eigenschaften verantwortlich ist. Lektine sind recht komplexe Eiweißmoleküle, von denen die meisten Ernährungswissenschaftler angenommen hatten, sie würden im Darm durch Verdauungsenzyme in ihre Aminosäurebestandteile zerfallen, so dass keine intakten Lektinmoleküle in den Blutkreislauf gelangen, um dort ihre Gemeinheit zu entfalten. Damit lagen sie jedoch falsch. Es stellte sich nämlich heraus, dass Lektine gegen die eiweißspaltenden Enzyme im Darm äußerst resistent sind. Eine von Dr. Wang und seinen Kollegen durchgeführte und in der medizinischen Fachzeitschrift *The Lancet* veröffentlichte Untersuchung ergab, dass Erdnussöl-Lektin schon eine bis vier Stunden nach dem Verzehr einer Handvoll gerösteter und gesalzener Erdnüsse unversehrt ins Blut gelangt. Auch wenn die PNA-Konzentrationen im Blut der Probanden recht gering waren, handelte es sich doch um Mengen, die bei Versuchstieren zu Arteriosklerose geführt hatten. Lektine ähneln Sekundenkleber – man braucht nicht viel davon. Da diese Eiweiße auch bestimmte Kohlenhydratgruppen enthalten, können sie sich an eine große Anzahl von Körperzellen binden, einschließlich der Zellen, die die Arterien auskleiden. Und tatsächlich fand man heraus, dass Erdnussöl-Lektin die Arterien schädigt, indem es sich an einen bestimmten Zuckerrezeptor bindet. Unser Tipp an dieser Stelle ist also, sowohl von Erdnüssen als auch von Erdnussöl die Finger zu lassen. Es gibt Besseres.

Wie sieht es mit Rapsöl aus?

Eine der großen Leistungen der Menschheit ist die Erschaffung des Internets mit seinen unglaublichen Möglichkeiten zum Austausch von Informationen und Gedanken. Nachteile des Internets sind jedoch leider die mangelhafte Überprüfung und Ausgewogenheit. Jeder kann dort fast alles behaupten, auch wenn es absolut nicht der Wahrheit entspricht. Im Gegensatz dazu teilen Wissenschaftler ihren Kollegen und der Welt ihre Ideen in von Fachleuten überprüften Veröffentlichungen mit. Auch wenn dieser Prozess Kreativität ersticken kann und dies auch tut, so wird dadurch doch vermieden, dass blanker Unfug ungehindert verbreitet wird. Leider gilt das nicht für einige der Informationen, die man im Internet herunterladen kann. Wie zum Beispiel über Rapsöl. Dieses wird auf einigen Webseiten komplett schlecht gemacht, wobei auf objektive Argumente verzichtet wird. Wer sich allerdings einmal bei Pub Med (www.pubmed.gov) über die tatsächlichen Auswirkungen von Rapsöl auf Gesundheit und Wohlbefinden informiert, der bekommt ein ganz anderes Bild vermittelt.

Wir empfehlen Rapsöl, weil es reich an einfach ungesättigten Fetten (58,9 Prozent) ist, einen geringen Anteil an gesättigten Fetten (7,1 Prozent) und ein Verhältnis von Omega-6 zu Omega-3 (2:0) hat, das dem Verhältnis nahe kommt, das vor der Entwicklung der Landwirtschaft in der Ernährung vorherrschte. Dass diese Fettsäurencharakteristika das Risiko von Arteriosklerose und Herzkrankheiten – derzeit die häufigste Todesursache in Deutschland und den USA – verringern, wurde in mehreren klinischen Studien nachgewiesen.

Rapsöl wird aus den Samen der Rapspflanze (*Brassica rapa* oder *Brassica campestris*) gewonnen, die mit Brokkoli, Kohl, Rosenkohl und Grünkohl eng verwandt ist. Diese Kohlsorten werden von den Menschen schon seit Urzeiten gegessen. In ihrer ursprünglichen Form produzierten Rapspflanzen ein Keimöl, das hohe Konzentrationen (29 bis 50 Prozent) eines einfach ungesättigten Fetts namens Erucasäure aufwies und bei Versuchstieren zahlreiche gesundheitliche Schäden verursachte. Anfang der 1970er Jahre entwickelten kanadische Pflanzenzüchter allerdings einen Rapsstamm, der Samen mit weniger als 2 Prozent Erucasäure produzierte und als Doppelnull-Raps bezeichnet wird. Der Erucasäuregehalt von im Handel erhältlichem Rapsöl liegt bei durchschnittlich 0,6 Prozent. Eine Vielzahl an Tierversuchen hat gezeigt, dass die der Erucasäure zugeschriebenen gesundheitlichen Nebenwirkungen bei diesem geringen Erucasäuregehalt nicht auftreten; vielmehr verhinderte Rapsöl bei Tierversuchen möglicherweise tödliche Herzrhythmusstörungen. Es gibt keine glaubhaften wissenschaftlichen Beweise dafür, dass Rapsöl schädlich für den Menschen sein könnte.

Nüsse und Samen

Mit Ausnahme von Erdnüssen empfehlen wir alle Nüsse und Samen als gesunde Bestandteile unseres Ernährungsprinzips. Viele Menschen leiden jedoch unter Nahrungsmittelallergien, und Nüsse gehören dabei zu einem der häufigsten Allergieauslöser. Hören Sie immer auf Ihren Körper, und wenn Sie wissen oder vermuten, dass Nüsse Ihnen nicht bekommen, verzichten Sie darauf. Dieser Rat gilt für alle Nahrungsmittel, einschließlich Meeresfrüchten und Schalentieren, die ebenfalls häufig Allergien auslösen. In Tabelle 11.5 finden Sie das Fettsäurenverhältnis im Handel erhältlicher Nusssorten. Beachten Sie, dass alle Nüsse bis auf Walnüsse und Macadamianüsse ein hohes Verhältnis von Omega-6- zu Omega-3-Fettsäuren aufweisen. Das ideale Verhältnis in unserer Ernährung liegt bei 2:1 oder etwas darunter. Da Nüsse so kalorienhaltig sind, können sie übrigens den besten Diätplan leicht durchkreuzen. Wer Nüsse – anstelle von magerem Fleisch, Fisch und Meeresfrüchten, gesunden Ölen, Obst und Gemüse – als Grundnahrungsmittel nutzt, riskiert, nicht genügend Omega-3-Fettsäuren aufzunehmen. Genießen Sie Nüsse, aber gehen Sie sparsam mit ihnen um.

Tabelle 11.5: *Fettsäureanteile von Nüssen und Samen*

Nuss / Samen	Omega-6 : Omega-3-Verhältnis	% der einfach ungesättigten Fettsäuren	% der mehrfach ungesättigten Fettsäuren	% der gesättigten Fettsäuren
Walnuss	4,2	23,6	69,7	6,7
Macadamianuss	6,3	81,6	1,9	16,5
Pecannuss	20,9	59,5	31,5	9,0
Pinienkern	31,6	39,7	44,3	16,0
Cashewkern	47,6	61,6	17,6	20,8
Pistazie	51,9	55,5	31,8	12,7
Sesamsamen	58,2	39,5	45,9	14,6
Haselnuss	90,0	78,7	13,6	7,7
Kürbiskern	114,4	32,5	47,6	19,9
Paranuss	377,9	36,2	38,3	25,5
Sonnenblumenkern	472,9	20,0	69,0	11,0
Mandel	sehr hoch (kein Omega-3)	66,6	25,3	8,1
Kokosnuss	sehr hoch (kein Omega-3)	4,4	1,3	94,3
Erdnuss	sehr hoch (kein Omega-3)	52,1	33,3	14,6

ERNÄHRUNGS-AUSRUTSCHER

Das Paläo-Prinzip der gesunden Ernährung im Ausdauersport ist nicht als kurze Diät, sondern als lebenslanges Ernährungsmodell gedacht, das neben einer Verbesserung der sportlichen Leistung auch meist eine Senkung des Körpergewichts zur Folge hat und das Risiko von Herzkrankheiten, Krebs und Osteoporose verringert. Auch bei der Behandlung von Diabetes, Bluthochdruck, hohem Cholesterinspiegel, entzündlichen Darmleiden und bestimmten Autoimmunerkrankungen spielt es eine Rolle. Die positiven gesundheitlichen Auswirkungen werden in dem Buch *The Paleo Diet* ausführlich erklärt.

Oft scheinen bei einer lebenslangen Ernährungsumstellung einige Verhaltensmaßnahmen hilfreich zu sein. Wenn es darum geht, sich bestimmte Nahrungsmittel abzugewöhnen, funktioniert das bei den meisten Menschen psychologisch besser, wenn sie wissen, dass sie einige ihrer Lieblings-Nahrungsmittel nicht komplett und für immer aufgeben müssen. Wir haben daher die sogenannte 95:5-Regel eingeführt, was bedeutet, dass gelegentliche Ernährungs-Ausrutscher keinen großen Einfluss auf die vorteilhaften Auswirkungen dessen haben, was Sie die meiste Zeit über essen.

Die meisten Menschen nehmen etwa 20 Mahlzeiten pro Woche zu sich, plus Zwischenmahlzeiten. Es ist vollkommen akzeptabel, wenn eine oder zwei dieser Mahlzeiten aus solchen Nahrungsmitteln bestehen, die Sie nun einmal gerne essen möchten, solange mageres Fleisch, Fisch, Meeresfrüchte, Obst, Gemüse, gesunde Öle, Nüsse und Samen rund 95 Prozent Ihrer wöchentlichen Kalorien ausmachen. Dabei sind mäßiger Alkohol- und Kaffeekonsum oder der gelegentliche Verzehr von Schokolade, Kuchen oder sonstigen Lieblings-Nahrungsmitteln erlaubt. Eine Mogelei oder ein Ausrutscher ab und zu ist emotional sogar von Vorteil – solange er 5 Prozent oder weniger der gesamten Ernährung ausmacht – hat jedoch nur wenig Einfluss auf die sportliche Leistung und die gesundheitliche Wirkung. Dies gilt natürlich nicht für die nicht-steinzeitlichen Nahrungsmittel, die direkt vor, während oder nach bestimmten Trainingseinheiten – wie in den Kapiteln 2, 3 und 4 beschrieben – gegessen werden sollten.

AUSWÄRTS UND UNTERWEGS ESSEN

Viele Restaurants haben Angebote für Vegetarier, und immer mehr von ihnen bieten auch Gerichte für Anhänger der Low-Carb-Diäten an. Bis heute gibt es allerdings keine Steinzeit-Gerichte. Wer seine Bestellung sorgfältig auswählt, kann jedoch dem Paläo-Prinzip der gesunden Ernährung recht nahe kommen. Zum Frühstück bestellen Sie am besten Gerichte mit Ei oder magerem Fleisch zusammen mit frischem Obstsalat. Pochierte Eier eignen sich sehr gut, weil sie lediglich in heißem Wasser gar ziehen und somit keine ungesunden Fettsorten enthalten können, die bei Omelettes und Spiegeleiern fast immer verwendet werden. Pochierte und hartgekochte Eier enthalten meist auch weniger oxidiertes Cholesterin, das bei Versuchstieren im Besonderen zur Entstehung von Arteriosklerose beitrug.

Mittag- und Abendessen stellen in der Regel kein Problem dar; die meisten Restaurants bieten Hauptgerichte mit Fisch, Meeresfrüchten oder magerem Fleisch an. Denken Sie daran, dass der Schlüssel darin liegt, eine große Portion mageren Eiweißes als Hauptspeise zu sich zu nehmen. Wählen Sie einfache Dinge: Lassen Sie ausgefallene Hauptgerichte mit komplizierten Soßen links liegen, und greifen Sie zu einfacheren Gerichten. Für den Ausgleich des Säure-Basen-Gleichgewichts bestellen Sie einen Salat (ohne Croutons) und dampfgegartes Gemüse anstelle der obligatorischen Brot- oder Kartoffelbeilage. Als Salatdressing sind ein Schuss Essig und Öl – besonders Olivenöl – genau richtig. Der Nachtisch sollte aus frischem Obst bestehen.

Für Reisen eignet sich eine Kühlbox mit Obst, Gemüse, Salat und übrig gebliebenem Fleisch und Fisch. Eine gute Idee ist auch, sich zum Abendessen zwei oder drei Mal mehr Fleisch oder Fisch zuzubereiten, als Sie essen werden und den Rest für das Frühstück und Mittagessen des nächsten Tages aufzuheben. Grillen Sie beispielsweise ein großes Rumpsteak zum Abendessen, legen Sie die Reste in den Kühlschrank, und schneiden Sie das Fleisch am nächsten Tag in einen gemischten Salat, den Sie mit Leinöl und Zitronensaft anmachen. Voilà – schon haben Sie ein tafelfertiges Paläo-Mittagessen auch für unterwegs! Wenn Sie keine Kühlbox haben, schauen Sie in der Feinkost- oder Fischabteilung des Supermarktes nach fertig zubereitetem Fleisch oder Garnelen. Gehen Sie dann in die Obst- und Gemüseabteilung, und nehmen sich etwas frisches Obst, Avocados und knackiges Gemüse mit. Legen Sie vorsichtshalber ein scharfes Messer und Essbesteck ins Auto, damit Sie nicht versuchen müssen, Fleisch mit einem Plastikmesser zu schneiden.

Kapitel 12

Paläo-Rezepte

Das Entscheidende beim Entwickeln von Rezepten nach dem Paläo-Prinzip mit modernen Lebensmitteln ist, es einfach zu halten. Unsere Steinzeitvorfahren aßen fast all ihre Nahrungsmittel frisch und nur minimal weiterverarbeitet. Wer es ihnen gleich tut, wird seine Gesundheit und Leistung steigern. Sie sollten Ihre Nahrungsmittel daher möglichst nach dieser Reihenfolge auswählen: 1. frisch, 2. tiefgefroren, 3. aus der Konserve. Bei der Zubereitung von Steinzeitrezepten mit modernen Nahrungsmitteln sollten Sie darauf achten, dass die Zutaten weder Getreide enthalten noch Milchprodukte, Salz, raffinierten Zucker, Hülsenfrüchte (einschließlich Erdnüsse), Hefe oder hefehaltige Nahrungsmittel wie Backwaren, eingelegte Nahrungsmittel, Essig und fermentierte Nahrungsmittel oder Getränke. Stellen Sie sicher, dass die von Ihnen verzehrten Nahrungsmittel nur gute Öle enthalten, und denken Sie daran, stets die magersten Fleischstücke auszusuchen und sichtbares Fett zu entfernen. Vergessen Sie nie die Basis des Paläo-Prinzips der gesunden Ernährung im Ausdauersport: mageres Fleisch, Fisch, Meeresfrüchte sowie frisches Obst und Gemüse!

NAHRUNGSMITTEL FÜR DAS PALÄO-PRINZIP ERSETZEN

Unser moderner Gaumen ist durch den Ansturm von Salz, Stärke, Zucker und Fett, mit dem weiterverarbeitete Nahrungsmittel geradezu gespickt sind, völlig abgestumpft. Wer sich ein paar Wochen nach dem Paläo-Prinzip ernährt hat, wird eine positive Veränderung der Geschmacksknospen bemerken. Plötzlich werden ungeahnte Geschmacksnuancen wahrnehmbar: Frische Erdbeeren schmecken dann auch ohne Zucker köstlich süß, und Sie werden merken, dass Avocados einen fantastisch cremigen Geschmack haben, der Salz oder andere Gewürze überflüssig macht. Sobald Sie erst einmal süße, klebrige Doughnuts aufgegeben haben, wird eine frische Nektarine besser schmecken als je zuvor. Gewürze, die Ihnen vorher unbekannt waren, werden Ihre Steaks und Braten aufpeppen, und Sie werden selbst feine Varianten wahrnehmen können, weil Ihre Geschmacksknospen nicht länger in Salz und raffiniertem Zucker ersticken.

Essig: Essig enthält Essigsäure in einer 5-prozentigen Lösung und trägt deshalb mit zur metabolischen Azidose bei, die durch die typisch amerikanische Ernährung entsteht. Zusätzlich enthält Essig, mit Ausnahme von destilliertem Essig, noch geringe Mengen Hefe – ein weiterer nicht Paläo-konformer Bestandteil von Nahrungsmitteln, den Sie vermeiden sollten. Ersetzen Sie Essig am besten durch Zitronen- oder Limettensaft.

Salz: Eine der am schwersten abzulegenden modernen Ernährungsgewohnheiten ist das Salzen. Salz wird heutzutage fast allem zugefügt. Tatsächlich nehmen die meisten von uns erschreckende 10 Gramm Salz pro Tag zu sich! Die folgenden Ersatzgewürze helfen Ihnen nicht nur dabei, das Salz wegzulassen, sondern peppen gleichzeitig auch Ihre Gerichte auf: Zitronensäurekristalle, Zitronenpfeffer ohne Salz, Knoblauchpulver, Zwiebelpulver, Cayennepfeffer, Chilipulver, schwarzer Pfeffer, Kreuzkümmel (Cumin), Kurkuma, Selleriesamen, Koriander und sonstige im Handel erhältliche Gewürzmischungen ohne Salz.

Zucker: Es besteht absolut kein Zweifel daran, dass auch unsere Steinzeitvorfahren Naschkatzen waren. Feldstudien über Jäger und Sammler haben gezeigt, dass sie bereitwillig zahlreiche Bienenstiche ertrugen, um an Honig zu kommen. Während bestimmter Jahreszeiten schlugen sie sich mit einem Pfund Honig oder mehr pro Tag den Bauch voll. Sie konnten ihn jedoch nicht täglich oder das ganze Jahr über essen, weil es ihn einfach nicht durchgehend gab. In ähnlicher Weise waren auch andere natürlich vorkommende Süßigkeiten wie Datteln, Feigen oder Ahornsirup nur saisonal für wenige Wochen im Jahr verfügbar. Wir sollten dem Beispiel der Jäger und Sammler folgen und raffinierten Zucker aus unserer Ernährung verbannen. Das bedeutet nicht, Süßes allgemein vom Speiseplan zu streichen – Sie können so viel frisches Obst essen, wie Sie mögen, und Ihre Gerichte beispielsweise mit Vanille, Ingwer, Pfefferminzblättchen, Zimt und Muskatnuss würzen. Auch mit Zitronen- oder Limettensaft gesüßtes Fruchtpüree ist eine feine Sache.

Fett: Ersetzen Sie die schlechten Fette wie Schmalz, Butter, Margarine und gehärtetes Pflanzenfett mit diesen Ölen: Oliven-, Raps- und Avocadoöl (zum Salat) sowie Lein- und Walnussöl (zum Kochen). Denken Sie daran, dass diese Öle empfindlich sind und durch Hitze aufgespaltet werden und deshalb *erst nach* dem und *nicht während* des Kochens verwendet werden sollten.

Alkohol: Das wahrscheinlich wichtigste Ziel jedes Ernährungsplanes ist, dass die Menschen sich an ihn halten. Die beste Art, jemanden dazu zu bringen, jede beliebige Ernährungsumstellung sofort wieder abzubrechen, ist durch Verbote. Ihnen ist vielleicht in Kapitel 9 aufgefallen, dass es bei uns keine – zur Wiederholung: keine – absoluten Vorschriften gibt. Diese Strategie haben wir für unseren Ernährungsplan bewusst verwendet, damit Ihnen die Einhaltung leichter fällt. Wer gelegentlich ein Glas Wein zum Abendessen trinken möchte – nur zu! Sie haben eine bestimmte Anzahl freier Mahlzeiten pro Woche (ausführlich in Kapitel 11 beschrieben), zu denen Sie essen können, was Sie möchten. Bedenken Sie jedoch, dass Sie Ihre Gesundheits- und Leistungsziele um so schwerer erreichen werden, je weiter Sie vom ursprünglichen Plan abweichen. Alkohol war offensichtlich nicht Teil einer jeden Jäger- und Sammler-Ernährung, und auch Sportlern empfehlen wir deshalb keinen regelmäßigen Alkoholkonsum. Es ist jedoch vollkommen in Ordnung, bestimmte alkoholische Getränke wie beispielsweise Wein zur Verfeinerung von Marinaden und Soßen zu verwenden, denn ein Großteil des Alkohols verdampft während des Kochens.

REZEPTE

Fleischgerichte – Schwein

Schweinelende ‚Barcelona' — 4 Portionen

- 1/3 TL Chilipulver
- 1 TL getrockneter Thymian
- 1 TL Oregano
- 1/8 TL Gewürznelke
- 1/8 TL Piment
- 1–2 EL Hühnerbrühe
- 2 Pfund Schweinelende ohne Knochen
- 1/2 Tasse Wasser

Den Backofen auf 175 Grad vorheizen. Chilipulver, Thymian, Oregano, Gewürznelken, Piment und Hühnerbrühe in einer kleinen Schüssel zu einer Paste verrühren.

Die Schweinelende von allen Seiten damit einreiben und in einen kleinen Bratentopf legen. Das Wasser hinzufügen. Deckel verschließen, und den Bratentopf etwa 2 Stunden in den Ofen stellen, bis das Fleisch zart ist.

Das Fleisch aus dem Ofen nehmen und vor dem Schneiden 30 Minuten abgedeckt ziehen lassen.

Gegrilltes Schweinesteak mit Zitronenpfeffer — 6 Portionen

- 1 gehackte Zwiebel
- 1 TL Thymian
- 1/4 TL gemahlener schwarzer Pfeffer
- 1/4 TL gemahlener Cayennepfeffer
- 2 gehackte Knoblauchzehen
- 1/2 Tasse Olivenöl
- 6 Schweinesteaks
- 1/3 Tasse frischer Zitronensaft
- 1 1/2 TL geriebene Zitronenschale (ungespritzt)

Grill vorheizen. Zwiebel, Thymian, schwarzen Pfeffer und Cayennepfeffer in einer kleinen Schüssel vermischen. Knoblauch und Öl hinzufügen und die Zutaten mit einem Schneebesen gut verquirlen.

Die Steaks mit einem Küchentuch abtupfen und erst mit Zitronensaft, dann von beiden Seiten mit der Soße einpinseln. Die Steaks bei hoher Hitze kurz von beiden Seiten angrillen und mit der Zitronenschale bestreuen. Die Hitze reduzieren und die Steaks mit der restlichen Soße übergießen.

Etwa 10 Minuten auf jeder Seite grillen, dabei mit Alufolie abdecken.

Schweinekoteletts aus dem Ofen mit Pekannusskruste

4 Portionen

- 1 verquirltes Ei
- 2 EL Olivenöl
- 1 EL trockener Sherry oder Wasser
- gemahlener Ingwer und Knoblauchpulver
- 4 magere Schweinekoteletts
- 1/4 Tasse gehackte Pekannüsse

Den Backofen auf 175 Grad vorheizen. Ei, Öl und Sherry in einer flachen Schüssel miteinander verrühren. Nach Geschmack Ingwer und Knoblauch hinzufügen. Koteletts durch die Eimasse ziehen und gleichmäßig mit den Pekannüssen bestreuen. Die Koteletts nebeneinander in eine mit Öl eingefettete Auflaufform geben. 30 Minuten im Ofen backen, dann die Koteletts wenden und weitere ca. 20 Minuten backen, bis sie zart sind.

Vorspeise Schweinelende ‚Mexico'

4–6 Portionen

- 1/2 Pfund Schweinelende
- 3 EL Olivenöl
- 2 kleine Möhren, in Scheiben geschnitten
- 1 kleine Zwiebel, in Ringe geschnitten
- 4 Lorbeerblätter
- 2 TL gehackter Knoblauch
- 2 große Tomaten, enthäutet und in kleine Stücke geschnitten
- 1 TL schwarze Pfefferkörner
- 2 frische Rosmarinzweige
- 2 EL Limettensaft

Die Schweinelende in einer großen Bratpfanne im Öl anbraten, dann Möhren und Zwiebel mit andünsten. Schweinelende, Möhren und Zwiebel mit etwas Olivenöl in einen mittelgroßen Topf geben und Lorbeerblätter, Knoblauch, Tomaten, Pfefferkörner und Rosmarin hinzufügen. So viel Wasser dazugeben, bis alle Zutaten gerade bedeckt sind und 90 Minuten köcheln lassen.

Kurz vor Ende der Garzeit den Limettensaft hinzugeben. Schweinelende aus dem Topf nehmen und in dünne Scheiben schneiden. Auf einem Teller anrichten und mit dem Gemüse und der Soße servieren. Lorbeerblätter vor dem Servieren entfernen.

Geflügel

Hühnchen ‚Ankara‘

4 Portionen

- 4 ganze Hühnerbrüste ohne Haut und Knochen
- 3 kleine Möhren, in ca. 2 cm lange Scheiben geschnitten
- 1 Stange Staudensellerie, in ca. 2 cm lange Scheiben geschnitten
- ½ Zwiebel, in Ringe geschnitten
- 2 Lorbeerblätter
- 6 Pfefferkörner
- ½ TL Kreuzkümmel
- 200 g Walnüsse ohne Schale
- 3 Knoblauchzehen
- frisch gemahlener schwarzer Pfeffer
- 2 EL Olivenöl
- 1 TL Paprikapulver

Hühnerbrüste, Möhren, Staudensellerie, Zwiebel, Lorbeerblätter und Pfefferkörner in einen großen Schmortopf geben. Kaltes Wasser hinzufügen, bis die Hühnerbrüste gut mit Wasser bedeckt sind. Aufkochen lassen. Schaum und festere an die Oberfläche kommende Bestandteile abschöpfen. Hitze reduzieren und 20 bis 30 Minuten köcheln, bis das Fleisch zart ist. Hühnerbrüste herausnehmen.

Die Kochflüssigkeit beiseite stellen und die Lorbeerblätter entfernen.

Kreuzkümmel, Walnüsse, Knoblauch und gemahlenen Pfeffer in einem Mixer oder einer Küchenmaschine gut vermischen und 1 Tasse der Kochflüssigkeit hinzugeben. Weitermixen, bis eine glatte Soße entsteht.

Die Hühnerbrüste quer teilen und das Fleisch in Stücke schneiden. Mit der Soße vermengen und nach Geschmack gemahlenen Pfeffer hinzufügen. Fleisch auf einem Servierteller anrichten. Olivenöl und Paprikapulver miteinander vermischen und über das Hühnchenfleisch träufeln.

Libanesisches Walnuss-Hühnchen

2 Portionen

- 1 EL Olivenöl
- 1/2 TL gemahlener Zimt
- 1/2 TL gemahlene Muskatnuss
- 2 bis 3 Gewürznelken
- 170 g kernlose Weintrauben
- 1 1/2 Tassen trockener Weißwein
- 1 EL frischer Zitronensaft
- 2 EL Hühnerbrühe
- 1 EL feingehackte Zwiebel
- 2 EL gemahlene Walnüsse
- frisch gemahlener schwarzer Pfeffer
- 1/2 TL getrockneter Thymian
- 1/4 TL Chilipulver
- 300 g Hühnerbrust ohne Haut
- 2 große Tomaten, in Scheiben geschnitten
- 1 EL gehackte Walnüsse

Backofen auf 190 Grad vorheizen. Das Öl in eine Bratpfanne geben und bei mittlerer Hitze erwärmen. Zimt, Muskatnuss und Nelken in die Bratpfanne geben. Ein paar Sekunden anbraten lassen und die Nelken entfernen. Weintrauben hinzufügen und 2 Minuten köcheln lassen. Wein, Zitronensaft und Brühe dazugeben und kochen lassen, bis die Flüssigkeit auf die Hälfte eingedampft ist (etwa 8 Minuten). Wenn die Soße eine sirupartige Konsistenz erreicht hat, die Pfanne vom Herd nehmen und abkühlen lassen.

Zwiebel, gemahlene Walnüsse, Pfeffer, Thymian und Chilipulver in einer Schüssel vermischen und die Hühnerbrüste damit einreiben. Das Fleisch in eine mit etwas Öl gefettete Auflaufform geben und 35 bis 40 Minuten – oder bis es gar ist – in den Ofen geben.

Die Hühnerbrüste auf die Tomatenscheiben legen, die Soße darübergießen und mit den gehackten Walnüssen bestreut servieren.

Geflügel

Hühnchen à la Madrid

4 Portionen

- 4 große Hühnerbrüste ohne Haut
- 2 rote Paprika, gewürfelt
- 1 grüne Paprika, gewürfelt
- 6 Eiertomaten, enthäutet
- 2 Zwiebeln, fein gehackt
- ½ TL zerkleinerte Anaheim-Chilis
- 1 kleiner frischer Rosmarinzweig
- 3 Knoblauchzehen, zerdrückt
- 100 ml Limettensaft
- 500 ml kochendes Wasser
- ½ TL Cayennepfeffer
- frisch gemahlener schwarzer Pfeffer

Alle Zutaten in einen großen Kochtopf geben. Aufkochen lassen, dann die Hitze verringern und etwa 40 Minuten köcheln lassen, bis das Hühnchen zart ist.

Pikant gegrillte Putenbrust

4 Portionen

- 5 Knoblauchzehen, gehackt
- ¼ Tasse Limettensaft
- ¼ Tasse Zitronensaft
- ¼ Tasse Leinöl
- 1 TL Paprikapulver
- 1 TL Kreuzkümmel
- 1 TL Kurkuma
- ½ TL weißer Pfeffer
- 800 g Putenbrust in nicht zu dicken Scheiben
- 1 EL Olivenöl (zum Bepinseln)

Alle Soßenzutaten in einem Mixer vermischen. Putenbrustscheiben von jeder Seite etwa 5 Minuten grillen und dabei mit dem Olivenöl bepinseln, damit es nicht austrocknet. Die fertigen Scheiben mit je 2 bis 3 Esslöffeln Soße servieren.

Gebratenes Hähnchen

6 Portionen

- 2–3 ganze Hähnchen (ca. 2,5 kg)
- ½ Tasse ungesüßtes Apfelmus
- 2 TL Zitronensaft
- ¼ TL grob zerkleinerter Salbei
- ¼ TL frisch gemahlener schwarzer Pfeffer
- ¼ TL Paprikapulver
- ¼ TL Knoblauchpulver

Backofen auf 175 Grad vorheizen. Die Haut von den Hähnchen entfernen und die Hähnchen der Länge nach teilen. In eine flache mit etwas Olivenöl gefettete Auflaufform legen.

Das Apfelmus mit den restlichen Zutaten vermischen. Die Hähnchen mit der Hälfte der Apfelmusmischung einpinseln. 30 Minuten im Ofen backen. Die Hähnchen mit der restlichen Apfelmusmischung einpinseln und weitere 15 bis 30 Minuten backen.

Rind

Geschmortes Rind mit Trockenfrüchten

4–6 Portionen

- 1,5 kg mageres Rindfleisch
- 2 Knoblauchzehen, gehackt
- 3 EL frisch gehackte Petersilie
- 3 EL Olivenöl
- 1 mittelgroße Zwiebel, gehackt
- 3 Zweige frischer Thymian
- 200 ml Weißwein
- 1 große Tomate, gewürfelt
- 90 g Walnüsse, gehackt
- 10 Trockenpflaumen, gehackt (schwefelfrei)
- 10 getrocknete Aprikosen, gehackt (schwefelfrei)

Fleisch mit Knoblauch und Petersilie einreiben. Öl in einer großen Kasserolle erhitzen und das Fleisch anbräunen. Zwiebel, Thymian und Wein dazugeben und unter Rühren 10 Minuten bei mittlerer Hitze kochen.

Tomaten und Walnüsse hinzufügen. Den Deckel auflegen und bei mittlerer bis niedriger Hitze 90 Minuten köcheln lassen.

Pflaumen und Aprikosen einrühren und bedeckt weitere 15 Minuten oder länger kochen lassen, bis das Rindfleisch zart und die Soße eingedickt ist.

Schmorbraten ‚Isola'

6–8 Portionen

- 1,5–2 kg magerer Rinderschmorbraten
- 2 EL Olivenöl
- frisch gemahlener schwarzer Pfeffer
- 500 g Tomaten, enthäutet
- 1 Tasse trockener Rotwein
- 1 mittelgroße Zwiebel, gehackt
- 1 Tasse Staudensellerie, gehackt
- 1 EL Petersilie, gehackt
- 2 TL Oregano
- 1 Knoblauchzehe, gehackt

Backofen auf 150 Grad vorheizen. Das Fleisch im Olivenöl in einem Schmortopf anbraten. Nach Geschmack mit Pfeffer würzen.

Tomaten in einem Mixer pürieren und über das Fleisch gießen. Die restlichen Zutaten einrühren. Abgedeckt 3 bis 4 Stunden im Ofen garen, dabei gelegentlich nach dem Braten schauen. Ist zu wenig Flüssigkeit im Schmortopf, sollte Wasser hinzugefügt werden.

Rind

Rinderfiletspitzen mit Tomatensoße
4–6 Portionen

- 800 g Tomaten, enthäutet
- 2 EL Zitronensaft
- 1 Zwiebel, in dünne Ringe geschnitten
- 2 EL Olivenöl
- 800 g Rinderfiletspitze, in Würfel geschnitten
- 1 TL Knoblauchpulver
- ½ TL Zimt
- frisch gemahlener schwarzer Pfeffer

Tomaten und Zitronensaft in einem Mixer pürieren. Die Zwiebel in einer großen Pfanne im Olivenöl anbraten.

Fleisch hinzufügen und unter Rühren anbraten, bis es gut gebräunt ist. Die pürierte Tomatensoße hinzufügen und 1 Stunde köcheln lassen.

Rinder-Schaschlik
4 Portionen

- 500 g Sirloin-Steak
- 1 kleine Zwiebel, fein gehackt
- ½ Tasse Spätburgunder
- 8 Würfelstücke frische Ananas (2,5 x 2,5 cm)
- 8 Cocktailtomaten
- 240 g ungesalzene Wasserkastanien, abgetropft

Steak in schmale Streifen schneiden. Zwiebel, Wein und Rindfleisch in eine Schüssel geben und 4 Stunden lang marinieren.

Fleischstreifen, Ananaswürfel, Cocktailtomaten und Wasserkastanien abwechselnd auf Schaschlikspieße aus Metall aufspießen.

Spieße auf dem Grill bei mittlerer Hitze 4 Minuten grillen, dabei einmal umdrehen.

Gegrilltes Rumpsteak
3–4 Portionen

- 600–800 g Rumpsteaks (dicke Scheiben)
- 5 große Knoblauchzehen, gehackt
- 1 TL Zwiebelpulver
- ¼ Tasse trockener Rotwein
- ¼ Tasse Limettensaft

Alle Zutaten in eine flache Schüssel geben und im Kühlschrank 4 bis 24 Stunden marinieren.

Die Steaks aus der Marinade nehmen und 12 bis 16 Minuten grillen (dann sind sie medium), zwischendurch einmal wenden.

Das Fleisch auf ein Küchenbrett legen und mit einem scharfen Messer schräg zur Faser in dünne Scheiben schneiden.

Innereien

Rinderzunge mit Aprikosen und Rosinen

4 Portionen

- 1 Rinderzunge
- 1 EL Knoblauchpulver
- 3 Lorbeerblätter
- 1 EL Majoran
- 500 g getrocknete Aprikosen (schwefelfrei)
- 500 g Tomaten, enthäutet
- ½ Tasse Limettensaft
- ½ Tasse Zitronensaft
- ¼ TL Basilikum
- ¼ TL Cayennepfeffer
- 1 EL gemahlene Senfkörner
- ½ Tasse Rosinen

Rinderzunge in einen großen Topf legen, vollständig mit Wasser bedecken und kurz zum Kochen bringen. Das Wasser ausgießen, frisches Wasser in den Topf füllen und die Zunge wieder kurz aufkochen. Das Wasser erneut ausgießen, frisches Wasser in den Topf füllen und dieses Mal langsamer aufkochen lassen.

Knoblauchpulver, Lorbeerblätter und Majoran hinzufügen und etwa 2 Stunden kochen. Wasser abgießen und Lorbeerblätter entfernen.

Die Haut der Zunge abziehen und die Zunge abkühlen lassen. In dünne Scheiben schneiden. Backofen auf 190 Grad vorheizen.

Aprikosen in einen Kochtopf geben. Tomaten im Mixer pürieren und die Tomatensoße mit den restlichen Zutaten zu den Aprikosen geben und aufkochen. Die Aprikosenmischung solange köcheln lassen, bis sie etwas eindickt. Die Rinderzungenscheiben in eine flache Auflaufform schichten und die Soße darübergießen. Im Ofen etwa 20 Minuten garen.

Innereien

Rinderherz nach baskischer Art
2 Portionen

- 250 g Rinderherz
- 1/2 weiße Zwiebel, gehackt
- 4 Pfefferkörner
- 2 ganze Nelken
- 2 TL Knoblauchpulver
- 1 EL Leinöl
- 1 EL Zitronensaft
- 1 Tasse Staudensellerie, in dünne Scheiben geschnitten
- 1 Tasse rote Zwiebel, gehackt
- 1 Tasse Tomate, gewürfelt
- 1/2 TL Rosmarin
- 1/2 TL Thymian

Rinderherz in einen großen, mit kaltem Wasser gefüllten Topf legen und die weiße Zwiebel, Pfefferkörner, Nelken und Knoblauchpulver hinzufügen. Sprudelnd aufkochen lassen, dann die Hitze reduzieren, den Deckel auf den Topf legen und so lange kochen, bis das Herz gar ist (Gabelprobe).

Abkühlen lassen, die Haut entfernen und das Herz in Würfel schneiden.

Die restlichen Zutaten miteinander vermischen und vor dem Servieren die Soße über die Rinderherzwürfel geben.

Rinderleber in Limettensoße
4–6 Portionen

- 500 g Rinderleber, in knapp 1 cm dicken Scheiben
- 1 Knoblauchzehe, in dünnen Scheiben
- 1/2 TL Kreuzkümmel
- frisch gemahlener schwarzer Pfeffer
- 2 EL Tomatensoße (ohne Salz)
- 2 EL Olivenöl
- 2 EL Limettensaft
- 1 1/2 EL gemahlene Pekannüsse
- 2 EL Wasser

Die Leber von beiden Seiten anbraten, bis sie leicht gebräunt aber nicht gar ist. In 2,5 cm große Würfel schneiden.

Leber, Knoblauch, Kreuzkümmel und Pfeffer nach Geschmack bei geringer Hitze in eine flache Kasserolle geben. Tomatensoße und Öl hinzufügen und mit Wasser bedecken. Aufkochen und weiter köcheln lassen.

Limettensaft, gemahlene Nüsse und Wasser in einer Schüssel verrühren, bis das Ganze die Konsistenz flüssiger Vanillesoße hat. In eine Pfanne geben und so lange rühren, bis die Flüssigkeit glatt und sämig ist.

Zur kochenden Leber in die Kasserolle rühren und weitere 5 Minuten köcheln lassen. Noch heiß mit dampfgegartem Gemüse servieren.

Hühnerleber nach ungarischer Art mit Champignons

4–6 Portionen

- 1 Zwiebel, fein gehackt
- 1 grüne Paprika, fein gehackt
- 7 EL Olivenöl
- 250 g Champignons
- 800 g Hühnerleber, in mundgerechten Stücken
- 1 EL Paprikapulver
- 1 EL gemahlene Nüsse
- ½ Tasse Hühnerbrühe
- frisch gemahlener schwarzer Pfeffer
- 4 EL trockener Rotwein
- 3 EL Petersilie, fein gehackt

Zwiebel und Paprika in einer großen Pfanne in 5 EL Olivenöl unter Rühren etwa 3 Minuten andünsten. Champignons hinzufügen und weitere 3 bis 5 Minuten dünsten. In eine Schüssel umfüllen und die restlichen 2 EL Öl dazugeben.

Nun die Hühnerleber in die Pfanne geben und 5 Minuten anbraten. Das Gemüse zur Leber geben. Paprikapulver und gemahlene Nüsse hinzufügen und so lange rühren, bis sie sich gleichmäßig mit Leber und Gemüse vermischt haben. Brühe dazugeben und köcheln lassen, bis die Leber so gar ist wie gewünscht. Mit Pfeffer würzen und die Hitze verringern. Mit Wein abschmecken und erneut erhitzen, aber nicht kochen. Die Hühnerleber mit Petersilie garniert servieren.

Rocky Mountain Oysters

4–6 Portionen

- 500 g Stierhoden
- 2 Lorbeerblätter
- 1 EL Basilikum
- frisch gemahlener schwarzer Pfeffer
- 1 Tasse gemahlene Nüsse
- Knoblauchpulver
- Kurkuma
- 1 Tasse Rotwein
- Chilipulver
- Olivenöl

Mit einem scharfen Messer die zähe Hautmembran um die Stierhoden herum aufschneiden und entfernen. Stierhoden in einen großen mit Wasser gefüllten Topf legen, Salbei und Basilikum hinzufügen, zum Kochen bringen und köcheln, bis sie gar sind. Abkühlen lassen und die Hoden in schmale Scheiben schneiden. Nach Geschmack mit schwarzem Pfeffer würzen. Gemahlene Nüsse, Knoblauchpulver und Kurkuma in einer Schüssel vermischen. In einer weiteren Schüssel Wein und Chilipulver nach Geschmack verrühren. Jede Fleischscheibe zuerst in der trockenen Gewürzmischung wenden, dann kurz in die Rotweinsoße dippen. In Olivenöl anbraten, bis die Scheiben gebräunt oder zart sind. Auf Küchenpapier abtropfen lassen.

Wildfleisch

Hirschbraten à la Rooke

6–8 Portionen

- 2 Zwiebeln, in Ringen
- 3 Möhren, in Scheiben geschnitten
- 1 Stange Staudensellerie, fein gehackt
- 1/4 Tasse Olivenöl
- 3 Tassen Rotwein
- 1/2 Tasse Zitronensaft
- 1/4 Tasse Grand Marnier
- 1 Liter Wasser
- 1 Zweig frischer Thymian
- 1 Lorbeerblatt
- 2 EL schwarze Pfefferkörner
- 2,5 kg Hirschbraten
- 2 Tassen Rinderbrühe
- 3 EL Leinöl
- frisch gemahlener schwarzer Pfeffer

Zwiebeln, Möhren und Staudensellerie im Olivenöl in einem mittelgroßen Topf unter Rühren etwa 3 Minuten andünsten. Wein, Zitronensaft, Grand Marnier, Wasser, Thymian, Lorbeer und Pfefferkörner hinzufügen. Kurz aufkochen, dann 10 Minuten köcheln lassen. Abkühlen lassen, über den Hirschbraten gießen und 1 bis 2 Tage kühl stellen, dabei ab und zu umrühren und den Braten wenden.

Hirschbraten 2 Stunden vor dem Kochen aus der Marinade nehmen. Den Backofen auf 230 Grad vorheizen. Hirschbraten in einen Bratentopf geben, in den Ofen stellen, nach 10 Minuten die Hitze auf 175 Grad verringern und weitere 1,5 bis 2 Stunden im Ofen garen, bis er fertig ist.

In der Zwischenzeit die Marinade kurz aufkochen und bei mittlerer Hitze etwa 45 Minuten lang auf 2 Tassen eindampfen. Brühe hinzufügen und die Marinade etwa 12 Minuten köcheln lassen, bis sie anfängt, sich zu verdicken. Den Herd ausschalten und die Marinade beiseite stellen, bis sie nur noch lauwarm ist, dann das Leinöl dazugeben und mit schwarzem Pfeffer abschmecken. Lorbeerblatt entfernen. Den Hirsch etwas abkühlen lassen, in Scheiben schneiden und mit der Soße servieren.

Hüftbraten vom Elch

8–10 Portionen

- 2,5–3 kg Elchhüfte
- Olivenöl
- 1 TL Knoblauchpulver
- frisch gemahlener schwarzer Pfeffer
- 1 große Zwiebel, in Ringen
- 2 EL Zitronensaft
- 2 EL Limettensaft
- 1/2 Tasse Zinfandel-Rotwein
- 1 Tasse Wasser
- Kreuzkümmel

Backofen auf 160 Grad vorheizen. Elchhüfte vollständig mit Öl einreiben und nach Geschmack mit Knoblauchpulver und Pfeffer würzen. Den Boden eines Bratentopfes mit den Zwiebelringen belegen. Je 1 EL Zitronen- und Limettensaft über die Zwiebelringe träufeln. Das Fleisch auf die Zwiebeln legen.

Den restlichen Zitronen- und Limettensaft über das Fleisch gießen. Wein und Wasser dazugeben. Den Bratentopf gut mit Alufolie abdecken und für 3,5 bis 4 Stunden in den Ofen schieben; bei Bedarf zwischendurch Wasser hinzufügen, damit der Braten nicht trocken wird. Nach Geschmack mit Kreuzkümmel und Pfeffer würzen.

Büffelsteaks mit Champignonsoße

2–3 Portionen

- 800 g Büffelsteak
- 3 EL frischer Thymian, gehackt
- 1/4 TL Knoblauchpulver
- frisch gemahlener schwarzer Pfeffer
- 2 TL + 4 EL Olivenöl
- 2 Schalotten, gehackt
- 250 g frische Champignons, in Scheiben
- 1 1/2 Tassen Rotwein
- 1 Tasse Rinderbrühe
- 1 EL Petersilie, gehackt
- 1 EL Schittlauchröllchen
- 1 EL Leinöl

Das Fleisch in 4–6 Scheiben schneiden und mit Thymian, Knoblauchpulver und Pfeffer würzen. Von beiden Seiten in 2 TL Olivenöl 2 bis 3 Minuten anbraten, bis es innen noch rosa ist, dabei die Steaks in der Pfanne gelegentlich hin- und herbewegen. Steaks auf einen Teller geben und warm halten.

Schalotten und Champignons in den restlichen 4 EL Öl anbraten, dabei häufig umrühren. Wein hinzufügen und köcheln, bis er auf ein Viertel eingedampft ist. Brühe dazugeben und bis auf die Hälfte eindampfen lassen. Nach Geschmack mit Pfeffer würzen und abkühlen lassen. Petersilie, Schnittlauch und Leinöl dazugeben. Vor dem Servieren die Soße über die Steaks gießen.

Wildfleisch

Estragon-Kaninchen

4 Portionen

- 4 Kaninchenschenkel (ohne Knochen)
- 1 EL Olivenöl
- 1 Tasse trockener Sherry
- 1 EL Tomatenmark
- 1 TL Knoblauchpulver
- 1 TL Zwiebelpulver
- 2 EL getrockneter Estragon
- frisch gemahlener schwarzer Pfeffer

Die Kaninchenschenkel in einem großen Topf im Öl langsam anbraten, aber nicht anbräunen. Sherry, Tomatenmark, Knoblauch- und Zwiebelpulver hinzufügen. 1 EL Estragon einrühren und nach Geschmack mit Pfeffer würzen. Den Deckel schließen und 30 bis 40 Minuten leicht köcheln lassen.

Kurz vor dem Servieren den Herd ausschalten und den letzten Esslöffel Estragon unterrühren.

Gegrillte Straußenmedaillons

4 Portionen

- 500 g Straußenmedaillons
- 240 ml Cabernet Sauvignon
- 1 rote Zwiebel, fein gehackt
- 1 Topinambur, fein gewürfelt
- 1 Frühlingszwiebel, in dünnen Ringen
- 1 Stange Staudensellerie, in dünnen Scheiben
- 2 EL Heidelbeeren (frisch oder tiefgefroren; zu Püree zerdrückt)
- 2 Zweige frischer Thymian
- 2 Stiele frischer Basilikum
- Saft und geriebene Schale einer Zitrone
- Saft und geriebene Schale einer Limette

Alle Zutaten mit Ausnahme des Fleisches in einer großen Schüssel zu einer Marinade verarbeiten. Das Fleisch dazugeben und 12 Stunden in den Kühlschrank stellen.

Die Medaillons herausnehmen und die Marinade aufbewahren. Das Fleisch nach Geschmack grillen. Die Marinade bei schwacher Hitze zu einer dicken Soße reduzieren und über die Medaillons geben.

Fisch und Meeresfrüchte

Garnelen nach peloponnesischer Art

4 Portionen

- 800 g Garnelen, geschält und entdärmt
- 1 TL Knoblauch, fein gehackt
- 2 EL Olivenöl
- 2 Tassen Tomaten, gewürfelt
- 1/2 Tasse trockener Weißwein
- 1/4 Tasse frischer Basilikum, gehackt
- 1 TL getrockneter Oregano
- frisch gemahlener schwarzer Pfeffer
- 1/8 TL Cayennepfeffer

Knoblauch in 1 EL Öl kurz unter Rühren andünsten. Tomaten hinzufügen und etwa 1 Minute köcheln lassen. Wein, Basilikum, Oregano und nach Geschmack schwarzen Pfeffer dazugeben. Bei mittlerer Hitze 8 bis 10 Minuten köcheln lassen.

Den letzten Esslöffel Öl in einer großen Pfanne erhitzen und die Garnelen hinzugeben. 1 bis 2 Minuten bei großer Hitze dünsten, bis sie sich rosa verfärben.

Garnelen mit dem Cayennepfeffer bestäuben und mit der Tomatensoße übergossen servieren.

Pikante Miesmuscheln à la Cancún

2–4 Portionen

- 2,5 kg Miesmuscheln
- 2 EL Olivenöl
- 1 Tasse Wasser
- 2 Tassen Weißwein
- 1/2 TL Kreuzkümmel
- 1/2 TL Knoblauchpulver
- 1/4 TL Chilipulver
- 3–4 große rote Zwiebeln, in Ringe geschnitten
- frisch gemahlener Cayennepfeffer
- 1 Bund Petersilie
- Zitronenscheiben

Miesmuscheln waschen und säubern. Öl, Wasser, Wein, Kreuzkümmel, Knoblauchpulver, Chilipulver, Cayennepfeffer, Zwiebeln und schwarzen Pfeffer nach Geschmack in einem etwa 4 Liter fassenden Topf vermischen und zum Kochen bringen.

Die abgetropften Miesmuscheln hinzugeben und weitere 15 bis 20 Minuten kochen lassen. Wenn sich alle Muscheln geöffnet haben, sind sie gar. Mit Petersilie und Zitronenscheiben garniert servieren.

Fisch und Meeresfrüchte

Gedämpfte Muscheln ‚Tillamook‘

1 Portion

- 225 g Muscheln (bei geöffneten Muscheln auf die Schale klopfen; schließt sie sich nicht, die Muschel wegwerfen)
- Petersilie, gehackt
- Olivenöl

Muscheln unter fließendem kalten Wasser säubern und den Sand mit einer harten Bürste entfernen, dann in einen Dämpfeinsatz geben. Den Boden eines Topfes (Größe entsprechend dem Dämpfeinsatz) bis zur Unterseite des Dämpfeinsatzes mit Wasser füllen. Wasser aufkochen, Hitze verringern, Deckel schließen und die Muscheln so lange dämpfen, bis sie sich geöffnet haben, etwa 5 bis 10 Minuten.

Muscheln abtropfen lassen und mit Petersilie bestreuen. Muscheln und Olivenöl in getrennten Schüsseln servieren. Zum Essen das Muschelfleisch aus der Schale herausziehen und in Olivenöl tunken.

Kalmare in Sauternes-Wein

4–5 Portionen

- 500 g Kalmare, je 5–10 cm lang
- gemahlene Pekannüsse
- 1 EL Knoblauchpulver
- ½ Tasse Olivenöl
- ¼ Tasse Sauternes-Weißwein
- 1 EL Zitronensaft
- 2 Tomaten, geachtelt
- Petersilienspitzen

Kalmare vollständig waschen und die Fangarme abtrennen. Den Schulp (eine Art Zentralgräte) entfernen und die äußere dunkle Haut abziehen. Gedärme, Tintensack und den Kopf entfernen. Leib und Fangarme der Kalmare in den gemahlenen Pekannüssen wenden und mit Knoblauchpulver bestäuben.

Öl in einer Pfanne erhitzen und die Kalmare unter Rühren braten, bis sie anbräunen. Herd ausschalten. Wein und Zitronensaft über die Kalmare gießen. 5 bis 10 Minuten ziehen lassen und dann abtropfen. Mit Tomatenachteln und Petersilienspitzen garniert servieren.

Krebse mit Omega-3-Füllung

2–3 Portionen

- 500 g Krebsfleisch in kleinen Stücken (6 Krebse)
- frisch gemahlener schwarzer Pfeffer
- Paprikapulver
- Kurkuma
- Leinöl-Mayonnaise (siehe Seite 255)
- 1 Knoblauchzehe
- Olivenöl
- Gurkenscheiben

Krebsfleisch nach Geschmack mit Pfeffer, Paprikapulver und Kurkuma würzen. Ein wenig Mayonnaise hinzufügen, um die Masse anzufeuchten.

Die gereinigten Krebspanzer mit Knoblauch und Olivenöl einreiben und die Krebsfleischmischung in die Panzer füllen. In Alufolie einwickeln und in eine große Auflaufform legen.

Bei 200 Grad im Backofen 20 bis 25 Minuten garen. Mit Gurkenscheiben garniert servieren.

Garnelen mit Zitrone und Dill

3 Portionen

- 500 g große Garnelen, geschält und entdärmt
- 3 Knoblauchzehen, gehackt
- 1/3 Tasse Olivenöl
- 2 EL Zitronensaft
- 1/3 Tasse frischer Dill, gehackt

Knoblauch im Olivenöl in einer großen Pfanne unter Rühren weich dünsten. Garnelen dazugeben und garen, bis sie rosa werden.

Zitronensaft und Dill hinzufügen und gut vermischen.

Fenchel-Lachs à la Cordain

4–5 Portionen

- 800 g Lachsfilets
- 1 frische kleine Fenchelknolle, innerer Kern entfernt und in dünne Scheiben geschnitten
- 3 EL Natives Olivenöl Extra
- 1 TL getrockneter Dill
- 1 TL getrockneter Basilikum
- 1 Tasse Brokkoli
- Gurkenscheiben

Backofen auf 200 Grad vorheizen. Eine Auflaufform mit 2 EL Olivenöl einfetten. Den Boden der Auflaufform mit den Fenchelscheiben auslegen. Lachs vorsichtig auf den Fenchel legen und mit dem letzten Esslöffel Öl beträufeln. Mit Dill und Basilikum bestreuen.

Die Auflaufform mit Alufolie abdecken und 20 bis 25 Minuten im Ofen garen. Mit gedämpftem Brokkoli und rohen Gurkenscheiben garniert servieren.

Fisch und Meeresfrüchte

Pochierter Orangen-Fisch

4 Portionen

- 4 mittelgroße Karpfenfilets
- 1/4 Tasse trockener Weißwein
- 6 schwarze Pfefferkörner
- 1 Lorbeerblatt
- 1 kleine Zwiebel, in Ringen
- 1 mittelgroße Orange, geviertelt
- getrockneter Dill

Fischfilets nebeneinander in eine große Pfanne legen. Wein, Pfefferkörner, Lorbeerblatt, Zwiebel und gerade so viel Wasser dazugeben, dass der Fisch eben bedeckt ist. Bei mittlerer Hitze pochieren, bis er gar ist.

Fisch aus der Pfanne nehmen und mit Küchenpapier trocken tupfen. Die Orangenviertel über dem Fisch ausdrücken und mit Dill bestreut servieren.

Gefüllte Forelle

3 Portionen

- 600 g Bachsaibling (falls erhältlich, sonst Regenbogenforelle)
- 1/2 TL getrockneter Dill
- 2 EL frische Petersilie, fein gehackt
- 2 EL gelbe Zwiebel, fein gehackt
- 1/4 Tasse Mandelblättchen
- Zitronensaft
- frisch gemahlener schwarzer Pfeffer

Backofen auf 200 Grad vorheizen. Dill, Petersilie, Zwiebel und Mandeln in einer kleinen Schüssel vermischen.

Forelle mit der Masse füllen, auf ein Stück Alufolie legen und nach Geschmack mit Zitronensaft beträufeln. Mit Pfeffer würzen.

Forelle in die Alufolie wickeln und für etwa 25 Minuten in den Backofen geben, bis der Fisch sich mit einer Gabel leicht von den Gräten lösen lässt.

Gegrillter Wels mit Pfirsich-Salsa

2–4 Portionen

- 4 Welsfilets
- 1/2 TL frisch gemahlener schwarzer Pfeffer
- 1/2 TL Knoblauchpulver
- 1 TL Cayennepfeffer
- Pfirsich-Salsa (siehe Seite 257)

Grillrost mit Öl bestreichen. Fischfilets mit Pfeffer, Knoblauchpulver und Cayennepfeffer würzen. Der Grillrost sollte etwa 10 cm Abstand zur Hitzequelle haben.

Den Fisch von beiden Seiten etwa 5 Minuten grillen, bis er sich leicht mit der Gabel zerteilen lässt. Mit der Pfirsich-Salsa servieren.

Soßen und Dressings

Leinöl-Mayonnaise

Ergibt $1\frac{1}{2}$ Tassen

- 1 Ei
- 1 EL Zitronensaft
- $\frac{1}{2}$ TL gemahlene Senfkörner
- 1 Tasse Leinöl

Ei, Zitronensaft und gemahlenen Senf in einen Mixer geben und 3 bis 5 Sekunden mixen. Weiter mixen, und nach und nach das Öl dazugeben. So lange mixen, bis sich die Masse verdickt.

In einen luftdicht verschließbaren Plastikbehälter geben und in den Kühlschrank stellen. Die Mayonnaise hält sich etwa 5 bis 7 Tage.

Selbstgemachtes Ketchup

Ergibt etwa 2 Tassen

- 4 Tassen Strauchtomaten, gewürfelt
- 1 kleine Gemüsezwiebel, gewürfelt
- $\frac{1}{4}$ TL Knoblauch, zerdrückt
- $\frac{1}{2}$ rote Paprika, gewürfelt
- 1 ganzes Lorbeerblatt
- $\frac{1}{2}$ Granny Smith-Apfel, geschält, entkernt und gewürfelt
- $\frac{1}{2}$ TL Piment
- $\frac{1}{2}$ TL gemahlene Muskatblüte
- $\frac{1}{2}$ Stange Zimt
- $\frac{1}{2}$ EL schwarze Pfefferkörner
- $\frac{1}{2}$ TL Selleriesamen
- $\frac{1}{2}$ Tasse Zitronensaft
- $\frac{1}{8}$ TL Cayennepfeffer

Tomaten, Zwiebel, Knoblauch, Paprika, Lorbeer und Apfel in einen etwa 4 Liter fassenden Topf geben. Piment, Muskatblüte, Zimtstange, Pfefferkörner und Selleriesamen in einen kleinen verschließbaren Tee- oder Stoffbeutel legen und den Gewürzbeutel in den Topf geben. Die Tomatenmischung aufkochen lassen und so lange unter Rühren kochen, bis sie zur Hälfte reduziert ist. Gewürzbeutel und Lorbeerblatt entfernen.

Tomatenmischung mit einem Handmixer gut pürieren und Zitronensaft und Cayennepfeffer hinzufügen. So lange weiterkochen, bis der Ketchup eine dicke, streichfähige Konsistenz bekommt. Während des Kochens ständig umrühren, damit der Ketchup nicht anbrennt.

In einem luftdichten Behälter in den Kühlschrank stellen oder einfrieren.

Soßen und Dressings

Remouladensoße

Ergibt 1 Tasse

- 1 Tasse Leinöl-Mayonnaise (siehe Seite 255)
- 1/4 Tasse Zwiebeln, fein gehackt
- 1 EL Zitronensaft
- 1/2 TL getrockneter Dill

Alle Zutaten im Mixer miteinander vermischen. Vor dem Servieren kalt stellen.

Colorado Ranch-Dressing

Ergibt 1 3/4 Tassen

- 1 Tasse Leinöl-Mayonnaise (siehe Seite 255)
- 1 Tasse Kokosmilch
- 1 TL getrockneter Dill
- 1/2 TL Knoblauchpulver
- 1/2 TL getrockneter Basilikum
- frisch gemahlener schwarzer Pfeffer

Alle Zutaten im Mixer miteinander vermischen. Vor dem Servieren mindestens eine Stunde kalt stellen.

Leinöl-Salatdressing nach russischer Art

Ergibt 1 1/2 Tassen

- 2 frische Tomaten
- 1/2 Tasse Leinöl
- 1/2 Tasse Zitronensaft
- 1 EL Honig
- 1 TL Paprikapulver
- 1 TL Zwiebelpulver
- 1/2 TL Knoblauchpulver

Alle Zutaten in einem Mixer zu einer glatten Masse verrühren. In den Kühlschrank stellen.

Leinöl-Tomaten-Dressing

Ergibt 1 1/4 Tassen

- 1/3 Tasse Tomatenmark
- 1/2 Tasse Leinöl
- 1/3 Tasse Limettensaft
- 1/2 TL Knoblauchpulver
- 1/2 TL Zwiebelpulver
- 1 EL Honig

Alle Zutaten in einem Mixer zu einer glatten Masse verrühren. In den Kühlschrank stellen.

Gartenfrische Salsa

Ergibt 6–8 Tassen

- 2 Knoblauchzehen
- 1 große gelbe Zwiebel, geviertelt
- 1 grüne Paprika, geviertelt und entkernt
- 2 Peperoni, ohne Stiel, entkernt und fein geschnitten
- 6 Tomaten, enthäutet und gewürfelt
- 1 Tasse frischer Koriander
- frisch gemahlener schwarzer Pfeffer

Knoblauch im Mixer hacken. Zwiebel, Paprika und Peperoni dazugeben und nur kurz grob hacken. Tomaten und Koriander hinzufügen, und alles nur so lange mixen, dass die Masse noch stückig ist. Nach Geschmack mit Pfeffer würzen. Vor dem Servieren kalt stellen.

Pfirsich-Salsa

Ergibt 1½ Tassen

- 1 Tasse frische Pfirsiche, enthäutet und fein geschnitten
- ¼ Tasse rote Zwiebeln, gehackt
- ¼ Tasse Anaheim-Chilis, gehackt
- ½ EL Limettensaft
- ½ EL Zitronensaft
- ½ TL Honig
- Cayennepfeffer

Alle Zutaten in einer mittelgroßen Schüssel verrühren. Abdecken und bis zu 6 Stunden kaltstellen.

Sacramento Guacamole

Ergibt 3 Tassen

- 3 reife Avocados
- 1 TL frischer Zitronensaft
- 1 TL grob gemahlener schwarzer Pfeffer
- 1 TL Knoblauchpulver
- 1 Peperoni, entkernt und fein gehackt

Avocados mit einer Gabel oder einem Kartoffelstampfer zu einer glatten Masse zerdrücken. Die restlichen Zutaten gut unterrühren. Falls sie nicht sofort verzehrt wird, die Guacamole in den Kühlschrank stellen.

Soßen und Dressings

Barbecuesoße ‚Coronado'

Ergibt 2 Tassen

- 2 TL Olivenöl
- 1/4 Tasse Zwiebeln, gehackt
- 1 EL Peperoni, entkernt und fein geschnitten
- 1/4 Tasse selbstgemachtes Ketchup (siehe Seite 255)
- 1 EL Honig
- 1/4 TL gemahlene Senfkörner
- 1 Prise Cayennepfeffer
- 2 Tassen Tomaten, gewürfelt
- frisch gemahlener schwarzer Pfeffer

Öl in einem Topf erhitzen. Zwiebeln und Peperoni hinzufügen und bei mittlerer Hitze unter Rühren etwa 3 Minuten dünsten, bis sie weich sind. Ketchup, Honig, Senf und Cayennepfeffer dazugeben und leicht aufkochen. Tomaten hinzugeben und bei niedriger Hitze unter Rühren etwa 10 Minuten köcheln lassen, bis sich die Masse verdickt. Soße mit einem Handmixer weich pürieren. Durch ein Sieb streichen und nach Geschmack mit schwarzem Pfeffer würzen. Bei Raumtemperatur servieren.

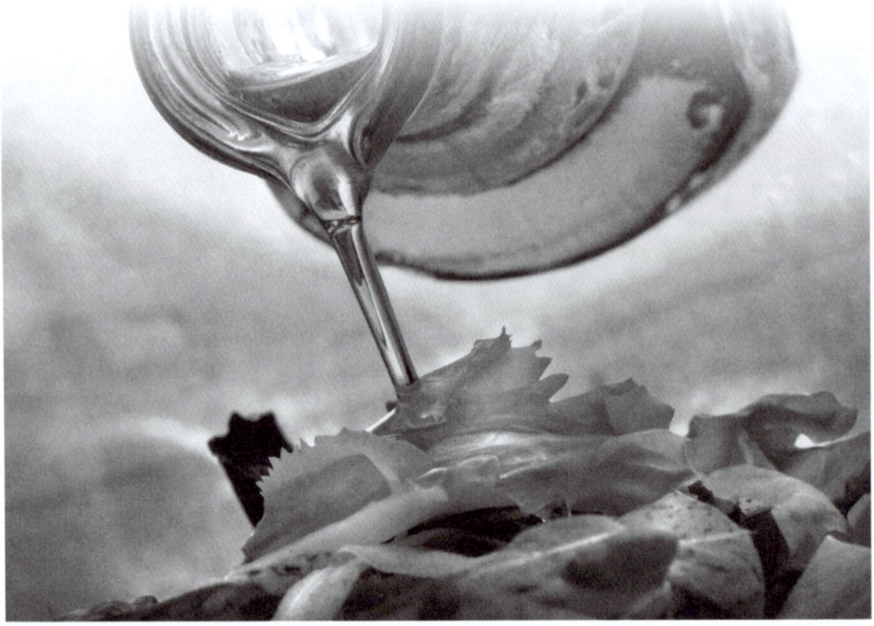

Vegetarische Gerichte

Knoblauch-Spargel aus der Pfanne
3–4 Portionen

- 1 Knoblauchzehe, gehackt
- 2 EL Olivenöl
- 1 Pfund frischer Spargel, geschält
- 1 EL Zitronensaft

Knoblauch im Olivenöl unter Rühren anbraten, bis er weich ist. Spargelstangen dazugeben. 3 bis 5 Minuten lang braten, bis sie zart sind. Spargel mit Zitronensaft übergießen.

Pikanter Zitronen-Brokkoli
3–4 Portionen

- 4 Tassen kleine Brokkoliröschen
- 1 EL Olivenöl
- 2 TL frische geriebene Zitronenschale
- zerdrückter roter Pfeffer

Einen Dämpfeinsatz in einen mittelgroßen Topf stellen und den Topf bis zur Unterseite des Dämpfeinsatzes mit Wasser füllen. Brokkoli in den Dämpfeinsatz geben und das Wasser zum Kochen bringen. Deckel auflegen und 2 bis 3 Minuten dämpfen. Brokkoliröschen herausnehmen.

Öl in einer Pfanne bei mittlerer Hitze erwärmen. Zitronenschale und roten Pfeffer nach Geschmack hineingeben. Unter Rühren etwa 1 Minute braten, bis die Zitronenschale beginnt, braun zu werden. Brokkoli hinzufügen und etwa 1 Minute unterrühren, bis er heiß ist.

Knackiger Knoblauch-Brokkoli
3–4 Portionen

- 1 EL Olivenöl
- 4 Tassen Brokkoliröschen
- 2 Knoblauchzehen, gepresst

Öl in einer großen Pfanne mit Deckel erhitzen. Brokkoli in die Pfanne geben, Deckel auflegen und 3 Minuten garen, dabei gelegentlich umrühren.

Bei geringerer Hitze weitere 2 Minuten garen, bis der Brokkoli gerade eben weich ist. Knoblauch dazugeben und 1 Minute mitbraten.

Vegetarische Gerichte

Marinierte Brokkoli-Stängel

4 Portionen

- 2 Pfund frischer Brokkoli
- 1 EL Zitronensaft
- 1 EL Olivenöl
- 1/4 TL getrockneter Dill
- 1 Knoblauchzehe, gehackt
- Rotkohlblätter

Brokkoliröschen von den Stängeln entfernen, so dass nur der Strunk und die Stängel übrig bleiben (Brokkoliröschen anderweitig verwerten). Das harte Ende des Strunks entfernen. Die restlichen Stängel schräg in etwa 1 cm dicke Scheiben schneiden (sollte etwa 2 Tassen ergeben).

Zitronensaft, Öl, Dill und Knoblauch in einer mittelgroßen Schüssel verquirlen. Brokkolistücke dazugeben und gut umrühren. Abdecken und 3 Stunden in den Kühlschrank stellen. Auf Rotkohlblättern servieren.

Gebackene Möhren mit Walnussfüllung

4 Portionen

- 4 große Möhren, gewaschen und geputzt
- 1 mittelgroße Zwiebel, gehackt
- 1/4 Tasse Walnüsse, gehackt
- 1/2 grüne Paprika, gehackt
- 3 EL Olivenöl
- frisch gemahlener schwarzer Pfeffer

Möhren 10–15 Minuten ankochen, dann der Länge nach halbieren. Backofen auf 175 Grad vorheizen. Möhrenhälften aushöhlen und den herausgekratzten Inhalt pürieren.

Zwiebel, Walnüsse, Paprika und 1 EL Öl miteinander verrühren. Nach Geschmack mit schwarzem Pfeffer würzen. Mit dem Möhrenpüree vermischen und die acht Möhrenhälften mit der Mischung füllen.

Eine Auflaufform mit den restlichen 2 EL Öl einfetten, die Möhrenhälften hineinlegen und etwa 15 Minuten im Backofen garen.

Gedämpfte Babykarotten mit Basilikum

3–4 Portionen

- 20 kleine Möhren, gewaschen und geputzt
- 1 EL Zitronensaft
- getrockneter Basilikum

Dämpfeinsatz in einen mittelgroßen Topf stellen und den Topf bis zur Unterseite des Dämpfeinsatzes mit Wasser füllen. Wasser aufkochen lassen, Möhren in den Dämpfeinsatz geben, Deckel auflegen und die Hitze verringern. Möhren etwa 5–10 Minuten dämpfen, bis sie gar sind. Mit Zitronensaft beträufeln und nach Geschmack mit Basilikum bestreuen.

Möhren mit Zitronenvinaigrette

3 Portionen

- 500 g Möhren, geschält
- ½ Tasse Leinöl
- ⅓ Tasse Zitronensaft
- 1 TL Knoblauch, gehackt
- 1 TL Zwiebelpulver
- ¼ TL frisch gemahlener schwarzer Pfeffer

Möhren schräg in sehr feine Scheiben schneiden. In eine große Pfanne geben, mit Wasser bedecken und 3–5 Minuten kochen.

Die restlichen Zutaten in einer kleinen Schüssel verrühren. Möhren abtropfen lassen und in der Zitronenvinaigrette schwenken.

Zucchini mit Tomaten-Pekannuss-Füllung

2–3 Portionen

- 2 kleine Zucchini, längs halbiert
- 1 kleine rote Zwiebel, fein gehackt
- 4 EL ungesalzene Tomatensoße
- ½ TL getrocknete Petersilie
- 1 Knoblauchzehe, gehackt
- 2 EL Pekannüsse, gehackt

Backofen auf 230 Grad vorheizen. Die Zucchinihälften aushöhlen. Fruchtfleisch mit Zwiebel, Tomatensoße, Petersilie, Knoblauch und Pekannüssen 5 Minuten in einem Topf erhitzen. Zucchinihälften mit der Masse füllen.

Den Boden einer Auflaufform mit Wasser bedecken, die gefüllten Zucchini in die Auflaufform legen und 30 Minuten im Ofen garen, bis sie weich sind.

Vegetarische Gerichte

Blumenkohl-Zucchini-Pfanne

6 Portionen

- 1 Blumenkohl
- 3 kleine Zucchini, in etwa 1 cm dicken Scheiben
- 1/2 Tasse Olivenöl
- 1 TL Limettensaft
- 1 1/2 TL Kreuzkümmel
- 1/4 TL frisch gemahlener schwarzer Pfeffer
- 1 TL getrockneter Basilikum
- 1 TL getrockneter Oregano
- 1 EL gelbe Zwiebel, gehackt

Blumenkohl in Röschen teilen und in eine große Pfanne mit kochendem Wasser geben. Etwa 5 Minuten kochen, bis der Blumenkohl gerade gar ist. Wasser ausgießen und Blumenkohlröschen beiseite stellen.

Öl in die Pfanne geben und Limettensaft, Kreuzkümmel, Pfeffer, Basilikum, Oregano und Zwiebel einrühren. Zucchini und Blumenkohlröschen dazugeben. Pfanne mit einem Deckel schließen und bei geringer Hitze 10–15 Minuten garen, bis die Zucchinischeiben weich sind.

Aubergine ‚Livorno'

4 Portionen

- 2 Auberginen, geschält und gewürfelt
- 3 mittelgroße Tomaten, gewürfelt
- 2 Knoblauchzehen, gehackt
- 1 gelbe Zwiebel, gewürfelt
- 2 EL Olivenöl
- 1 TL getrockneter Basilikum
- 1 TL getrockneter Oregano
- 1/2 TL Kreuzkümmel

Backofen auf 190 Grad vorheizen. Auberginenwürfel in kochendes Wasser geben und 1 Minute kochen. Herausnehmen, abtropfen lassen und in einer Schüssel beiseite stellen. Knoblauch und Zwiebel im Olivenöl unter Rühren etwa 5 Minuten andünsten.

Zwiebel, Knoblauch, Basilikum, Oregano und Kreuzkümmel mit den Auberginenwürfeln vermischen. Mischung in eine gut mit Öl gefettete Auflaufform geben, mit den gewürfelten Tomaten belegen und nicht abgedeckt 25 bis 30 Minuten in den Ofen schieben.

Salate

Krautsalat ‚Colorado'

4 Portionen

- 3 Tassen gehobelter oder sehr fein geschnittener Weißkohl
- 2 Granny Smith Äpfel, in dünnen Scheiben
- 1 Stange Staudensellerie, gewürfelt
- 1 Möhre, gerieben
- 1 mittelgroße gelbe Zwiebel, fein geschnitten
- 2 EL Zitronensaft
- 1/4 TL Knoblauchpulver
- 1/2 Tasse Leinöl-Mayonnaise (siehe Seite 255)

Apfelscheiben in eine große Schüssel geben, mit Zitronensaft übergießen und Weißkohl, Sellerie, Möhre und Zwiebel hinzufügen.

Knoblauchpulver und Mayonnaise verrühren und zur Weißkohlmischung geben.

Basilikum-Tomaten

3–4 Portionen

- 4 mittelgroße Tomaten, in Scheiben
- 1/4 Tasse Leinöl
- 1 1/2 EL Zitronensaft
- 1/2 TL Zwiebelpulver
- 1/8 TL Cayennepfeffer
- 1 Knoblauchzehe, gehackt
- frische Basilikumblättchen, zerzupft

Tomaten in eine flache Schüssel geben. Die restlichen Zutaten vermengen und das Dressing über die Tomaten gießen.

Schüssel abdecken und kalt stellen. Vor dem Servieren mit dem Basilikum bestreuen.

Omega-3-Spinatsalat

4 Portionen

- 500 g frischer Spinat
- 2 EL Limettensaft
- 1/4 Tasse Leinöl
- 1 EL Honig
- frisch gemahlener schwarzer Pfeffer
- 1 Avocado, gewürfelt
- 225 g Schweinelende (vorgegart, abgekühlt und gewürfelt)
- 2 Omega-3-Eier, hartgekocht, gewürfelt

Spinatblätter waschen, in kleine Stücke reißen und mit Küchenpapier trocken tupfen.

Limettensaft, Öl, Honig und Pfeffer nach Geschmack in einer großen Schüssel miteinander verrühren. Avocadowürfel unter das Dressing heben. Spinat, Fleisch und gewürfelte Eier dazugeben und alles gut verrühren.

Salate

Griechischer Gurken-Tomaten-Salat

3–4 Portionen

- 1 große Gurke, in 1 cm dicke Scheiben geschnitten, dann geviertelt
- 2 mittelgroße Tomaten, geachtelt
- 1/4 rote Zwiebel, in sehr dünnen Ringen
- 1/2 grüne Paprika, in sehr dünnen Streifen
- 1/4 Tasse Zitronensaft
- 2 EL Natives Olivenöl Extra
- frisch gemahlener schwarzer Pfeffer

Gurke, Tomaten, Zwiebel und Paprika in einer Schüssel vermischen.

Zitronensaft und Öl unterrühren, mit Pfeffer würzen.

Avocado-Gurken-Salat

6 Portionen

- 1 Avocado, klein geschnitten
- 1 mittelgroße Gurke, geschält und in dünnen Scheiben
- 1 gelbe Paprika, in Streifen
- 1 EL frischer Limettensaft
- 1 Peperoni, entkernt und klein geschnitten
- 1 TL Zwiebel, gehackt
- Kopfsalat
- frische Petersilie

Gurkenscheiben, Paprika, Limettensaft, Peperoni und Zwiebel in einer Schüssel vermischen.

Zerkleinerte Salatblätter auf sechs Tellern anrichten und die Gurkenmischung auf die Mitte der Teller geben.

Mit Avocadostücken und Petersilie garnieren.

Hähnchensalat ‚Bombay'

4 Portionen

- 2 ganze Hühnerbrüste ohne Haut, sichtbares Fett entfernt
- 4 Scheiben frische Ananas, in Stücken
- 1 Gurke, geschält und fein gewürfelt
- 2 Stangen Staudensellerie, fein gehackt
- 1 EL Currypulver
- 4 EL Leinöl-Mayonnaise (siehe Seite 255)
- 1 EL Garam-Masala-Gewürzmischung
- 1 EL Rosinen
- 1/2 TL frisch gehackter Ingwer

Hühnerbrüste und Currypulver in einen mit Wasser gefüllten Topf geben. Langsam köcheln, bis sie gar sind, abtropfen und abkühlen lassen.

Fleisch in kleine Würfel schneiden. Mayonnaise in einer mittelgroßen Schüssel mit den restlichen Zutaten verrühren. Fleisch dazugeben und gut unterrühren.

Guacamole-Salat

3 Portionen

- 4 Avocados
- 2½ EL Limettensaft
- 1 Knoblauchzehe, gehackt
- 1 Anaheim-Chili mit Kernen, fein gehackt
- 1 TL Zwiebelpulver
- Kopfsalatblätter
- 1 Tomate, gewürfelt

Avocados zu einer stückigen Paste zerdrücken und Limettensaft, Knoblauch, Chili und Zwiebelpulver dazugeben.

Gut verrühren und auf Salatblättern anrichten. Mit Tomatenwürfeln bestreut servieren.

Omega-3-Krabben-Salat

2 Portionen

- 2 Tassen gekochtes Krabbenfleisch, abgekühlt und in Stückchen gezupft
- 1 Tasse Sellerie, fein gewürfelt
- ¼ Tasse rote Paprika, gehackt
- 1 TL Zwiebelpulver
- ¼ TL frisch gemahlener schwarzer Pfeffer
- 1 EL frischer Zitronensaft
- 3 EL Leinöl-Mayonnaise (siehe Seite 255)
- gemischte Salatblätter (Romana-Salat, Chinakohl, Spinat)
- 6 Avocadoscheiben

Krabbenfleisch mit Sellerie, Paprika, Zwiebelpulver, schwarzem Pfeffer, Zitronensaft und Mayonnaise vermischen. Mit gemischten Salatblättern und Avocado garniert servieren.

Salsa-Garnelen-Salat

4 Portionen

- 2 Tassen gekochte Garnelen
- ½ Tasse Sellerie, fein gewürfelt
- 1 TL feingehackte Zwiebel
- 3 Omega-3-Eier, hartgekocht und gewürfelt
- ⅓ Tasse Leinöl-Mayonnaise (siehe Seite 255)
- ¼ Tasse Gartenfrische Salsa (siehe Seite 257)
- 3 EL Zitronensaft
- Kopfsalatblätter

Garnelen, Sellerie, Zwiebel und Eier mischen. Mayonnaise, Salsa und Zitronensaft verrühren.

Alle Zutaten miteinander vermischen und auf Salatblättern anrichten. Vor dem Servieren kalt stellen.

Salate

Salat mit Rindfleischstreifen

4 Portionen

- 1/2 Tasse selbstgemachtes Ketchup (siehe Seite 255)
- 1/3 Tasse Leinöl
- 1/4 Tasse Zitronensaft
- 1/2 TL gemahlener oder frisch gehackter Ingwer
- 3 Tassen mageres Rindfleisch, gekocht und in Streifen geschnitten
- 2 Tomaten, geachtelt
- 1 grüne Paprika, in Streifen
- 1 Tasse frische Champignons, in Scheiben
- 1 Tasse Staudensellerie, in feinen Scheiben
- 1/2 Tasse Frühlingszwiebel oder Gemüsezwiebel, in dünnen Ringen
- 4 Tassen gemischte Salatblätter (Romana-Salat, Chinakohl, Spinat)

Ketchup, Öl, Zitronensaft und Ingwer zu einer Marinade verrühren. Rindfleisch, Tomaten, Paprika, Champignons, Staudensellerie und Zwiebeln miteinander vermischen und mit der Marinade übergießen.

2 Stunden kalt stellen. Salatblätter in eine Schüssel geben.

Rind- und Gemüsemischung abtropfen lassen, die Marinade auffangen. Die Mischung mit dem Salat vermengen. Die restliche Marinade als Dressing servieren.

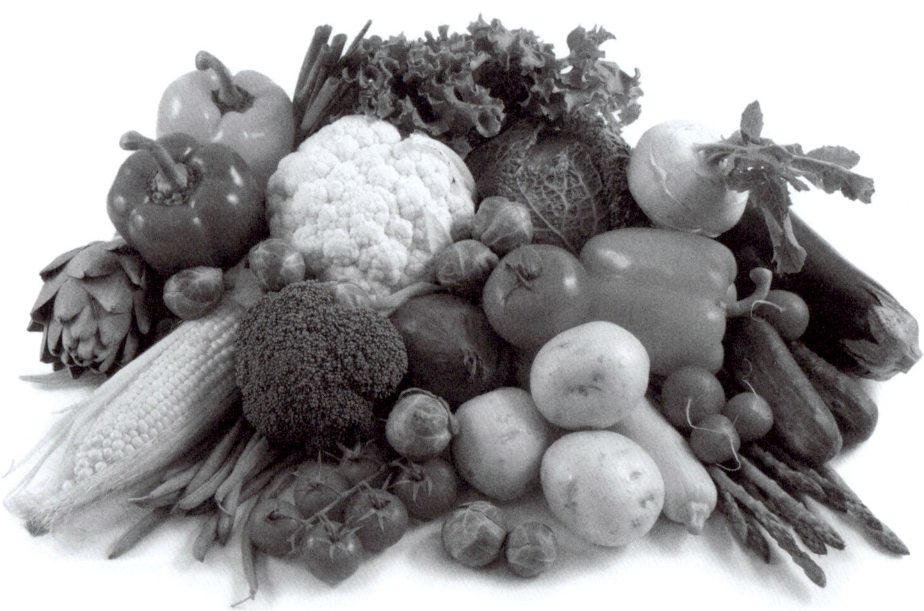

Suppen

Avocadosuppe ‚Acapulco'

3 Portionen

- 2 Avocados, gewürfelt
- 1 EL Frühlingszwiebel, gehackt
- 1 Peperoni, entkernt und fein geschnitten
- 1 EL Natives Olivenöl Extra
- 2 Tassen Hühnerbrühe
- frisch gemahlener schwarzer Pfeffer
- gemahlener Kreuzkümmel
- 1 Zweig Koriander
- 1 Tomate, gewürfelt

Avocados im Mixer oder in einer Küchenmaschine fein pürieren.

Frühlingszwiebel und Peperoni unter Rühren im Öl anbraten, bis sie weich sind.

Avocadopüree in einer großen Schüssel mit der Hühnerbrühe, Frühlingszwiebeln und Peperoni gut verrühren. Nach Geschmack mit schwarzem Pfeffer und Kreuzkümmel würzen. Vor dem Servieren 1 Stunde kalt stellen. Mit Koriander und den Tomatenwürfeln garniert servieren.

Brokkolisuppe

4–6 Portionen

- 800 g Brokkoliröschen
- 3 Tassen Hühnerbrühe
- 1 große Zwiebel, gehackt
- 3 Knoblauchzehen, gehackt
- 1 EL Olivenöl
- 1/4 TL Muskatnuss, gemahlen
- frisch gemahlener schwarzer Pfeffer

Zwiebel und Knoblauch im Olivenöl in einem großen Topf unter Rühren glasig dünsten. Brokkoli und Hühnerbrühe hinzufügen und aufkochen. Hitze verringern und 10–15 Minuten köcheln lassen, bis der Brokkoli gar ist.

Suppe im Mixer fein pürieren, wieder in den Topf geben und langsam erhitzen. Nach Geschmack mit Muskatnuss und Pfeffer würzen.

Frische Tomaten-Basilikum-Suppe

4–6 Portionen

- 2 große gelbe Zwiebeln, gewürfelt
- 1/4 Tasse Natives Olivenöl Extra
- 1 kg frische Tomaten, enthäutet
- 1 EL fein geriebene Orangenschale (ungespritzt)
- 1 EL Zitronensaft
- frisch gemahlener schwarzer Pfeffer
- frische Basilikumblätter

Zwiebeln in einem großen Topf im Öl unter Rühren glasig dünsten.

Tomaten im Mixer pürieren. Orangenschale, Zitronensaft und Tomatenpüree in den Topf geben und bei mittlerer Hitze 15–20 Minuten kochen, dabei gelegentlich umrühren.

Nach Geschmack mit Pfeffer würzen und mit Basilikum garnieren.

Suppen

Möhrensuppe ‚Karachi‘

4–6 Portionen

- 500 g Möhren, geschält und gewürfelt
- 1 Moschus-Kürbis, halbiert und entkernt
- 1 Zwiebel, gewürfelt
- 3 Knoblauchzehen, gehackt
- 2 EL Olivenöl
- 4 Tassen Wasser
- 1½ EL frischer Ingwer, geschält und in dünnen Scheiben
- 1 Prise Zimt
- 1 Zweig Petersilie

Backofen auf 190 Grad vorheizen. Kürbishälften mit der Schnittfläche nach unten auf ein gefettetes Backblech legen. 35–40 Minuten im Ofen backen, bis der Kürbis weich ist. Abkühlen lassen, dann das Fruchtfleisch auslösen.

Zwiebel und Knoblauch in einem großen Topf im Öl unter Rühren glasig dünsten, aber nicht bräunen. Wasser dazugießen und Kürbisfleisch, Möhren und Ingwer hinzugeben. Aufkochen und mindestens 10 Minuten kochen lassen, bis die Möhren weich sind.

Suppe mit einem Handmixer pürieren und nochmals erwärmen. Zimt einrühren, nach Geschmack mit Pfeffer würzen und mit Petersilie garnieren.

Schlanke Gemüsesuppe mit Hühnchen

10–12 Portionen

- 2 große Hühnerbrüste ohne Haut
- ½ TL Thymian
- ½ TL Majoran
- 1 Bund Staudensellerie, gehackt
- 1 mittelgroßer Weißkohl, gehackt
- 1 große grüne Paprika, gehackt
- 1 Zucchini, gehackt
- 6 Zwiebeln, gehackt
- 8 Tomaten, gehackt
- 1 EL Zwiebelpulver
- 2 Knoblauchzehen, gehackt
- 8 ganze Pfefferkörner
- 1 Lorbeerblatt

Hühnerbrüste in einem großen mit Wasser gefüllten Topf mit Thymian und Majoran 15–20 Minuten köcheln, bis das Fleisch fast gar ist. Fleisch herausnehmen und die Knochen entfernen.

Hühnchenfleisch in etwa 1 cm große Würfel schneiden und wieder in den Topf geben. Restliche Zutaten hinzufügen. Aufkochen, dann die Hitze verringern und 15–20 Minuten köcheln lassen, bis das Gemüse gar und die Suppe geschmackvoll ist. Vor dem Servieren das Lorbeerblatt entfernen.

Obst und Desserts

Omas Apfelmus
4 Portionen

- 8 Boskop-Äpfel, geschält, entkernt und geachtelt
- ½ Tasse Wasser
- 2 EL Zitronensaft
- 1 EL geriebene Zitronenschale (ungespritzt)

Äpfel und Wasser in einen großen Topf geben und bei geringer Hitze so lange kochen, bis die Äpfel weich sind. Zitronensaft dazugeben und so lange weiterkochen, bis sich die Äpfel mit einer Gabel leicht zerdrücken lassen.

Topf von der Herdplatte nehmen und die Zitronenschale hinzufügen. Äpfel mit einer Gabel oder einem Kartoffelstampfer grob zerdrücken und noch warm servieren.

Gebackene Apfel-Zimt-Ringe
4 Portionen

- 4 Äpfel (z.B. Boskop, Granny Smith)
- ½ TL gemahlene Nelken
- ½ TL Zimt
- 1 EL Honig
- ½ Tasse Wasser

Backofen auf 200 Grad vorheizen. Kerngehäuse der Äpfel entfernen und die Äpfel in etwa 1 cm dicke Ringe schneiden. In eine flache, leicht gefettete Auflaufform legen.

Restliche Zutaten miteinander verrühren und über die Apfelringe gießen. 15 Minuten im Ofen backen, bis die Ringe weich sind.

Gebackene Bananen
4 Portionen

- 4 Bananen
- ¼ Tasse Olivenöl
- Saft und geriebene Schale von 2 Zitronen (ungespritzt)
- 1 EL gemahlene Vanille
- 1 TL Zimt

Backofen auf 175 Grad vorheizen. Geschälte Bananen der Länge nach durchschneiden und mit der Schnittfläche nach unten in eine mit dem Öl eingefettete Auflaufform legen.

Zitronensaft und gemahlene Vanille über die Bananen geben, dann mit der geriebenen Zitronenschale und dem Zimt bestreuen.

15–20 Minuten im Ofen backen.

Obst und Desserts

Cantaloupe-Melone-Ananas-Traum

4–6 Portionen

- 2 Cantaloupe-Melonen
- 1 Ananas
- 1 großer Granny-Smith-Apfel
- 1 Tasse Rosinen
- 1 Tasse Kokosflocken
- 1 Tasse gehackte Walnüsse
- Saft einer Orange

Cantaloupe-Melonen entkernen, Fruchtfleisch herauslösen. Ananas schälen, den harten, holzigen Kern entfernen. Apfel schälen und das Kerngehäuse entfernen.

Das Fruchtfleisch in kleine Stücke schneiden. Fruchtstücke in einer großen Salatschüssel mit Rosinen, Kokosflocken und Walnüssen mischen und mit dem Orangensaft begießen.

Erdbeeren mit Walnusshaube

Menge der Personenzahl anpassen

- frische Erdbeeren
- Honig
- Zitronensaft
- Walnüsse, fein gehackt

Erdbeeren waschen, Kelchblätter entfernen und der Länge nach in dünne Scheiben schneiden. Honig und Zitronensaft zu gleichen Teilen miteinander verrühren.

Erdbeerscheiben in die Flüssigkeit tauchen. Auf einem Teller anrichten und mit gehackten Walnüssen bestreuen.

REZEPTE FÜR PHASE IV DER REGENERATION

Die folgenden Rezepte sind nur für Phase IV der Regeneration gedacht und haben Kartoffeln, Süßkartoffeln und Yamswurzeln als Grundlage. Viele der Rezepte enthalten auch geringe Mengen Salz als Beitrag zur Regeneration.

Natrium, Chlorid, Kalium, Kalzium und Magnesium sind sogenannte Elektrolyte, die auf natürliche Weise in den Körperzellen oder in den Extrazellularflüssigkeiten um die Zellen herum vorkommen. Als Ionen in den Körperflüssigkeiten aufgelöst, leiten sie elektrische Reize im Körper und sind deshalb sowohl für die Kontraktion und Entspannung von Muskeln als auch für den Flüssigkeitshaushalt entscheidend. Während des Sports verliert der Körper eine geringe Menge dieser Salze, überwiegend durch den Schweiß. Bei weniger als vier Stunden dauernden Veranstaltungen oder bei kälterem Wetter, wenn die Schweißrate niedrig ist, ist dieser Verlust nicht bedenklich. Nach längeren Veranstaltungen und bei Sport in großer Hitze ist das Ersetzen der verlorenen Salze, besonders von Natrium und Kalium, jedoch umso wichtiger.

Es besteht kein Zweifel daran, dass wir während intensiven Trainings Natrium verlieren. Sichtbare Anzeichen dafür sind die weißen Flecken auf Haut und Kleidung. Ein übermäßiger Natriumverlust während des Sports kann dabei zu einer Hyponatriämie führen – der Natriumgehalt des Blutes ist dann so gering, dass Gesundheit und Wohlbefinden auf dem Spiel stehen. Der Schlüssel zur Vermeidung einer solchen Hyponatriämie ist eine ausgeglichene Flüssigkeits- und Natriumaufnahme während langer Einheiten oder Wettkämpfe.

In der Regenerationsphase nach dem Sport hilft die Aufnahme der verlorenen Elektrolyte dabei, die Regeneration zu beschleunigen. Die meisten Elektrolyte sind in natürlichen Nahrungsmitteln im Übermaß vorhanden, was ihre Aufnahme vereinfacht. Durch das Trinken von Fruchtsäften oder den Verzehr von Obst können wir fast alle Elektrolyte leicht wieder aufnehmen – mit Ausnahme von Natrium, dem Elektrolyt, das wir jetzt allerdings am dringendsten brauchen. Deshalb muss es in der Regenerationsphase nach dem Sport durch ein wenig Speisesalz in Getränken und Speisen zugeführt werden. Sobald Phase III und IV jedoch vorbei sind, sollten Sie auch die Salzaufnahme wieder einschränken.

Marinierte Champignons

4 Portionen

- 500 g Champignons
- 1/4 Tasse Olivenöl
- Saft einer Zitrone
- 2 EL Johannisberg-Riesling oder anderer Riesling guter Qualität
- 2 Knoblauchzehen, gepresst
- 1/2 TL gemahlene Senfkörner
- 1/4 TL Paprikapulver
- 1 Prise Cayennepfeffer
- 1 EL frischer Oregano, gehackt
- 1 EL frischer Basilikum, gehackt
- 1 EL frische Petersilie, gehackt
- Salz
- frisch gemahlener schwarzer Pfeffer

Champignons mit allen anderen Zutaten (außer Salz und Pfeffer) in einer großen Schüssel verrühren und mindestens 20 Minuten marinieren. Danach die Champignons ohne Fett in einer Pfanne bei großer Hitze 3–5 Minuten braten, bis sie gar sind. Dabei häufig umrühren. Nach Geschmack mit Salz und Pfeffer würzen.

Mit Backkartoffeln, Süßkartoffeln oder Yams servieren. Kann im Voraus zubereitet und für den späteren Gebrauch in den Kühlschrank gestellt werden.

Frühkartoffeln mit Kräutern

2 Portionen

- 8 kleine Frühkartoffeln
- 2 EL Olivenöl
- 1/2 EL frische Petersilie, gehackt
- 1/2 EL frischer Basilikum, gehackt
- Salz
- frisch gemahlener Pfeffer

Kartoffeln etwa 12 Minuten kochen, bis sie gar sind. Abtropfen lassen und in eine Schüssel oder auf einen Teller geben. Mit dem Öl beträufeln, Kräuter darüberstreuen und nach Geschmack mit Salz und Pfeffer würzen.

Kann im Voraus zubereitet und später in der Mikrowelle aufgewärmt werden.

Knusprige Kräuter-Pfeffer-Mandeln

8 Portionen

- 4 EL Olivenöl
- 2 Tassen ganze Mandeln
- 4 TL Kräuterpfeffer (oder selbst aus Petersilie, Zitronenpfeffer, schwarzem Pfeffer und Knoblauchpulver herstellen)

Backofen auf 165 Grad vorheizen. Eine Fettpfanne oder ein Backblech mit dem Öl einfetten. Mandeln und Gewürze miteinander vermischen und auf das Backblech geben.

20 Minuten im Ofen backen, dabei gelegentlich umrühren. Mit einer Schaumkelle vom Backblech nehmen und auf Küchenpapier abtropfen lassen. Über Kartoffeln oder Salat streuen.

Knusprige Pekannüsse nach mexikanischer Art

16 Portionen

- 4 EL Olivenöl
- 4 Tassen Pekannüsse, halbiert
- 1 EL Chilipulver
- 2 TL gemahlener Kreuzkümmel
- 1 Prise Salz

Backofen auf 165 Grad vorheizen. Eine Fettpfanne oder ein Backblech mit dem Öl einfetten. Nüsse und Gewürze miteinander vermischen und auf das Backblech geben.

20 Minuten im Ofen backen, dabei gelegentlich umrühren. Mit einer Schaumkelle vom Backblech nehmen und auf Küchenpapier abtropfen lassen. Über Kartoffeln oder Salat streuen.

Knoblauch-Meerrettich-Soße

Ergibt 1 Tasse

- 2 Eigelb
- 1 EL Weißwein
- 1/4 TL Salz
- 1 TL Honig
- 1/2 TL frisch gemahlener schwarzer Pfeffer
- 2/3 Tasse Olivenöl
- 3 EL geriebener Meerrettich oder nach Geschmack dosiert
- 3 Knoblauchzehen, zerdrückt

Eigelb, Weißwein, Salz, Honig und Pfeffer in einen Mixer oder eine Küchenmaschine geben und kurz mixen. Das Öl bei laufendem Mixer nach und nach dazugeben und gut durchmischen. Die Hälfte des Meerrettichs und Knoblauchs hinzufügen, probieren und nach Geschmack mehr dazugeben. Kalt stellen und zu Kartoffeln, Gemüse oder Fleisch servieren. Hält sich im Kühlschrank etwa eine Woche.

Geschmorte Zwiebelsoße

Ergibt 4 Tassen

- 750 g Gemüsezwiebeln (etwa 6 mittelgroße), in Scheiben
- 1/2 Tasse Olivenöl
- 1 EL Honig
- 1/4 Tasse Madeira-Wein
- frisch gemahlene Muskatnuss

Zwiebeln unter Rühren im Öl anbraten, bis sie weich und glasig sind. Honig dazugeben, Hitze verringern und 50–60 Minuten leicht köcheln lassen. Wein einrühren und kurz aufkochen.

Entweder direkt servieren oder für eine glatte Soße pürieren. Vor dem Servieren mit Muskatnuss würzen. Passt gut zu Kartoffeln oder als Gemüsebeilage.

Frische Tomatensoße

Ergibt 4 Tassen

- 1 mittelgroße Zwiebel, in Ringen
- 4 EL Olivenöl
- 1,2 kg Tomaten, enthäutet, entkernt und gehackt (oder passierte Tomaten aus der Dose ohne Salz)
- 1/2 TL Salz
- 1 EL frischer Basilikum (oder 1 TL getrockneter)

Zwiebel unter Rühren im Öl glasig dünsten. Tomaten und Gewürze dazugeben. 10 Minuten leicht köcheln lassen. Über Kartoffeln oder Yamswurzeln gießen.

Variante: 250 g Champignons in dünnen Scheiben mit den Zwiebeln andünsten.

Avocado-Mandel-Creme

Ergibt 1 1/2 Tassen

- 1 große reife Avocado, entkernt, geschält und zerdrückt
- 1 EL Limettensaft
- 1/4 TL Chilipulver
- 1 Prise Salz
- 1/4 Tasse Mandeln, geröstet und gehackt
- 2 EL grüne Chili, gewürfelt (Anaheim-Chili oder eine andere milde Sorte)

Avocado, Limettensaft, Chilipulver und Salz verrühren. Mandeln und Chili unterheben. Schüssel mit Frischhaltefolie abdecken und 4 Stunden kalt stellen.

Über Ofenkartoffeln, Süßkartoffeln oder Yamswurzeln geben.

Tomaten-Ingwer-Soße

Ergibt 4 Tassen

- 800 g passierte Tomaten (falls aus der Dose, nur ungesalzene verwenden)
- 1/2 Tasse Zwiebeln, gehackt
- 1 EL frischer Ingwer, fein geschnitten
- 1 EL Olivenöl
- 1/4 TL Salz (optional)
- 1/2 TL gemahlener Kreuzkümmel
- 1/2 TL Kurkuma
- 1/3 TL Piment
- 1/2 gemahlener Fenchel
- 1 EL Knoblauch, gehackt
- 1/2 Tasse Wasser

Zwiebeln und Ingwer unter Rühren im Öl andünsten. Gewürze und Knoblauch dazugeben und 5 Minuten köcheln lassen. Wasser und Tomaten hinzufügen.

Bei mittlerer Hitze 5 Minuten kochen lassen.

Über Ofenkartoffeln, Süßkartoffeln oder Yamswurzeln geben.

Würzige Orangensoße

Ergibt 4 Tassen

- 3 EL Olivenöl
- 3 Tassen Zwiebeln, gehackt
- 3 EL Piment
- 1/4 TL Salz
- 1 1/2 TL Knoblauch, gehackt
- Saft von 3 Orangen
- 1 Tasse Pflaumen, Trockenpflaumen oder anderes Trockenobst, entsteint und fein geschnitten

Öl in einem großen Topf erhitzen. Zwiebeln, Piment und Salz dazugeben und bei mittlerer Hitze unter Rühren 3–5 Minuten andünsten. Knoblauch und Orangensaft unterrühren.

Weitere 3–5 Minuten köcheln lassen. Früchte hinzufügen und weitere 3–5 Minuten köcheln lassen. Über Kartoffeln oder Yamswurzeln geben und heiß servieren.

Literaturverzeichnis

Einleitung

Bar-Yosef, O. (1998). The Natufian Culture in the Levant, Threshold of the Origins of Agriculture. *Evolutionary Anthropology* 6, 159–177

Blurton Jones, N. G., Smith, L. C., O'Connell, J. F., Hawkes, K. und Kamuzora, C. L. (1992). Demography of the Hadza, an increasing and high density population of Savanna foragers. *American Journal of Physiological Anthropology* 89, 159–181

Burke, E. R. und Berning, J. R. *Training Nutrition*. Cooper Publishing Group, 1996

Cabeza de Vaca, N. *Cabeza de Vaca's Adventures in the Unknown Interior of America*. Collier Books, 1961

Cäsar, Julius Gaius. *Commentaries on the Gallic War, Book VI*. Harper & Brothers, 1869 / dt. Titel: *Der gallische Krieg*. Bange, 2008 (Cäsars zweiter Übergang über den Rhein, mit einigen Anmerkungen über die Druiden und die bemerkenswerte Tierwelt des herkynischen Waldes, 28. Absatz, 6. Buch, 53 v. Chr.)

Cook, J. *A Voyage Towards the South Pole and Round the World*. W. Strahan & T. Cadell, 1777

De Vries, A. *Primitive Man and His Food*. Chandler Book Company, 1952

Eaton, S. B., Cordain, L. und Lindeberg, S. (2002). Evolutionary health promotion: a consideration of common counterarguments. *Preventive Medicine* 34, 119–123

Eaton, S. B., Konner, M. und Shostak, M. (April 1988). Stone agers in the fast lane: chronic degenerative diseases in evolutionary perspective. *American Journal of Medicine* 84 (4), 739–749

Eaton, S. B., Shostak, M. und Konner, M. *The Paleolithic Prescription*. Harper Row, 1988

Galloway, J. H. Sugar. *The Cambridge World History of Food, Volume 1*, S. 437–449. Cambridge University Press, 2000

Gerrior, S. und Bente, L. (2002). *Nutrient Content of the U.S. Food Supply, 1909–1999: A Summary Report*. U.S. Department of Agriculture, Center for Nutrition Policy and Promotion. Home Economics Report No. 55

Hill, K. und Hurtado, A. M. *Ache Life History*. Aldine de Gruyter, 1996

Honeman, W. *American Bicyclist*, 1945

Jaffe, A. J. Length of life: short and not so merry. In: *The First Immigrants from Asia: A Population History of the North American Indians*, S. 55–66. Plenum Press, 1992

James, S. R. (1989). Hominid use of fire in the lower and middle Pleistocene. *Current Anthropology* 30, 1–26

Laudonnière, R. G. *Histoire Notable de la Floride*. University of Florida Press, 1975

Lee, R. B. The Kung Bushmen of Botswana. In: *Hunters and Gatherers Today*, S. 327–335, M. G. Bicchieri (Hrsg.). Holt, Rinehart and Winston, 1972

Neel, J. V. (1977). Health and disease in unacculturated American Indian population. *Ciba Foundation Symposium* 49, 155–177

Oliver, W. J., Cohen, E. L. und Neel, J. V. (Juli 1975). Blood pressure, sodium intake and sodium related hormones in the Yanomamo Indians, a 'no-salt' culture. *Circulation* 52(1), 146–151

Savage-Landor, A. H. *Across Unknown South America*. Hodder and Stoughton, 1913

Stefansson, V. (1958). Eskimo longevity in northern Alaska. *Science* 127, 16–19

United States Department of Agriculture, Agricultural Research Service. 1997. „Data tables: Results from USDA's 1994–96 Continuing Survey of Food Intakes by Individuals and 1994–96 Diet and Health Knowledge Survey" [online]. ARS Food Surveys Research Group. Einsehbar unter (bei „Releases"): http://www.barc.usda.gov/foodsurvey/home.htm

United States Department of Agriculture, Economic Research Service, 2002. „Food consumption (per capita) data system, sugars/sweeteners." Washington, DC, http://www.ers.usda.gov/Data/foodconsumption/datasystem.asp

Wright, K. (1991). The origins and development of ground stone assemblages in Late Pleistocene Southwest Asia. *Paleorient* 17, 19–45

Kapitel 1

Anthony, J. C., Lang, C. H., Crozier, S. J., Anthony, T. G., MacLean, D. A., Kimball, S. R. und Jefferson, L. S. (2002). Contribution of insulin to the translational control of protein synthesis in skeletal muscle by leucine. *American Journal of Physiology – Endocrinology and Metabolism* 282, E1092–1101

Atkins, R. C. *New Diet Revolution*. Avon Books, 1998 / dt. Titel: *Die neue Atkins-Diät*. Goldmann, 2005

Ballmer, P. E. und Imoberdorf, R. (1995). Influence of acidosis on protein metabolism. *Nutrition* 11: 462–468. http://www.arrs.net/CY_O10K1.htm, http://www.usatf.org/events/2003/USAOutdoorTFChampionships/results/F27.asp

Calder, P. C. und Kew, S. (2002). The immune system: a target for functional foods? *British Journal of Nutrition* 88, Suppl. 2, S165–177

Cordain, L. (2002). The nutritional characteristics of a contemporary diet based upon Paleolithic food groups. *Journal of American Nutraceutical Association* 5, 15–24

Cordain, L., Watkins, B. A., Florant, G. L., Kelher, M., Rogers, L. und Li, Y. (2002). Fatty acid analysis of wild ruminant tissues: Evolutionary implications for reducing diet-related chronic disease. *European Journal of Clinical Nutrition* 56, 181–191

Eades, M. R. und Eades, M. D. *Protein Power*. Bantam Books, 1996

Farnsworth, E., Luscombe, N. D., Noakes, M., Wittert, G., Argyiou, E. und Clifton, P. M. (2003). Effect of a high-protein, energy-restricted diet on body composition, glycemic control, and lipid concentrations in overweight and obese hyperinsulinemic men and women. *American Journal of Clinical Nutrition* 78, 31–39

Ferencik, M. und Ebringer, L. (2003). Modulatory effects of selenium and zinc on the immune system. *Folia Microbiology (Praha)* 48, 417–426

Foster, G. D., Wyatt, H. R., Hill, J. O., McGuckin, B. G., Brill, C., Mohammed, B. S., Szapary, P. O., Rader, D. J., Edman, J. S. und Klein, S. (2003). A randomized trial of a low-carbohydrate diet for obesity. *New England Journal of Medicine* 348, 2082–2090

Frassetto, L., Morris, R. C. und Sebastian, A. (1997). Potassium bicarbonate reduces urinary nitrogen excretion in postmenopausal women. *Journal of Clinical Endocrinology and Metabolism* 82, 254–259

Frassetto, L., Morris, R. C. Jr., Sellmeyer, D. E., Todd, K. und Sebastian, A. (2001). Diet, evolution and aging – the pathophysiologic effects of the post-agricultural inversion of the potassium-to-sodium and base-to-chloride ratios in the human diet. *European Journal of Nutrition* 40, 200–213

Hawley, J. A., Schabort, E. J., Noakes, T. D. und Dennis, S. C. (1997). Carbohydrate-loading and exercise performance. An update. *Sports Medicine* 24, 73–81

Helge, J. W. (2000). Adaptation to a fat-rich diet: effects on endurance performance in humans. *Sports Medicine* 30, 347–357

Kris-Etherton, P. M., Taylor, D. S, Yu-Poth, S., Huth, P., Moriarty, K., Fishell, V., Hargrove, R. L., Zhao, G. und Etherton, T. D. (2000). Polyunsaturated fatty acids in the food chain in the United States. *American Journal of Clinical Nutrition* 71 (1 Suppl), 179S–188S

Layman, D. K. (2002). Role of leucine in protein metabolism during exercise and recovery. *Canadian Journal of Applied Physiology* 27, 646–662

Lemon, P. W., Berardi, J. M. und Noreen, E. E. (2002). The role of protein and amino acid supplements in the athlete's diet: does type or timing of ingestion matter? *Current Sports Medicine Reports* 1, 214–221

Levenhagen, D. K., Gresham, J. D., Carlson, M. G., Maron, D. J., Borel, M. J. und Flakoll, P. J. (2001). Postexercise nutrient intake timing in humans is critical to recovery of leg glucose and protein homeostasis. *American Journal of Physiology – Endocrinology and Metabolism* 280, E982–993

Ludwig, D. S. (2002). The glycemic index: physiological mechanisms relating to obesity, diabetes, and cardiovascular disease. *Journal of the American Medical Association* 287, 2414–2423

May, R. C., Bailey, J. L., Mitch, W. E., Masud, T. und England, B. K. (1996). Glucocorticoids and acidosis stimulate protein and amino acid catabolism in vivo. *Kidney International* 49, 679–683

Remer, T. (2001). Influence of nutrition on acid-base balance – metabolic aspects. *European Journal of Nutrition* 40, 214–220

Remer, T. und Manz, F. (1995). Potential renal acid load of foods and its influence on urine pH. *Journal of the American Dietetic Association* 95, 791–797

Samaha, F. F., Iqbal, N., Seshadri, P., Chicano, K. L., Daily, D. A., McGrory, J., Williams, T., Williams, M., Gracely, E. J. und Stern, L. (2003). A low-carbohydrate as compared with a low-fat diet in severe obesity. *New England Journal of Medicine* 348, 2074–2081

Sears, B. *The Zone*. Harper Trade, 1995 / dt. Titel: *Das Optimum: Die Sears-Diät*. Ullstein, 2003

Sebastian, A., Frassetto, L. A., Sellmeyer, D. E., Merriam, R. L. und Morris, R. C. Jr. (2002). Estimation of the net acid load of the diet of ancestral preagricultural *Homo sapiens* and their hominid ancestors. *American Journal of Clinical Nutrition* 76, 1308–1316

Sebastian, A., Harris, S. T., Ottaway, J. H., Todd, K. M. und Morris, R. C. Jr. (1994). Improved mineral balance and skeletal metabolism in postmenopausal women treated with potassium bicarbonate. *New England Journal of Medicine* 330, 1776–1781

Shaw, A., Fulton, L., Davis, C. und Hogbin, M. „Using the Food Guide Pyramid: A Resource for Nutrition Educators." US Department of Agriculture. Food, Nutrition, and Consumer Services, Center for Nutrition Policy and Promotion. Washington, DC. http://www.nal.usda.gov/fnic/Fpyr/guide.pdf

Steward, H. L., Bethea, M. C., Andrews, S. S. und Balart, L. A. *Sugar Busters: Cut Sugar to Trim Fat*. Ballantine Books, 1998 / dt. Titel: *Zucker-Knacker*. Goldmann, 1999

Taubes, G. (2002). What If It's All Been a Big Fat Lie? *New York Times Magazine*, 7. Juli

Trinchieri, A., Zanetti, G., Cutto, A. und Lizzano, R. (2001). Effect of potential renal acid load of foods on calcium metabolism of renal calcium stone formers. *European Urology* 39, Suppl 2, 33–36

Kapitel 2

Berneis, K., Ninnis, R., Häussinger, D. und Keller, U. (1999). Effects of hyper- and hypo-osmolality on whole body protein and glucose kinetics in humans. *American Journal of Physiology* 276, E188–195

Berning, J. R., Leeuders, M. M., Ratliff, K. et al. (1993). The effects of a high-carbohydrate preexercise meal in the consumption of confectionaries of different glycemic indices. *Medicine and Science in Sports and Exercise* 25(5), S125

Jentjens, R. L., Cale, C., Gutch, C. und Jeukendrup, A. E. (2003). Effects of preexercise ingestion of differing amounts of carbohydrate on subsequent metabolism and cycling performance. *European Journal of Applied Physiology* 88(4–5), 444–452

Lemon, P. W. und Noreen, E. E. (2003). Unveröffentlichter Artikel

McArdle, W. D., Katch, F. I. und Katch, V. L. *Exercise Physiology*. Williams & Wilkins, 1996

Thomas, D. E., Brotherhood, J. R. und Brand, J. C. (1991). Carbohydrate feeding before exercise: Effect of glycemic index. *International Journal of Sports Medicine* 12, 180–186

Wilmore, J. H. und Costill, D. L. *Physiology of Sport and Exercise*. Human Kinetics, 1994

Wolfe, R. R. (2001). Effects of amino acid intake on anabolic processes. *Canadian Journal of Applied Physiology* 26 Suppl, S220–227

Kapitel 3

Almond, C. S., Fortescue, E. B., Shin, A. Y., Mannix, R. und Greenes, D. S. (2003). Risk Factors for Hyponatremia among Runners in the Boston Marathon. *Academy of Emergency Medicine* 10(5), 534–535

Ball, T. C., Headley, S. und Vanderburgh, P. (1994). Carbohydrate-electrolyte replacement improves sprint capacity following 50 minutes of high-intensity cycling. *Medicine and Science in Sports and Exercise* 26, S196

Barr, S. I., Costill, D. L. und Fink, W. J. (1991). Fluid replacement during prolonged exercise: effects of water, saline, or no fluid. *Medicine and Science in Sports and Exercise* 23(7), 811–817

Below, O. und Coyle, E. F. (1995). Fluid and carbohydrate ingestion individually benefit exercise lasting one hour. *Medicine and Science in Sports and Exercise* 27, 200–210

Blomstrand, E., Celsing, F. und Newsholme, E. A. (1988). Changes in plasma concentration of aromatic and branched-chain amino acids during sustained exercise in man and their possible role in fatigue. *Acta Physiology Scandinavia* 133(1), 115–121

Blomstrand, E., Hassmen, P., Ek, S., Ekblom, B. und Newsholme, E. A. (1997). Influence of ingesting a solution of branched-chain amino acids on perceived exertion during exercise. *Acta Physiology Scandinavia* 159(1), 41–49

Blomstrand, E., Hassmen, P., Ekblom, B. und Newsholme, E. A. (1991). Administration of branched-chain amino acids during sustained exercise – effects on performance and on plasma concentration of some amino acids. *European Journal of Applied Physiology and Occupational Physiology* 63(2), 83–88

Blomstrand, E. und Newsholme, E. A. (1992). Effect of branched-chain amino acid supplementation on the exercise-induced change in aromatic amino acid concentration in human muscle. *Acta Physiology Scandinavia* 146(3), 293–298

Brouns, F., Saris, W. und Schneider, H. (1992). Rationale for upper limits of electrolyte replacement during exercise. *International Journal of Sports Nutrition* 2, 229–238

Brouns, F., Saris, W. H., Stroecken, J. et al. (1989). Eating, drinking, and cycling. A controlled Tour de France simulation study, Part II. Effect of diet manipulation. *International Journal of Sports Medicine* (10S), S41–S48

Cade, J. R., Reese, R. M., Privette, R. M. et al. (1991). Dietary intervention and training in swimmers. *European Journal of Applied Physiology* 63(3–4), 210–215

Costill, D. L. (1977). Sweating: its composition and effects on body fluids. *Annals of the New York Academy of Science* 301, 160–174

Fritzsche, R. G., Switzer, T. W., Hodgkinson, B. J. et al. (2000). Water and carbohydrate ingestion during prolonged exercise increase maximal neuromuscular power. *Journal of Applied Physiology* 88(2), 730–737

Gladden, L. B. (2004). Lactate metabolism: A new paradigm for the third millennium. *Journal of Physiology* 558, 5–30

Hawley, J. A., Sanders, B., Dennis, S. C. und Noakes, T. D. (1996). Effect of ingesting varying concentrations of sodium on fluid balance during exercise. *Medicine and Science in Sports and Exercise* 28(5), S350

Hiller, W. D. (1989). Dehydration and hyponatremia during triathlons. *Medicine and Science in Sports and Exercise* 21(5 Suppl), S219–221

Hiller, W. D., O'Toole, M. L., Fortess, E. E., Laird, R. H., Imbert, P. C. und Sisk, T. D. (1987). Medical and physiological considerations in triathlons. *American Journal of Sports Medicine* 15(2), 164–167

Ivy, J. L., Res, P. T., Sprague, R. C. et al. (2003). Effect of a carbohydrate-protein supplement on endurance performance during exercise of varying intensity. *International Journal of Sports Nutrition and Exercise Metabolism* 13(3), 338–401

Kang, J., Utter, A., Nieman, D. et al. (1997). Effect of carbohydrate substrate availability on ratings of perceived exertion during prolonged running. *Medicine and Science in Sports and Exercise* 29(5), S111

Malhotra, M. S., Sridharan, K., Venkataswamy, Y., Rai, R. M., Pichan, G., Radhakrishnan, U. und Grover, S. K. (1981). Effect of restricted potassium intake on its excretion and on physiological responses during heat stress. *European Journal of Applied Physiology and Occupational Physiology* 47(2), 169–179

Mao, I. F., Chen, M. L. und Ko, Y. C. (2001). Electrolyte loss in sweat and iodine deficiency in a hot environment. *Archives of Environmental Health* 56(3), 271–277

McConell, G., Kloot, K. und Hargreaves, M. (1996). Effect of timing of carbohydrate ingestion on endurance exercise performance. *Medicine and Science in Sports and Exercise* 28(10), 1300–1304

McConell, G., Snow, R. J., Proietto, J. und Hargreaves, M. (1999). Muscle metabolism during prolonged exercise in humans: Influence of carbohydrate availability. *Journal of Applied Physiology* 87(3), 1083–1086

Millard-Stafford, M., Rosskopf, L. B., Snow, T. K. und Hinson, B. T. (1994). Pre-exercise carbohydrate-electrolyte ingestion improves one-hour running performance in the heat. *Medicine and Science in Sports and Exercise* 26, S196

Miller, S. L., Maresh, C. M., Armstrong, L. E., Ebbeling, C. B., Lennon, S. und Rodriguez, N. R. (2002). Metabolic response to provision of mixed protein-carbohydrate supplementation during endurance exercise. *International Journal of Sport Nutrition and Exercise Metabolism* 12(4), 384–397

Newsholme, E. A. und Blomstrand, E. (1996). The plasma level of some amino acids and physical and mental fatigue. *Experientia* 52(5), 413–415

Newsholme, E. A., Blomstrand, E. und Ekblom, B. (1992). Physical and mental fatigue: Metabolic mechanisms and importance of plasma amino acids. *British Medical Bulletin* 48(3), 477–495

Nielsen, B., Hales, J. R., Strange, S., Christensen, N. J., Warberg, J. und Saltin, B. (1993). Human circulatory and thermoregulatory adaptations with heat acclimation and exercise in a hot, dry environment. *Journal of Physiology* 460, 467–485

Niles, E., Lachowetz, T., Garfi, J. et al. (2001). Carbohydrate-protein drink improves time to exhaustion after recovery from endurance exercise. *Journal of Exercise Physiology online* 4(1), 45–52. www.css.edu/users/tboone2/asep/Niles1Col.PDF

Noakes, T. (2002). Hyponatremia in distance runners: Fluid and sodium balance during exercise. *Current Sports Medicine Report* 1(4), 197–207

Noakes, T. (2003). IMMDA-AIMS advisory statement on guidelines for fluid replacement during marathon running. *New Studies in Athletics: IAAF Technical Quarterly* 17(1), 7–11

Olsson, K. E. und Saltin, B. (1970). Variation in total body water with muscle glycogen changes in man. *Acta Physiology Scandinavia* 80(1), 11–18

O'Toole, M. L., Douglas, P. S., Laird, R. H. und Hiller, D. B. (1995). Fluid and electrolyte status in athletes receiving medical care at an ultradistance triathlon. *Clinical Journal of Sport Medicine* 5(2), 116–122

Rayssiguier, Y., Guezennec, C. Y. und Durlach, J. (1990). New experimental and clinical data on the relationship between magnesium and sport. *Magnesium Research* 3(2), 93–102

Robergs, R. A., Ghiasvand, F. und Parker, D. (2004). Biochemistry of exercise-induced metabolic acidosis. *American Journal of Physiology – Regulatory, Integrative and Comparative Physiology* 287, R502–R516

Shena, F., Guerrini, F., Tregnaghi, P. und Kayser, B. (1992). Branched-chain amino acid supplementation during trekking at high altitude. The effects on loss of body mass, body composition, and muscle power. *European Journal of Applied Physiology and Occupational Physiology* 65(5), 394–398

Shirreffs, S. M. und Maughan, R. J. (1997). Whole body sweat collection in humans: An improved method with preliminary data on electrolyte content. *Journal of Applied Physiology* 82(1), 336–341

Speedy, D. B., Faris, J. G., Hamlin, M., Gallagher, P. G. und Campbell, R. G. (1997). Hyponatremia and weight changes in an ultradistance triathlon. *Clinical Journal of Sport Medicine* 7(3), 180–184

Speedy, D. B., Noakes, T. D. und Schneider, C. (2001). Exercise-associated hyponatremia: a review. *Emergency Medicine* 13(1), 17–27

Speedy, D. B., Rogers, I. R., Noakes, T. D. et al. (2000). Diagnosis and prevention of hyponatremia at an ultradistance triathlon. *Clinical Journal of Sport Medicine* 10(1), 52–58

Van Niewenhoven, M. A., Brummer, R.-J. M. und Brouns, F. (2000). Gastrointestinal function during exercise: Comparison of water, sports drink, and sports drink with caffeine. *Journal of Applied Physiology* 89(3), 1079–1085

Vrijens, D. M. J. und Rehrer, N. J. (1999). Sodium-free fluid ingestion decreases plasma sodium during exercise in the heat. *Journal of Applied Physiology* 86(6), 1847–1852

Wagenmakers, A. J., Jeukendrup, A. E., Brouns, F. und Saris, W. H. (1996). Carbohydrate feedings improve 1 H time trial cycling performance. *Medicine and Science in Sports and Exercise* 28(5), S221

Yamamoto, T. und Newsholme, E. A. (2000). Diminished central fatigue by inhibition of the L-system transporter for the uptake of tryptophan. *Brain Research Bulletin* 52(1), 35–38

Yaspelkis, B. B. III, Patterson, J. G., Anderla, P. A. et al. (1993). Carbohydrate supplementation spares muscle glycogen during variable-intensity exercise. *Journal of Applied Physiology* 75(4), 1477–1485

Kapitel 4

Anthony, J. G., Anthony, T. G., Kimball, S. R. und Jefferson, L. S. (2001). Signaling pathways involved in translational control of protein synthesis in skeletal muscle by leucine. *Journal of Nutrition* 131, 856S–860S

Armstrong, L. E., Hubbard, R. W., Jones, B. H. und Daniels, J. (1986). Preparing Alberto Salazar for the heat of the 1984 Olympic marathon. *Physiology and Sports Medicine* 14(3), 73–81

Bassit, R. A., Sawada, L. A., Bacurau, R. F. P., Navarro, F., Martins, E., Santos, R. V. T., Caperuto, R. C., Rogeri, P. und Costa Rosa, L. F. P. B. (2002). Branched-chain amino acid supplementation and the immune response of long-distance athletes. *Nutrition* 18, 376–379

Brouns, F., Kovacs, E. M. und Senden, J. M. (1998). The effect of different rehydration drinks on postexercise electrolyte excretion in trained athletes. *International Journal of Sports Medicine* 19(1), 56–60

Brouns, F., Saris, W. und Schneider, H. (1992). Rationale for upper limits of electrolyte replacement during exercise. *International Journal of Sports Nutrition* 2, 229–238

Burke, L. M. (2001). Nutritional needs for exercise in the heat. *Comparative Biochemistry and Physiology – A Molecular and Integrative Physiology* 128(4), 735–748

Burke, L. M. (1997). Nutrition for post-exercise recovery. *Australian Journal of Science and Medicine in Sport* 29(1), 3–10

Burke, L. M., Collier, G. R. und Hargreaves, M. (1993). Muscle glycogen storage after prolonged exercise: effect of the glycemic index of carbohydrate feedings. *Journal of Applied Physiology* 75(2), 1019–1023

Burke, L. M. und Read, R. S. (1993). Dietary supplements in sport. *Sports Medicine* 15(1), 43–65

Friedman, E. und Lemon, P. W. (1989). Effect of chronic endurance exercise on retention of dietary protein. *International Journal of Sports Medicine* 10(2), 118–123

Ivy, J. L. (2001). Dietary strategies to promote glycogen synthesis after exercise. *Canadian Journal of Applied Physiology* 26 Suppl., S236–245

Ivy, J. L., Goforth, W. W. Jr., Damon, B. M., McCauley, T. R., Parsons, E. C. und Price, T. B. (2002). Early postexercise muscle glycogen recovery is enhanced with a carbohydrate-protein supplement. *Journal of Applied Physiology* 93(4), 1337–1344

Ivy, L. L., Katz, A. L. und Cutler, C. L. (1988). Muscle glycogen synthesis after exercise: Effect of time of carbohydrate ingestion. *Journal of Applied Physiology* 64(4), 1480–1485

Layman, D. K. (2002). Role of leucine in protein metabolism during exercise and recovery. *Canadian Journal of Applied Physiology* 27(6), 646–663

Lemon, P. W. (1998). Effects of exercise on dietary protein requirements. *International Journal of Sport Nutrition* 8(4), 426–447

Levenhagen, D. K., Carr, C., Carlson, M. G. et al. (2002). Postexercise protein intake enhances whole-body and leg protein accretion in humans. *Medicine and Science in Sports and Exercise* 34(5), 828–837

Levenhagen, D. K., Gresham, J. D., Carlson, M. G. et al. (2001). Postexercise nutrient intake timing in humans is critical to recovery of leg glucose and protein homeostasis. *American Journal of Physiology – Endocrinology and Metabolism* 280(6), E982–993

Maughan, R. J. und Noakes, T. D. (1991). Fluid replacement and exercise stress. A brief review of studies on fluid replacement and some guidelines for the athlete. *Sports Medicine* 12(1), 16–31

Maughan, R. J. und Shirreffs, S. M. (1997). Recovery from prolonged exercise: restoration of water and electrolyte balance. *Journal of Sports Science* 15(3), 297–303

Mayer, K., Meyer, S., Reinholz-Muhly, M., Maus, U., Merfels, M., Lohmeyer, J., Grimminger, F. und Seeger, W. (2003). Short-time infusion of fish oil-based lipid emulsions, approved for parenteral nutrition, reduces monocyte proinflammatory cytokine generation and adhesive interaction with endothelium in humans. *Journal of Immunology* 171(9), 4837–4843

Meredith, C. N., Zackin, M. J., Frontera, W. R. und Evans, W. J. (1989). Dietary protein requirements and body protein metabolism in endurance-trained men. *Journal of Applied Physiology* 66(6), 2850–2856

Pendergast, D. R., Leddy, J. J. und Venkatraman, J. T. (2000). A perspective on fat intake in athletes. *Journal of American College of Nutrition* 19(3), 345–350

Remer, T. und Manz, F. (1995). Potential renal acid load of foods and its influence on urine pH. *Journal of the American Dietetic Association* 95, 791–797

Roy, B., Luttmer, K. Bosman, M. J. und Tarnopolsky, M. A. (2002). The influence of post-exercise macronutrient intake on energy balance and protein metabolism in active females participating in endurance training. *International Journal of Sport Nutrition and Exercise Metabolism* 12, 172–188

Sherman, W. M. (1992). Recovery from endurance exercise. *Medicine and Science in Sports and Exercise* 24(9S), S336–S339

Shirreffs, S. M., Taylor, A. J., Leiper, J. B. und Maughan, R. J. (1996). Post-exercise rehydration in man: effects of volume consumed and drink sodium content. *Medicine and Science in Sports and Exercise* 28(10), 1260–1271

Tarnopolsky, M. A., Bosman, M., Macdonald, J. R., Vandeputte, D., Martin, J. und Roy, B. D. (1997). Postexercise protein-carbohydrate and carbohydrate supplements increase muscle glycogen in men and women. *Journal of Applied Physiology* 83(6), 1877–1883

Tarnopolsky, M. A., MacDougall, J. D. und Atkinson, S. A. (1988). Influence of protein intake and training status on nitrogen balance and lean body mass. *Journal of Applied Physiology* 64(1), 187–193

Van Loon, L. J., Kruijshoop, M., Verhagen, H., Saris, W. H. und Wagenmakers, A. J. (Okt. 2000). Ingestion of protein hydrolysate and amino acid-carbohydrate mixtures increases postexercise plasma insulin responses in men. *Journal of Nutrition*, 130(10), 2508–2513

Zawadzki, K. M., Yaspelkis, B. B. III und Ivy, J. L. (1992). Carbohydrate-protein complex increases the rate of muscle glycogen storage after exercise. *Journal of Applied Physiology* 72(5), 1854–1859

Zhang, N., Terao, T. und Nakano, S. (1994). Effect of time of carbohydrate ingestion on muscle glycogen resynthesis after exhaustive exercise in rats. *Tokai Journal of Experimental Clinical Medicine* 19(3–6), 125–129

Kapitel 5

Bohn, T., Davidsson, L., Walczyk, T. und Hurrell, R. F. (März 2004). Phytic acid added to white-wheat bread inhibits fractional apparent magnesium absorption in humans. *American Journal of Clinical Nutrition*, 79(3), 418–423

Chajès, V. und Bougnoux, P. (2003). Omega-6/omega-3 polyunsaturated fatty acid ratio and cancer. *World Review of Nutrition and Diet* 92, 133–151

Cordain, L. (1999). Cereal grains: humanity's double-edged sword. *World Review of Nutrition and Diet* 84, 19–73

Cordain, L. (2002). The nutritional characteristics of a contemporary diet based upon Paleolithic food groups. *Journal of the American Nutraceutical Association* 5, 15–24

Cordain, L., Brand Miller, J., Eaton, S. B., Mann, N., Holt, S. H. A. und Speth, J. D. (2000). Plant to animal subsistence ratios and macronutrient energy estimations in worldwide hunter-gatherer diets. *American Journal of Clinical Nutrition* 71, 682–692

Cordain, L., Easton, S. B., Brand Miller, J., Mann, N. und Hill, K. (2002). The paradoxical nature of hunter-gatherer diets: meat-based, yet non-atherogenic. *European Journal of Clinical Nutrition* 56 (Suppl. 1), S42–S52

Foster-Powell, K., Holt, S. H. A. und Brand-Miller, J. C. (2002). International table of glycemic index and glycemic load values: 2002. *American Journal of Clinical Nutrition* 76, 5–56

Frassetto, L., Morris, R. C. Jr. und Sebastian, A. (Jan. 1997). Potassium bicarbonate reduces urinary nitrogen excretion in postmenopausal women. *Journal of Clinical Endocrinology and Metabolism*, 82(1), 254–259

Gotshall, R. W., Mickleborough, T. D. und Cordain, L. (Nov. 2000). Dietary salt restriction improves pulmonary function in exercise-induced asthma. *Medicine and Science in Sports and Exercise* 32(11), 1815–1819

Harrington, M. und Cashman, K. D. (Mai 2003). High salt intake appears to increase bone resorption in postmenopausal women but high potassium intake ameliorates this adverse affect. *Nutrition Review* 61(5 Pt 1), 179–183

Holt, S. H., Miller, J. C. und Petocz, P. (Nov. 1997). An insulin index of foods: the insulin demand generated by 1000-kJ portions of common foods. *American Journal of Clinical Nutrition* 66(5), 1264–1276

Honein, M. A., Paulozzi, L. J., Mathews, T. J., Erickson, J. D. und Wong, L. Y. (2001). Impact of folic acid fortification of the US food supply on the occurrence of neural tube defects. *Journal of the American Medical Association*, 20. Juni, 285(23), 2981–2986

Jenkins, D. J., Wolever, T. M., Taylor, R. H., Barker, H., Fielden, H., Baldwin, J. M., Bowling, A. C., Newman, H. C., Jenkins, A. L. und Goff, D. V. (März 1981). Glycemic index of foods: a physiological basis for carbohydrate exchange. *American Journal of Clinical Nutrition*, 34(3), 362–366

Johnson, N. A., Stannard, S. R. und Thompson, M. W. (2004). Muscle triglyceride and glycogen in endurance exercise: implications for performance. *Sports Medicine* 34(3), 151–164

Lemon, P. W. (Dez. 1998). Effects of exercise on dietary protein requirements. *International Journal of Sport Nutrition*, 8(4), 426–447

Ludwig, D. S. (2002). The glycemic index: physiological mechanisms relating to obesity, diabetes, and cardiovascular disease. *Journal of the American Medical Association*, 8. Mai, 287(18), 2414–2423

Machado Andrade Pde, M. und Tavares do Carmo, M. G. (Feb. 2004). Dietary long-chain omega-3 fatty acids and anti-inflammatory action: potential application in the field of physical exercise. *Nutrition*, 20(2), 243

Mickleborough, T. W. und Gotshall, R. D. (2003). Dietary components with demonstrated effectiveness in decreasing the severity of exercise-induced asthma. *Sports Medicine* 33(9), 671–681

Mickleborough, T. D., Gotshall, R. W., Cordain, L. und Lindley, M. (Nov. 2001). Dietary salt alters pulmonary function during exercise in exercise-induced asthmatics. *Journal of Sports Science*, 19(11), 865–873

Mickleborough, T. D., Gotshall, R. W., Kluka, E. M., Miller, C. W. und Cordain, L. (Sept. 2001). Dietary chloride as a possible determinant of the severity of exercise-induced asthma. *European Journal of Applied Physiology*, 85(5), 450–456

Mickleborough, T. D., Murray, R. L., Ionescu, A. A. und Lindley, M. R. (2003). Fish oil supplementation reduces severity of exercise-induced bronchoconstriction in elite athletes. *American Journal of Respiratory and Critical Care Medicine*, 15. Nov., 168(10), 1181–1189

O'Shaughnessy, K. M. und Karet, F. E. (2004). Salt handling and hypertension. *Journal of Clinical Investigation*, Apr. 113(8), 1075–1081

Östman, E. M., Liljeberg Elmståhl, H. G. und Björck, I. M. (Juli 2001). Inconsistency between glycemic and insulinemic responses to regular and fermented milk products. *American Journal of Clinical Nutrition*, 74(1), 96–100

Parry-Billings, M., Budgett, R., Koutedakis, Y., Blomstrand, E., Brooks, S., Williams, C., Calder, P. C., Pilling, S., Baigrie, R. und Newsholme, E. A. (Dez. 1992). Plasma amino acid concentrations in the overtraining syndrome: possible effects on the immune system. *Medicine and Science in Sports and Exercise*, 24(12), 1353–1358

Pedersen, J. I. (März 2001). More on trans fatty acids. *British Journal of Nutrition,* 85(3), 249–250

Salmerón, J., Ascherio, A., Rimm, E. B., Colditz, G. A., Spiegelman, D., Jenkins, D. J., Stampfer, M. J., Wing, A. L. und Willett, W. C. (Apr. 1997). Dietary fiber, glycemic load, and risk of NIDDM in men. *Diabetes Care*, 20(4), 545–550

Salmerón, J., Manson, J. E., Stampfer, M. J., Colditz, G. A., Wing, A. L. und Willett, W. C. (1997). Dietary fiber, glycemic load, and risk of non-insulin-dependent diabetes mellitus in women. *Journal of the American Medical Association*, 12. Feb., 277(6), 472–477

Schmitt, B., Flück, M., Décombaz, J., Kreis, R., Boesch, C., Wittwer, M., Graber, F., Vogt, M., Howald, H. und Hoppeler, H. (2003). Transcriptional adaptations of lipid metabolism in tibialis anterior muscle of endurance-trained athletes. *Physiology Genomics*, 17. Okt., 15(2), 148–157

Sebastian, A., Frassetto, L. A., Sellmeyer, De. E., Merriam, R. L. und Morris, R. C. Jr. (Dez. 2002). Estimation of the net acid load of the diet of ancestral preagricultural *Homo sapiens* and their hominid ancestors. *American Journal of Clinical Nutrition*, 76(6), 1308–1316

Simopoulos, A. P. (Dez. 2002). Omega-3 fatty acids in inflammation and autoimmune diseases. *Journal of American College Nutrition*, 21(6), 495–505

Simopoulos, A. P. (Okt. 2002). The importance of the ratio of omega-6/omega-3 essential fatty acids. *Biomedical Pharmacotherapy*, 56(8), 365–379

Stannard, S. R. und Johnson, N. A. (2004). Insulin resistance and elevated triglyceride in muscle: more important for survival than 'thrifty' genes. *Journal of Physiology* 554(Pt. 3), 595–607

Van der Merwe, N. J., Thackeray, J. F., Lee-Thorp, J. A. und Luyt, J. (Mai 2003). The carbon isotope ecology and diet of Australopithecus africanus at Sterkfontein, South Africa. *Journal of Human Evolution*, 44(5), 581–597

Vermunt, S. H., Beaufrère, B., Riemersma, R. A., Sebedio, J. L., Chardigny, J. M., Mensink, R. P. und TransLinE Investigators (März 2001). Dietary trans alpha-linolenic acid from deodorised rapeseed oil and plasma liquids and lipoproteins in healthy men: the TransLinE Study. *British Journal of Nutrition* 85(3), 387–392

Vogt, M., Puntschart, A., Howald, H., Müller, B., Mannhart, C., Gfeller-Tüscher, L., Mullis, P. und Hoppeler, H. (Juni 2003). Effects of dietary fat on muscle substrates, metabolism, and performance in athletes. *Medicine and Science in Sports and Exercise*, 35(6), 952–960

Von Schacky, C. (März 2004). Omega-3 fatty acids and cardiovascular disease. *Current Opinion in Clinical Nutrition and Metabolic Care*, 7(2), 131–136

Williams, M. H. (Juli 1999) Facts and fallacies of purported ergogenic amino acid supplements. *Clinical Sports Medicine*, 18(3), 633–649

Williams, M. H. *Nutrition for Health, Fitness and Sport*. McGraw Hill, 2002

Kapitel 6

Alessio, H. M. (Feb. 1993). Exercise-induced oxidative stress. *Medicine and Science in Sports and Exercise*, 25(2), 218–224

Alessio, H. M., Goldfarb, A. H. und Cao, G. (März 1997). Exercise-induced oxidative stress before and after vitamin C supplementation. *International Journal of Sport Nutrition*, 7(1), 1–9

Armstrong, L. E. (Juni 2002). Caffeine, body fluid-electrolyte balance, and exercise performance. *International Journal of Sport Nutrition and Exercise Metabolism*, 12(2), 189–206

Bell, D. G. und McLellan, T. M. (Okt. 2002). Exercise endurance 1, 3, and 6 hours after caffeine ingestion in caffeine users and nonusers. *Journal of Applied Physiology*, 93(4), 1227–1234

Bhathena, S. J. (2000). Relationship between fatty acids and the endocrine system. *Biofactors* 13(1–4), 35–39

Brilla, L. R. und Landerholm, T. E. (Juni 1990). Effect of fish oil supplementation and exercise on serum lipids and aerobic fitness. *Journal of Sports Medicine and Physical Fitness*, 30(2), 173–180

Castell, L. M., Poortmans, J. R. und Newsholme, E. A. (1996). Does glutamine have a role in reducing infections in athletes? *European Journal of Applied Physiology and Occupational Physiology* 73(5), 488–490

Cox, G. R., Desbrow, B., Montgomery, P. C., Anderson, M. E., Bruce, C. R., Macrides, T. A., Martin, D. T., Moquin, A., Roberts, A., Hawley, J. A. und Burke, L. M. (Sept. 2002). Effect of different protocols of caffeine intake on metabolism and endurance performance. *Journal of Applied Physiology*, 93(3), 990–999

Dragan, I., Dinu, V., Mohora, M., Cristea, E., Ploesteanu, E. und Stroescu, V. (1990). Studies regarding the antioxidant effects of selenium on top swimmers. *Revue Roumaine de Physiologie*, Jan.–März, 27(1), 15–20

Fielding, R. A. und Meydani, M. (1997). Exercise, free radical generation, and aging. *Aging* (Milano), Feb.–Apr., 9(1–2), 12–18

Graham, T. E. und Spriet, L. L. (März 1995). Metabolic, catecholamine, and exercise performance responses to various doses of caffeine. *Journal of Applied Physiology,* 78(3), 867–874

Hemilä, H. (Juli 1996). Vitamin C and common cold incidence: a review of studies with subjects under heavy physical stress. *International Journal of Sports Medicine*, 17(5), 379–383

Holick, M. F. (2003). Vitamin D: A millennium perspective. *Journal of Cell Biochemistry* 88, 296–307

Horswill, C. A. (Juni 1995). Effects of bicarbonate, citrate, and phosphate loading on performance. *International Journal of Sport Nutrition*, 5 Suppl., S111–S119

Itoh, H., Ohkuwa, T., Yamazaki, Y., Shimoda, T., Wakayama, A., Tamura, S., Yamamoto, T., Sato, Y. und Miyamura, M. (Juli 2000). Vitamin E supplementation attenuates leakage of enzymes following 6 successive days of running training. *International Journal of Sports Medicine*, 21(5), 369–374

Jeukendrup, A. E. und Martin, J. (2001). Improving cycling performance: how should we spend our time and money? *Sports Medicine,* 31(7), 559–569

Ji, L. L. (Apr. 2001). Exercise at old age: does it increase or alleviate oxidative stress? *Annual of the New York Academy of Science* 928, 236–247

Kanter, M. (Feb. 1998). Free radicals, exercise and antioxidant supplementation. *Proceedings of the Nutrition Society*, 57(1), 9–13

Kelly, G. S. (Aug. 1999). Nutritional and botanical interventions to assist with the adaptation to stress. *Alternative Medical Reviews*, 4(4), 249–265

Lovlin, R., Cottle, W., Pyke, I., Kavanagh, M. und Belcastro, A. N. (1987). Are indices of free radical damage related to exercise intensity? *European Journal of Applied Physiology and Occupational Physiology,* 56(3), 313–316

Matson, L. G. und Tran, Z. V. (März 1993). Effects of sodium bicarbonate ingestion on anaerobic performance: a meta-analytic review. *International Journal of Sport Nutrition*, 3(1), 2–28

Meydani, M. (1992). Vitamin E requirement in relation to dietary fish oil and oxidative stress in elderly. *EXS* 62, 411–418

Meydani, M., Evans, W. J., Handelman, G., Biddle, L., Fielding, R. A., Meydani, S. N., Burrill, J., Fiatarone, M. A., Blumberg, J. B. und Cannon, J. G. (Mai 1993). Protective effect of vitamin E on exercise-induced oxidative damage in young and older adults. *American Journal of Physiology*, 264(5 Pt. 2), R992–998

Monteleone, P., Maj, M., Beinat, L., Natale, M. und Kernali, D. (1992). Blunting by chronic phosphatidylserine administration of the stress-induced activation of the hypothalamo-pituitary-adrenal axis in healthy men. *European Journal of Clinical Pharmacology,* 42(4), 385–388

Newsholme, E. A. (Okt. 1994). Biochemical mechanisms to explain immunosuppression in well-trained and overtrained athletes. *International Journal of Sports Medicine*, 15 Suppl. 3, S142–147

Niess, A. M., Hartmann, A., Grünert-Fuchs, M., Poch, B. und Speit, G. (Aug. 1996). DNA damage after exhaustive treadmill running in trained and untrained men. *International Journal of Sports Medicine*, 17(6), 397–403

Novak, F., Heyland, D. K., Avenell, A., Drover, J. W. und Su, X. (Sept. 2002). Glutamine supplementation in serious illness: a systematic review of the evidence. *Critical Care Medicine*, 30(9), 2022–2029

Olinescu, R., Talaban, D., Nita, S. und Mihaescu, G. (1995). Comparative study of the presence of oxidative stress in sportsmen in competition and aged people, as well as the preventive effect of selenium administration. *Romanian Journal of Internal Medicine*, Jan.–Juni 33(1–2), 47–54

Paluska, S. A. (Aug. 2003). Caffeine and exercise. *Current Sports Medicine Report*, 2(4), 213–219

Parry-Billings, M., Blomstrand, E., McAndrew, N. und Newsholme, E. A. (Mai 1990). A communicational link between skeletal muscle, brain, and cells of the immune system. *International Journal of Sports Medicine*, 11 Suppl. 2, S122–128

Parry-Billings, M., Budgett, R., Koutedakis, Y., Blomstrand, E., Brooks, S., Williams, C., Calder, P. C., Pilling, S., Baigrie, R. und Newsholme, E. A. (Dez. 1992). Plasma amino acid concentrations in the overtraining syndrome: possible effects on the immune system. *Medicine and Science in Sports and Exercise*, 24(12), 1353–1358

Schwenk, T. L. und Costley, C. D. (2002). When food becomes a drug: nonanabolic nutritional supplement use in athletes. *American Journal of Sports Medicine*, Nov.–Dez., 30(6), 907–916

Tarnopolsky, M. A., Atkinson, S. A., MacDougall, J. D., Sale, D. G. und Sutton, J. R. (Aug. 1989). Physiological responses to caffeine during endurance running in habitual caffeine users. *Medicine and Science in Sports and Exercise*, 21(4), 418–424

Van Soeren, M. H., Sathasivam, P., Spriet, L. L. und Graham, T. E. (Aug. 1993). Caffeine metabolism and epinephrine responses during exercise in users and nonusers. *Journal of Applied Physiology*, 75(2), 805–812

Wemple, R. D., Lamb, D. R. und McKeever, K. H. (Jan. 1997). Caffeine vs caffeine-free sports drinks: effects on urine production at rest and during prolonged exercise. *International Journal of Sports Medicine*, 18(1), 40–46

Kapitel 7

Bailey, S. P., Davis, J. M. und Ahlborn, E. N. (Juni 1993). Neuroendocrine and substrate responses to altered brain 5-HT activity during prolonged exercise to fatigue. *Journal of Applied Physiology*, 74(6), 3006–3012

Balaban, E. P., Cox, J. V., Snell, P., Vaughan, R. H. und Frenkel, E. P. (Dez. 1989). The frequency of anemia and iron deficiency in the runner. *Medicine and Science in Sports and Exercise*, 21(6), 643–648

Bendich, A. und Chandra, R. K. *Micronutrients and Immune Functions*. New York Academy of Sciences, 1990

Cade, J. R., Reese, R. H., Privette, R. M., Hommen, N. M., Rogers, J. L. und Fregly, M. J. (1991). Dietary intervention and training in swimmers. *European Journal of Applied Physiology and Occupational Physiology* 63, 210–215

Chandra, R. K. (1990). Nutrition and immunity: lessons from the past and new insights into the future. *American Journal of Clinical Nutrition* 53, 1087–1101

Clement, D. B., Lloyd-Smith, D. R., Macintyre, J. G., Matheson, G. O., Brock, R. und Dupont, M. (Winter 1987). Iron status in Winter Olympic sports. *Journal of Sports Science* 5(3), 261–271

Costill, D. L., Coyle, E., Dalsky, G., Evans, W., Fink, W. und Hoopes, D. (Okt. 1977). Effects of elevated plasma FFA and insulin on muscle glycogen usage during exercise. *Journal of Applied Physiology* 43(4), 695–699

Costill, D. L., Flynn, M. G., Kirwan, J. A., Houmard, J. B., Mitchell, J. B., Thomas, R. und Park, S. H. (1988). Effects of repeated days of intensified training on muscle glycogen and swimming performance. *Medicine and Science in Sports and Exercise* 20, 249–254

Cunningham-Rundles, S. *Nutrient Modulation of the Immune Response*. Marcel Dekker, 1993

Davis, J. M. und Bailey, S. P. (Jan. 1997). Possible mechanisms of central nervous system fatigue during exercise. *Medicine and Science in Sports and Exercise* 29(1), 45–47

Deuster, P. A., Kyle, S. B., Moser, P. B., Vigersky, R. A., Singh, A. und Schoomaker, E. B. (Okt. 1986). Nutritional intakes and status of highly trained amenorrheic and eumenorrheic women runners. *Fertility and Sterility* 46(4), 636–643

Deuster, P. A., Kyle, S. B., Moser, P. B., Vigersky, R. A, Singh, A. und Schoomaker, E. B. (Dez. 1986). Nutritional survey of highly trained women runners. *American Journal of Clinical Nutrition* 44(6), 954–962

Dressendorfer, R. H. und Sockolov, R. (1980). Hypozincemia in runners. *Physiology Sports Medicine* 8, 97–100

Dyck, D. J., Putman, C. T., Heigenhauser, G. J., Hultman, E. und Spriet, L. L. (Dez. 1993). Regulation of fat-carbohydrate interaction in skeletal muscle during intense aerobic cycling. *American Journal of Physiology,* 256(6 Pt. 1), E852–859

Flakoll, P. J., Judy, T., Flinn, K., Carr, C. und Flinn, S. (März 2004). Postexercise protein supplementation improves health and muscle soreness during basic military training in marine recruits. *Journal of Applied Physiology* 96(3), 951–956. Epub 02. Dez. 2003

Fry, R. W., Morton, A. R. und Keast, D. (Juli 1991). Overtraining in athletes. An update. *Sports Medicine* 12(1), 32–65

Gershwin, M. E., Beach, R. S. und Hurley, L. S. *Nutrition and Immunity*. Academic Press, 1985

Hawley, J. A. und Hopkins, W. G. (Apr. 1995). Aerobic glycolytic and aerobic lipolytic power systems. A new paradigm with implications for endurance and ultraendurance events. *Sports Medicine* 19(4), 240–250

Ivy, J. L., Goforth, H. W. Jr., Damon, B. M., McCauley, T. R., Parsons, E. C. und Price, T. B. J. (Okt. 2002). Early postexercise muscle glycogen recovery is enhanced with a carbohydrate-protein supplement. *Applied Physiology* 93(4), 1337–1344

Ivy, J. L., Res, P. T., Sprague, R. C. und Widzer, M. O. (Sept. 2003). Effect of a carbohydrate-protein supplement on endurance performance during exercise of varying intensity. *International Journal of Sport Nutrition and Exercise Metabolism* 13(3), 382–395

Kirwan, J. P., Costill, D. L., Mitchell, J. B., Houmard, J. B., Flynn, M. G., Fink, W. J. und Beltz, J. D. (1988). Carbohydrate balance in competitive runners during successive days of intense training. *Journal of Applied Physiology* 65, 2601–2606

Lambert, E. V. et al. (1994). Enhanced endurance in trained cyclists during moderate-intensity exercise following two weeks adaptation to a high-fat diet. *European Journal of Applied Physiology* 69, 287–293

Lambert, E. V. und Goedecke, J. J. (Aug. 2003). The role of dietary macronutrients in optimizing endurance performance. *Current Sports Medicine Reports* 2(4), 194–201

Lapachet, R. A. et al. (1996). Body fat and exercise endurance in trained rats adapted to a high-fat and/or high-carbohydrate diet. *Journal of Applied Physiology* 80(4), 1173–1179

Muoio, D. M., Leddy, J. J., Horvath, P. J., Awad, A. B. und Pendergast, D. R. (Jan. 1994). Effect of dietary fat on metabolic adjustments to maximal VO_2 and endurance in runners. *Medicine and Science in Sports and Exercise* 26(1), 81–88

Noakes, T. et al. (1994). Effects of a low-carbohydrate, high-fat diet prior to carbohydrate loading on endurance cycling performance. *Clinical Science* 87, S32–S33

Nose, H., Mack, G. W., Shi, X. R. und Nadel, E. R. (Juli 1988). Role of osmolality and plasma volume during rehydration in humans. *Journal of Applied Physiology* 65(1), 325–331

Phinney, S. D., Bistrian, B. R., Evans, W. J., Gervino, E. und Blackburn, G. L. (Aug. 1983). The human metabolic response to chronic ketosis without caloric restriction: preservation of submaximal exercise capability with reduced carbohydrate oxidation. *Metabolism* 32(8), 769–776

Shephard, R. J. und Shek, P. N. (1998). Immunological hazards from nutritional imbalance in athletes. *Exercise Immunology Review* 4, 22–48

Sherman, W. M., Doyle, J. A., Lamb, D. R. und Strauss, R. H. (1993). Dietary carbohydrate, muscle glycogen, and exercise performance during 7 d of training. *American Journal of Clinical Nutrition* 57, 27–31

Sherman, W. M. und Wimer, G. S. (1991). Insufficient dietary carbohydrate during training: does it impair athletic performance? *International Journal of Sport Nutrition* 1, 28–44

Shirreffs, S. M. und Maughan, R. J. (Jan. 2000). Rehydration and recovery of fluid balance after exercise. *Exercise and Sport Science Review* 28(1), 27–32

Snyder, A. C., Kuipers, H., Cheng, B., Servais, R. und Fransen, E. (1995). Overtraining following intensified training with normal muscle glycogen. *Medicine and Science in Sports Exercise* 27, 1063–1070

Steinacker, J. M., Lormes, W., Lehmann, M. und Altenburg, D. (Juli 1998). Training of rowers before world championships. *Medicine and Science in Sports Exercise* 30(7), 1158–1163

Van Erp-Baart, A. M., Saris, W. M., Binkhorst, R. A., Vos, J. A. und Elvers, J. W. (Mai 1989). Nationwide survey on nutritional habits in elite athletes. Part II. Mineral and vitamin intake. *International Journal of Sports Medicine* 10 Suppl. 1, S11–16

Vogt, M., Puntschart, A., Howald, H., Müller, B., Mannhart, C. H., Gfeller-Tüscher, L., Mullis, P. und Hoppeler, H. (2003). Effects of dietary fat on muscle substrates, metabolism, and performance in athletes. *Medicine and Science in Sports Exercise* 35(6), 952–960

Weiss, H. E. (1994). Anamnestic, clinical and laboratory data of 1300 athletes in a basic medical check with respect to the incidence and prophylaxis of infectious diseases. *International Journal of Sports Medicine* 6, 360

Wilson, W. M. und Maugham, R. J. (Nov. 1992). Evidence for a possible role of 5-hydroxytryptamine in the genesis of fatigue in man: administration of paroxetine, a 5-HT re-uptake inhibitor, reduces the capacity to perform prolonged exercise. *Experimental Physiology* 77(6), 921–924

Wong, S. H., Williams, C., Simpson, M. und Ogaki, T. (Feb. 1998). Influence of fluid intake pattern on short-term recovery from prolonged, submaximal running and subsequent exercise capacity. *Journal of Sports Science* 16(2), 143–152

Zawadzki, K. M., Yaspelkis, B. B. III und Ivy, J. L. (Mai 1992). Carbohydrate-protein complex increases the rate of muscle glycogen storage after exercise. *Journal of Applied Physiology* 72(5), 1854–1859

Kapitel 8

Aiello, L. C. und Wheeler, P. (1995). The expensive tissue hypothesis. *Current Anthropology* 36, 199–222

Atkins, R. C., Ornish, D. und Wadden, T. (9. Apr. 2003). Low-carb, low-fat diet gurus face off. Interview von Joan Stephenson. *Journal of the American Medical Association* 289(14), 1767–1768, 1773

Blumenschine, R. J. und Cavallo, J. A. (1992). Scavenging and human evolution. *Scientific American* 267, 90–96

Brown, F., Harris, J., Leakey, R. und Walker, A. (29. Aug.–4. Sept. 1985). Early *Homo erectus* skeleton from west Lake Turkana, Kenya. *Nature,* 316(6031), 788–792

Bunn, H. T. und Kroll, E. M. (1986). Systematic butchery by plio-pleistocene hominids at Olduvai Gorge, Tanzania. *Current Anthropology* 27, 431–452

Burdge, G. C., Jones, A. E. und Wootton, S. A. (Okt. 2002). Eicosapentaenoic and docosapentaenoic acids are the principal products of alpha-linolenic acid metabolism in young men. *British Journal of Nutrition* 88(4), 355–363

Burdge, G. C. und Wootton, S. A. (Okt. 2002). Conversion of alpha-linolenic acid to eicosapentaenoic, docosapentaenoic and docosahexaenoic acids in young women. *British Journal of Nutrition* 88(4), 411–420

Chesney, R. W., Helms, R. A., Christensen, M., Budreau, A. M., Han, X. und Sturman, J. A. (1998). The role of taurine in infant nutrition. *Advances in Experimental Medicine and Biology* 442, 463–476

Cordain, L., Brand Miller, J., Eaton, S. B., Mann, N., Holt, S. H. A. und Speth, J. D. (2000). Plant to animal subsistence ratios and macronutrient energy estimations in worldwide hunter-gatherer diets. *American Journal of Clinical Nutrition* 71, 682–692

Cordain, L., Eaton, S. B., Brand Miller, J., Mann, N. und Hill, K. (2002). The paradoxical nature of hunter-gatherer diets: meat-based, yet non-atherogenic. *European Journal of Clinical Nutrition* 56 (Suppl. 1), S42–S52

Cordain, L., Watkins, B. A. und Mann, N. J. (2001). Fatty acid composition and energy density of foods available to African hominids: evolutionary implications for human brain development. *World Review of Nutrition and Dietetics* 90, 144–161

De Heinzelin, J., Clark, J. D., White, T., Hart, W., Renne, P., WoldeGabriel, G., Beyene, Y. und Vrba, E. (23. Apr. 1999). Environment and behavior of 2.5-million-year-old Bouri hominids. *Science* 284(5414), 625–629

Driskell, J. A. *Sports Nutrition*. CRC Press, 2000

Eaton, S. B., Strassman, B. I., Nesse, R. M., Neel, J. V., Ewald, P. W., Williams, G. C., Weder, A. B., Eaton, S. B. III, Lindeberg, S., Konner, M. J., Mysterud, I. und Cordain, L. (2002). Evolutionary health promotion. *Preventive Medicine* 34, 109–118

Emken, R. A., Adlof, R. O., Rohwedder, W. K. und Gulley, R. M. Comparison of linolenic and linoleic acid metabolism in man: influence of dietary linoleic acid. In *Essential Fatty Acids and Eicosanoids: Invited Papers from the Third International Conference*. A. Sinclair und R. Gibson (Hrsg.), S. 23–25. AOCS Press, 1992

French, L. und Kendall, S. (Nov. 2003). Does a high-fiber diet prevent colon cancer in at-risk patients? *Journal of Family Practice* 52(11), 892–893

Gray, J. P. (1999). A corrected ethnographic atlas. *World Cultures Journal* 10, 24–85

Hawkes, K., Hill, K. und O'Connell, J. F. (1982). Why hunters gather: optimal foraging and the Ache of eastern Paraguay. *American Ethnologist* 9, 379–398

Hu, F. B., Stampfer, M. J., Rimm, E. B., Manson, J. E., Ascherio, A., Colditz, G. A., Rosner, B. A., Spiegelman, D., Speizer, F. E., Sacks, F. M., Hennekens, C. H. und Willett, W. C. (1999). A prospective study of egg consumption and risk of cardiovascular disease in men and women. *Journal of the American Medical Association* 281(15), 1387–1394

Katan, M. B. (2000). Trans fatty acids and plasma lipoproteins. *Nutrition Review* 58(6), 188–191

Knopf, K., Sturman, J. A., Armstrong, M. und Hayes, K. C. (1978). Taurine: an essential nutrient for the cat. *Journal of Nutrition* 108, 773–778

Kuhn, S. L. und Stiner, M. C. The antiquity of hunter-gatherers. In: *Hunter-Gatherers, An Interdisciplinary Perspective*. Panter-Brick, C., Layton, R. H. und Rowley, Conwy, P. (Hrsg.), S. 99–129. Cambridge University Press, 2001

Laidlaw, S. A., Shultz, T. D., Cecchino, J. T. und Kopple, J. D. (1988). Plasma and urine taurine levels in vegans. *American Journal of Clinical Nutrition* 47, 660–663

Lee, R. B. What hunters do for a living, or how to make out on scarce resources. In: *Man the Hunter*. Lee, R. B. und DeVore, I. (Hrsg.), S. 30–48. Aldine, 1968

Lee-Thorp, J., Thackeray, J. F. und van der Merwe, N. (Dez. 2000). The hunters and the hunted revisited. *Journal of Human Evolution* 39(6), 565–576

Leonard, W. R. und Robertson, M. L. (1994). Evolutionary perspectives on human nutrition: the influence of brain and body size on diet and metabolism. *American Journal of Human Biology* 6, 77–88

Lieb, C. W. (1929). The effects on human beings of a twelve months' exclusive meat diet. *Journal of the American Medical Association* 93, 20–22

MacDonald, M. L., Rogers, Q. R. und Morris, J. G. (1984). Nutrition of the domestic cat, a mammalian carnivore. *Annual Review of Nutrition* 4, 521–562

McArdle, W. D., Katch, F. I. und Katch, V. L. *Sports and Exercise Nutrition*. Lippincott Williams & Wilkins, 1999

Movius, H. L. (1950). A wooden spear of Third Interglacial age from Lower Saxony. *Southwest Journal of Anthropology* 6, 139–142

Murdock, G. P. (1967). Ethnographic atlas: a summary. *Ethnology* 6, 109–236

Nishikimi, M. und Yagi, K. (1991). Molecular basis for the deficiency in humans of gulonolactone oxidase, a key enzyme for ascorbic acid biosynthesis. *American Journal of Clinical Nutrition* 54 (6 Suppl.), 1203S–1208S

Noli, D. und Avery, G. (1988). Protein poisoning and coastal subsistence. *Journal of Archaeological Science* 15, 395–401

Pawlosky, R., Barnes, A. und Salem, N. (1994). Essential fatty acid metabolism in the feline: relationship between liver and brain production of long-chain polyunsaturated fatty acids. *Journal of Lipid Research* 35, 2032–2040

Pitts, G. C. und Bullard, T. R. Some interspecific aspects of body composition in mammals. In: *Body Composition in Animals and Man*. S. 45–70. National Academy of Sciences Publication 1598. National Academy of Sciences, 1968

Richards, M. P. und Hedges, R. M. (2000). Focus: Gough's Cave and Sun Hole Cave human stable isotope values indicate a high animal protein diet in the British Upper Paleolithic. *Journal of Archaeological Science* 27, 1–3

Richards, M. P., Pettitt, P. B., Trinkaus, E., Smith, F. H., Paunovic, M. und Karavanic, I. (2000). Neanderthal diet at Vindija and Neanderthal predation: the evidence from stable isotopes. *Proceedings of the National Academy of Sciences* 97, 7663–7666

Rosser, Z. H., Zerjal, T., Hurles, M. E., Adojaan, M. et al. (2000). Y-chromosomal diversity in Europe is clinal and influenced primarily by geography, rather than by language. *American Journal of Human Genetics* 67(6), 1526–1543

Rudman, D., DiFulco, T. J., Galambos, J. T., Smith, R. B., Salam, A. A. und Warren, W. D. (1973). Maximal rates of excretion and synthesis of urea in normal and cirrhotic subjects. *Journal of Clinical Investigation* 52, 2241–2249

Semaw, S., Rogers, M. J., Quade, J., Renne, P. R., Butler, R. F., Dominguez-Rodrigo, M., Stout, D., Hart, W. S., Pickering, T. und Simpson, S. W. (2003). 2.6-million-year-old stone tools and associated bones from OGS-6 and OGS-7, Gona, Afar, Ethiopia. *Journal of Human Evolution* 45(2), 169–177

Shipman, P. und Rose, J. (1983). Early hominid hunting, butchering and carcass-processing behaviors: approaches to the fossil record. *Journal of Anthropological Archaeology* 2, 57–98

Shipman, P. (1986). Scavenging or hunting in early hominids: theoretical framework and tests. *American Anthropologist* 88, 27–43

Simon, H. B. (Juni 2003). My husband subscribes to Harvard Men's Health Watch, but I read it even more than he does. I hope you can help us resolve a disagreement. He wants to have a pizza two or three times a week for his prostate, but I don't think it's a healthy food. Who's right? *Harvard Men's Health Watch* 7(11), 8

Speth, J. D. (1989). Early hominid hunting and scavenging: the role of meat as an energy source. *Journal of Human Evolution* 18, 329–343

Speth, J. D. und Spielmann, K. A. (1983). Energy source, protein metabolism, and hunter-gatherer subsistence strategies. *Journal of Anthropological Archaeology* 2, 1–31

Stanford, C. B. (1996). The hunting ecology of wild chimpanzees; implications for the behavioral ecology of Pliocene hominids. *American Anthropologist* 98, 96–113

Stanford, C. B, Wallis, J., Matama, H. und Goodall, J. (Juni 1994). Patterns of predation by chimpanzees on red colobus monkeys in Gombe National Park, 1982–1991. *American Journal of Physiological Anthropology* 94(2), 213–228

Sturman, J. A., Hepner, G. W., Hofmann, A. F. und Thomas, P. J. (1975). Metabolism of [35S] taurine in man. *Journal of Nutrition* 105, 1206–1214

Thieme, H. (27. Feb. 1997). Lower Paleolithic hunting spears from Germany. *Nature* 385(6619), 807–810

Wildman, D. E., Uddin, M., Liu, G., Grossman, L. I. und Goodman, M. (2003). Implications of natural selection in shaping 99.4% nonsynonymous DNA identity between humans and chimpanzees: enlarging genus *Homo*. *Proceedings of the National Academy of Sciences USA* 100(12), 7181–7188

Willett, W. C. und Stampfer, M. J. (Jan. 2003). Rebuilding the food pyramid. *Scientific American* 288(1), 64–71

Winterhalder, B. P. Optimal foraging strategies and hunter-gatherer research in anthropology: theories and models. In: *Hunter-Gatherer Foraging Strategies*. Winterhalder, B. P. und Smith, E. A. (Hrsg.), S. 13–35. University of Chicago, 1981

Wood, B. (2002). Hominid revelations from Chad. *Nature,* 418(6894), 133–135

Kapitel 9

Cordain, L. (2002). The nutritional characteristics of a contemporary diet based upon Paleolithic food groups. *Journal on Nutraceuticals and Nutrition* 5, 15–24

Cordain, L. *The Paleo Diet*. John Wiley & Sons, 2002

Cordain, L., Brand Miller, J., Eaton, S. B., Mann, N., Holt, S. H. A. und Speth, J. D. (2000). Plant to animal subsistence ratios and macronutrient energy estimations in worldwide hunter-gatherer diets. *American Journal of Clinical Nutrition* 71, 682–692

Cordain, L., Gotshall, R. W., Eaton, S. B. und Eaton, S. B. III. (1998). Physical activity, energy expenditure and fitness: an evolutionary perspective. *International Journal of Sports and Medicine* 19, 328–335

Cordain, L., Watkins, B. A., Florant, G. L., Kelher, M., Rogers, L. und Li, Y. (2002). Fatty acid analysis of wild ruminant tissues: Evolutionary implications for reducing diet-related chronic disease. *European Journal of Clinical Nutrition* 56, 181–191

De Heinzelin, J., Clark, J. D., White, T., Hart, W., Renne, P., Wolde-Gabriel, G., Beyene, Y. und Vrba, E. (1999). Environment and behavior of 2.5-million-year-old Bouri hominids. *Science* 284, 625–629

Dominguez-Rodrigo, M. (1997). Meat-eating by early hominids at the FLK 22 Zinjanthropus site, Olduvai Gorge (Tanzania): an experimental approach using cut-mark data. *Journal of Human Evolution* 33, 669–690

Feskanich, D., Willet, W. C., Stampfer, M. J. und Colditz, G. A. (1997). Milk, dietary calcium, and bone fractures in women: a 12-year prospective study. *American Journal of Public Health* 87, 992–997

Foster-Powell, K., Holt, S. H. und Brand-Miller, J. C. (2002). International table of glycemic index and glycemic load values: 2002. *American Journal of Clinical Nutrition* 76(1), 5–56

Gannon, M. C., Nuttall, F. Q., Saeed, A., Jordan, K. und Hoover, H. (2003). An increase in dietary protein improves the blood glucose response in persons with type 2 diabetes. *American Journal of Clinical Nutrition* 78, 734–741

Gerrior, S. und Bente, L. (2002). Nutrient Content of the US Food Supply, 1909–1999: A Summary Report. *USDA Center for Nutrition Policy and Promotion. Home Economics Research Report No.* 55

Hu, F. B., Manson, J. E. und Willett, W. C. (2001). Types of dietary fat and risk of coronary heart disease: a critical review. *Journal of the American College of Nutrition* 20, 5–19

Krauss, R. M., Eckel, R. H., Howard, B., Appel, L. J., Daniels, S. R., Deckelbaum, R. J. et al. (2000). AHA Dietary Guidelines: revision 2000: A statement for healthcare professionals from the Nutrition Committee of the American Heart Association. *Circulation* 102, 2284–2299

Kris-Etherton, P. M. und Yu, S. (1997). Individual fatty acid effects on plasma lipids and lipoproteins: human studies. *American Journal of Clinical Nutrition* 65(5 Suppl), 1628S–1644S

Layman, D. K., Boileau, R. A., Erickson, D. J., Painter, J. E., Shiue, H., Sather, C. und Christou, D. D. (2003). A reduced ratio of dietary carbohydrate to protein improves body composition and blood lipid profiles during weight loss in adult women. *Journal of Nutrition* 133, 411–417

Layman, D. K., Shiue, H., Sather, C., Erickson, D. J. und Baum, J. (2003). Increased dietary protein modifies glucose and insulin homeostasis in adult women during weight loss. *Journal of Nutrition* 133(2), 405–410

Lee, K. W. und Lip, G. Y. (2003). The role of omega-3 fatty acids in the secondary prevention of cardiovascular disease. *QJM: Monthly Journal of the Association of Physicians* 96, 465–480

Nelson, G. J., Schmidt, P. C. und Kelley, D. S. (1995). Low-fat diets do not lower plasma cholesterol levels in healthy men compared to high-fat diets with similar fatty acid composition at constant caloric intake. *Lipids* 30, 969–976

O'Dea, K., Traianedes, K., Chisholm, K., Leyden, H. und Sinclair, A. J. (1990). Cholesterol-lowering effect of a low-fat diet containing lean beef is reversed by the addition of beef fat. *American Journal of Clinical Nutrition* 52, 491–494

Östman, E. M., Liljeberg Elmståhl, H. G. und Björck, I. M. (2001). Inconsistency between glycemic and insulinemic responses to regular and fermented milk products. *American Journal of Clinical Nutrition* 74, 96–100

Pérez-Jiménez, F., López-Miranda, J. und Mata, P. (2002). Protective effect of dietary monounsaturated fat on arteriosclerosis: beyond cholesterol. *Atherosclerosis* 163(2), 385–398

Richards, M. P. und Hedges, R. M. (2000). Focus: Gough's Cave and Sun Hole Cave human stable isotope values indicate a high animal protein diet in the British Upper Paleolithic. *Journal of Archaeological Science* 27, 1–3

Richards, M. P., Pettitt, P. B., Trinkaus, E., Smith, R. H., Paunovic, M. und Karavanic, I. (2000). Neanderthal diet at Vindija and Neanderthal predation: the evidence from stable isotopes. *Proceedings of the National Academy of Sciences* 97, 663–666

Rudman, D., DiFulco, T. J., Galambos, J. T., Smith, R. B. III, Salam, A. A. und Warren, W. D. (1973). Maximal rates of excretion and synthesis of urea in normal and cirrhotic subjects. *Journal of Clinical Investigation* 52, 2241–2249

Wolfe, B. M. und Giovannetti, P. M. (1991). Short-term effects of substituting protein for carbohydrate in the diets of moderately hypercholesterolemic human subjects. *Metabolism* 40, 338–343

Wolfe, B. M. und Piché, L. A. (1999). Replacement of carbohydrate by protein in a conventional-fat diet reduces cholesterol and triglyceride concentrations in healthy normolipidemic subjects. *Clinical Investigation of Medicine* 22, 140–148

Kapitel 10

Bowerman, W. J. und Harris, W. E. *Jogging*. Grosset and Dunlap, 1967

Cordain, L., Gotshall, R. W. und Eaton, S. B. (1997). Evolutionary aspects of exercise. *World Review of Nutrition and Dietetics* 81, 49–60

Cordain, L., Gotshall, R. W., Eaton, S. B. und Eaton, S. B. III (1998). Physical activity, energy expenditure and fitness: an evolutionary perspective. *International Journal of Sports and Medicine* 19, 328–335

Counsilman, J. E. *The Science of Swimming*. Prentice Hall, 1968 / dt. Titel: *Schwimmen. Technik, Trainingsmethoden, Trainingsorganisation*. Limpert, 1971

Hill, K. und Hurtado, A. M. *Ache Life History*. Aldine De Gruyter, 1995

Kraemer, W. J., Ratamess, N. A. und French, D. N. (Juni 2002). Resistance training for health and performance. *Current Sports Medicine Reports* 1(3), 165–171

Loy, S. F., Hoffmann, J. J. und Holland, G. J. (Jan. 1995). Benefits and practical use of cross-training in sports. *Sports Medicine* 19(1), 55–63

Millet, G. P., Candau, R. B., Barbier, B., Busso, T., Rouillon, J. D. und Chatard, J. C. (Jan. 2002). Modelling the transfers of training effects on performance in elite triathletes. *International Journal of Sports and Medicine* 23(1), 55–63

White, L. J., Dressendorfer, R. H., Muller, S. M. und Ferguson, M. A. (Mai 2003). Effectiveness of cycle cross-training between competitive seasons in female distance runners. *Journal of Strength and Conditioning Research* 17(2), 319–323

Kapitel 11

Alderson, L. M., Hayes, K. C. und Nicolosi, R. J. (1986). Peanut oil reduces diet-induced atherosclerosis in cynomolgus monkeys. *Arteriosclerosis* 6, 465–474

Baker, B. P., Benbrook, C. M., Groth, E. III und Lutz Benbrook, K. (Mai 2002). Pesticide residues in conventional, integrated pest management (IPM)-grown and organic foods: insights from three US data sets. *Food Additives and Contaminants* 19(5), 427–446

Bamshad, M., Kivisild, T., Watkins, W. S., Dixon, M. E., Ricker, C. E., Rao, B. B., Naidu, J. M., Prasad, B. V., Reddy, P. G., Rasanayagam, A., Papiha, S. S., Villems, R., Redd, A. J., Hammer, M. F., Nguyen, S. V., Carroll, M. L., Batzer, M. A. und Jorde, L. B. (Juni 2001). Genetic evidence on the origins of Indian caste populations. *Genome Research* 11(6), 994–1004

Begom, R. und Singh, R. B. (1995). Prevalence of coronary artery disease and its risk factors in the urban population of South and North India. *Acta Cardiology* 50(3), 227–240

Bhopal, R., Unwin, N., White, M., Yallop, J., Walker, L., Alberti, K. G., Harland, J., Patel, S., Ahmad, N., Turner, C., Watson, B., Kaur, D., Kulkarni, A., Laker, M. und Tavridou, A. (1999). Heterogeneity of coronary heart disease risk factors in Indian, Pakistani, Bangladeshi, and European origin populations: cross sectional studies. *British Medical Journal* 319, 215–220

Bourn, D. und Prescott, J. (2002). A comparison of the nutritional value, sensory qualities, and food safety of organically and conventionally produced foods. *Critical Reviews in Food Science and Nutrition* 42, 1–34

Boyle, E. M., Lille, S. T., Allaire, E., Clowes, A. W. und Verrier, E. D. (1997). Endothelial cell injury in cardiovascular surgery: Atherosclerosis. *Annual of Thoracic Surgery* 64, 547–556

Childs, M. T., Dorsett, C. S., King, I. B., Ostrander, J. G. und Yamanaka, W. K. (Juni 1990). Effects of shellfish consumption on lipoproteins in normolipidemic men. *American Journal of Clinical Nutrition* 51(6), 1020–1027

Cordain, L., Watkins, B. A., Florant, G. L., Kelher, M., Rogers, L. und Li, Y. (2002). Fatty acid analysis of wild ruminant tissues: Evolutionary implications for reducing diet-related chronic disease. *European Journal of Clinical Nutrition* 56, 181–191

De Oliveira e Silva, S. R., Seidman, C. E., Tian, J. J., Judgins, L. C., Sacks, F. M. und Breslow, J. L. (Nov. 1996). Effects of shrimp consumption on plasma lipoproteins. *American Journal of Clinical Nutrition* 64(5), 712–717

Freed, D. L. (1991). Lectins in food: their importance in health and disease. *Journal of Nutritional Medicine* 2, 45–64

Gresham, G. A. und Howard, A. N. (1960). The independent production of atherosclerosis and thrombosis in the rat. *British Journal of Experimental Pathology* 41, 395–402

Howell, W. H., McNamara, D. J., Tosca, M. A., Smith, B. T. und Gaines, J. A. (Juni 1997). Plasma lipid and lipoprotein responses to dietary fat and cholesterol: a meta-analysis. *American Journal of Clinical Nutrition* 65(6), 1747–1764

Hu, F. B., Stampfer, M. J., Manson, J. E., Rimm, E. B., Colditz, G. A., Rosner, B. A., Speizer, F. E., Hennekens, C. H. und Willett, W. C. (14. Nov. 1998). Frequent nut consumption and risk of coronary heart disease in women: prospective cohort study. *British Medical Journal* 317(7169), 1341–1345

Kritchevsky, D., Davidson, L. M., Shapiro, I. L., Kim, H. K., Kitagawa, M., Malhotra, S., Nair, P. P., Clarkson, T. B., Bersohn, I. und Winter, P. A. (1974). Lipid metabolism and experimental atherosclerosis in baboons – influence of cholesterol free, semi-synthetic diets. *American Journal of Clinical Nutrition* 27, 29–50

Kritchevsky, D., Davidson, L. M., Weight, M., Kriek, N. P. und du Plessis, J. P. (1982). Influence of native and randomized peanut oil on lipid metabolism and aortic sudanophilia in the vervet monkey. *Atherosclerosis* 42, 53–58

Kritchevsky, D., Tepper, S. A. und Klurfeld, D. M. (Aug. 1998). Lectin may contribute to the atherogenicity of peanut oil. *Lipids* 33(8), 821–823

Magkos, F., Arvaniti, F. und Zampelas, A. (2003). Organic food: nutritious food or food for thought? A review of the evidence. *International Journal of Food Sciences and Nutrition* 54, 357–371

Mensinga, T. T., Speijers, G. J. und Meulenbelt, J. (2003). Health implications of exposure to environmental nitrogenous compounds. *Toxicological Reviews* 22(1), 41–51

Misra, A., Cherukupalli, R., Reddy, K. S., Mohan, S. und Bajaj, J. S. (Nov. 1998). Hyperinsulinemia and dyslipidemia in non-obese, normotensive offspring of hypertensive parents in northern India. *Blood Pressure* 7(5–6), 286–290

Ramachandran, A., Snehalatha, C., Kapur, A., Vijay, V., Mohan, V., Das, A. K., Rao, P. V., Yajnik, C. S., Prasanna Kumar, K. M. und Nair, J. D. (Sept. 2001). High prevalence of diabetes and impaired glucose tolerance in India: National Urban Diabetes Survey. *Diabetologia* 44(9), 1094–1101

Rule, D. C., Broughton, K. S., Shellito, S. M. und Maiorano, G. (Mai 2002). Comparison of muscle fatty acid profiles and cholesterol concentrations of bison, beef cattle, elk, and chicken. *Journal of Animal Science* 80(5), 1202–1211

Sanford, G. L. und Harris-Hooker, S. (1990) Stimulation of vascular cell proliferation by beta-galactoside specific lectins. *The FASEB Journal* 4, 2912–2918

Scott, R. F., Morrison, E. S., Thomas, W. A., Jones, R. und Nam, S. C. (1964). Short-term feeding of unsaturated vs. saturated fat in the production of atherosclerosis and thrombosis in the rat. *Experimental Molecular Pathology* 3, 421–443

Wang, Qu., Yu, L. G., Campbell, B. J., Milton, J. D. und Rhodes, J. M. (5. Dez. 1998). Identification of intact peanut lectin in peripheral venous blood. *The Lancet* 352(9143), 1831–1832

Ward, M. H., Mark, S. D., Cantor, K. P., Weisenburger, D. D., Correa-Villaseñor, A. und Zahm, S. H. (Sept. 1996). Drinking water nitrate and the risk of non-Hodgkin's lymphoma. *Epidemiology* 7(5), 465–471

Williams, C. M. (2002). Nutritional quality of organic food: shades of grey or shades of green? *Proceedings of the Nutrition Society* 61, 19–24

Wissler, R. W. et al. (1976). Aortic lesions and blood lipids in rhesus monkey fed three food fats. *Federation Proceedings* 26, 371

Woese, K., Lange, D., Boess, C. und Bögl, K. W. (1997). A comparison of organically and conventionally grown foods – Results of a review of the relevant literature. *Journal of the Science of Food and Agriculture* 74, 281–293

Worthington, V. (1998). Effect of agricultural methods on nutritional quality: a comparison of organic with conventional crops. *Alternative Therapies* 4, 58–68

Worthington, V. (2001). Nutritional quality of organic versus conventional fruits, vegetables, and grains. *Journal of Alternative Complementary Medicine* 2, 161–173

Zahm, S. H. und Ward, M. H. (Juni 1998). Pesticides and childhood cancer. *Environmental Health Perspective* 106 Suppl. 3, 893–908

Kapitel 12

Burke, L. M. und Read, R. S. (1993). Dietary supplements in sport. *Sports Medicine* 15(1), 43–65

Costill, D. L. (1977). Sweating: its composition and effects on body fluids. *Annals of the New York Academy of Science* 301, 160–174

Mao, I. F., Chen, M. L. und Ko, Y. C. (2001). Electrolyte loss in sweat and iodine deficiency in a hot environment. *Archives of Environmental Health* 56(3), 271–277

Noakes, T. (2002). Hyponatremia in distance runners: Fluid and sodium balance during exercise. *Current Sports Medicine Reports* 1(4), 197–207

O'Toole, M. L., Douglas, P. S., Laird, R. H. und Hiller, D. B. (1995). Fluid and electrolyte status in athletes receiving medical care at an ultradistance triathlon. *Clinical Journal of Sport Medicine* 5(2), 116–122

Shirreffs, S. M. und Maughan, R. J. (1997). Whole body sweat collection in humans: an improved method with preliminary data on electrolyte content. *Journal of Applied Physiology* 82(1), 336–341

Speedy, D. B., Faris, J. G., Hamlin, M., Gallagher, P. C. und Campbell, R. G. (1997). Hyponatremia and weight changes in an ultradistance triathlon. *Clinical Journal of Sport Medicine* 7(3), 180–184

Über die Autoren

Dr. Loren Cordain lehrt im Department of Health and Exercise Science an der Colorado State University in Fort Collins. Sein Forschungsschwerpunkt liegt auf der Evolutionsmedizin. Nationale und internationale Anerkennung genießt er für sein Fachwissen über Steinzeiternährungen und wie diese die Gesundheit und das Wohlbefinden des modernen Menschen beeinflussen. In den vergangenen 25 Jahren wirkte er an mehr als 120 Veröffentlichungen in den Bereichen Medizin, Ernährung und Wissenschaft mit und verfasste den bekannten Ernährungsratgeber *The Paleo Diet*. Cordain ist Mitglied des American Institute of Nutrition, der American Society for Clinical Nutrition und der International Society for the Study of Fatty Acids and Lipids. Seine Forschungen über den Zusammenhang von Ernährung und Krankheiten sind wegweisend. So machte sein im Dezember 2002 in der angesehenen Fachzeitschrift *Archives of Dermatology* erschienener Artikel über die Verbindung von Ernährung und Akne weltweit Schlagzeilen. Dies ist nur ein Beispiel für die Aufmerksamkeit, die Cordains wissenschaftliche Forschungen in aller Welt erlangen. Erst vor kurzem erhielt er den Scholarly Excellence Award der Colorado State University für seinen Beitrag zum Verständnis der optimalen menschlichen Ernährung. Mit seinen Vorträgen über das Konzept der steinzeitlichen Ernährung war Cordain weltweit unterwegs. Weitere Informationen finden Sie im Internet unter: www.thepaleodiet.com.

Joe Friel trainiert seit 1980 Ausdauersportler, darunter Läufer, Triathleten, Duathleten, Radrennfahrer, Mountainbiker, Schwimmer, Ruderer, Skilangläufer sowie Reiter von Ausdauerrennen. Zu seinen Kunden gehören sowohl Anfänger als auch Olympia-Teilnehmer, einschließlich Landesmeister, Teilnehmer an Weltmeisterschaften, Elitesportler verschiedener Altersklassen und Menschen, die einfach nur besser in Form sein wollen – von Teenagern, Studenten und Senioren über Geschäftsmänner, Anwälte, Ärzte, Fließbandarbeiter bis hin zu professionellen Sportlern. Friel hat einen Master in Sportwissenschaften und ist eine anerkannte Autorität auf dem Gebiet des Trainings für Ausdauersportler. Hierzu hat er fünf Bücher geschrieben und war zehn Jahre lang als Kolumnist für zwei US-amerikanische Sportmagazine tätig. Er ist ein sehr gefragter Referent und berät US-amerikanische Sportverbände bei der Vorbereitung von Athleten für Weltmeisterschaften und Olympische Spiele. Darüber hinaus ist Friel Gründer und Geschäftsführer von zwei erfolgreichen Unternehmen: Ultrafit Associates, einem Unternehmen für Sporttraining mit Trainern in drei verschiedenen Ländern, und TrainingPeaks.com, einer Internet-Firma, die Trainingssoftware für Sportler und Trainer bereitstellt. Weitere Informationen finden Sie auf seiner Internetseite www.ultrafit.com.

Danksagungen

Von Joe Friel

Als erstes möchte ich meinem Mitautor Dr. Loren Cordain dafür danken, dass er mir 1995 die Steinzeiternährung vorgestellt hat. Er hat dadurch sowohl die Art und Weise, wie ich Sportler trainiere, als auch die Gesundheit und das Wohlbefinden meiner Familie für immer verändert. Als nächstes möchte ich den zahlreichen von mir trainierten Sportlern danken, die mir erlaubten, ihre Ernährung zu verändern, damit ich die Grundgedanken verfeinern konnte, die Sie hier lesen konnten. In diesem Zusammenhang ist vor allem mein Sohn Dirk zu erwähnen, der immer noch wertvolles Feedback zum Verhältnis seines Trainings zu seiner Ernährung liefert. Letztlich möchte ich auch meiner Frau Joyce für ihre Unterstützung bei vielen der Rezepte in diesem Buch danken sowie dafür, dass sie mir den Freiraum gewährt hat, in ihrer Küche herumzuprobieren, morgens um 4 Uhr aufzustehen, um Nachforschungen zu betreiben und über Dinge zu schreiben, die mich faszinieren.

Von Loren Cordain

An einem wunderschönen Frühlingstag Anfang der 90er Jahre machte ich mich auf eine allmorgendliche Laufrunde auf den verlassenen Straßen und Pfaden oberhalb von Fort Collins, Colorado. Nach rund einem Drittel meines Sieben-Meilen-Laufes bemerkte ich etwa eine halbe Meile hinter mir eine hagere Gestalt, die mir zu folgen schien. Da ich damals noch recht ehrgeizig war, erhöhte ich mein Tempo in der Hoffnung, diesen einsamen Läufer abzuschütteln. Es brachte nichts, denn auch er erhöhte sein Tempo. Nach einer weiteren Meile schaltete ich wieder einen Gang höher, um diesem Emporkömmling zu zeigen, was eine Harke ist. Dieser Unbekannte hatte es nämlich unglaublicherweise geschafft, die Entfernung zwischen uns auf weniger als 200 Meter zu verringern. Zu guter Letzt waren wir beide im Sprinttempo unterwegs. Als ich am Ende meiner Strecke vollkommen verausgabt war, lief Joe an mir vorbei und sagte: „Guten Morgen!" Ich möchte meinem späteren Mitautor dafür danken, dass er mich zum Schreiben dieses Buches etwas schonender ermutigt hat, als er mich an jenem Frühjahrsmorgen in Colorado antrieb. Schließlich möchte ich auch meiner Frau Lorrie und meinen Söhnen Kyle, Kevin und Kenny dafür danken, dass sie meine langen Arbeitstage sowie all die Wochenenden ohne mich tapfer ertragen haben, damit dieses Buch entstehen konnte.

Index

Leseprobe

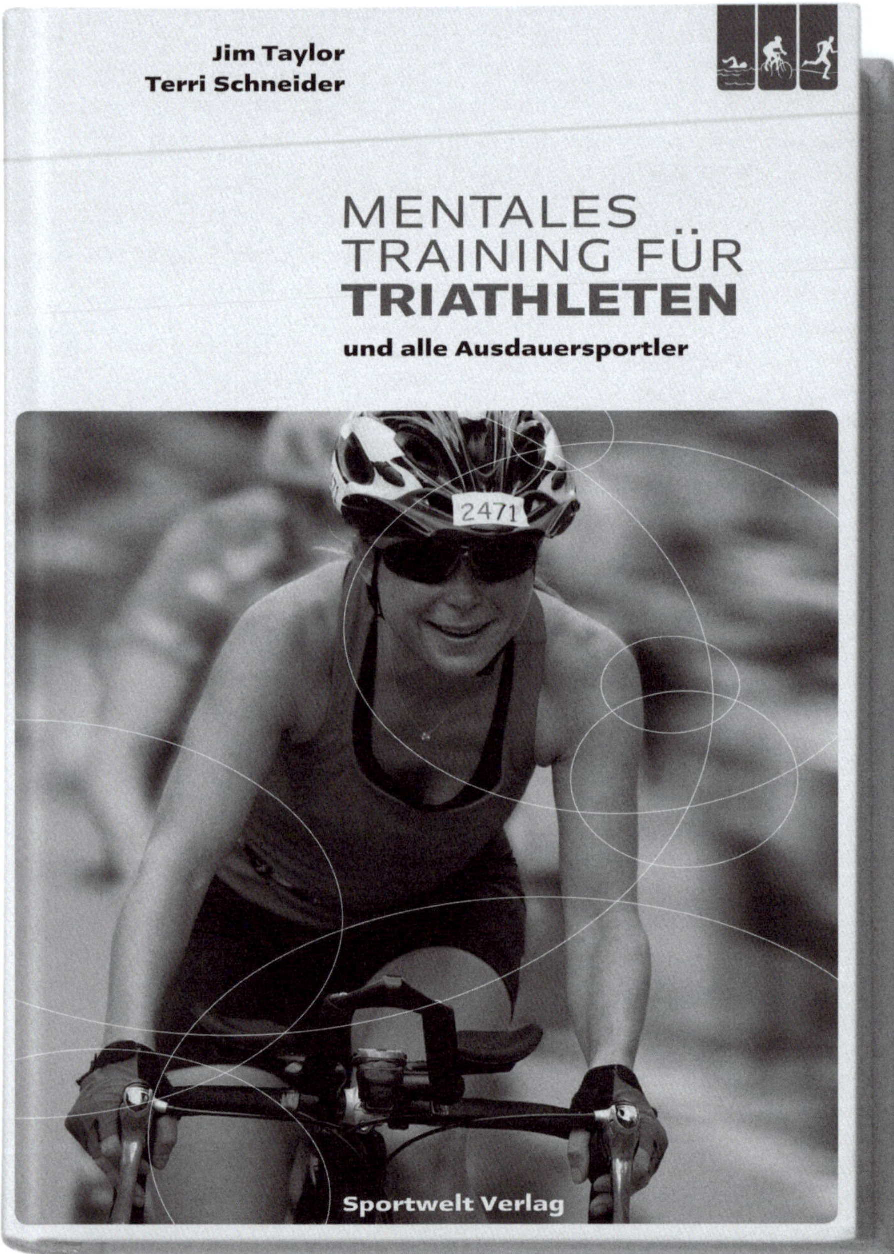
Jim Taylor
Terri Schneider
MENTALES
TRAINING FÜR
TRIATHLETEN
und alle Ausdauersportler
2471
Sportwelt Verlag

Kapitel 1

Die Grundlagen

Zunächst möchten wir Sie mit einer Reihe von Schlüsselbegriffen vertraut machen, auf die *Mentales Training für Triathleten und alle Ausdauersportler* aufbaut. Ein Ausdruck, der im Sport mit Vorliebe gebraucht wird, ist ‚Spitzenleistung'. Inzwischen ist er Teil unseres alltäglichen Wortschatzes geworden und wird von Athleten, Trainern und Sportpsychologen ebenso genutzt wie von Geschäftsleuten und all jenen, die Leistungen auf hohem Niveau erbringen. Bezeichnenderweise wird ‚Spitzenleistung' als die höchste Leistungsstufe definiert, die eine Person erreichen kann. Sie gilt als erstrebenswertes Ziel für alle Sportler. Nach seiner Promotion wollte daher auch Jim, dass die Athleten, mit denen er arbeitete, Spitzenleistungen erreichten.

Doch mit zunehmender Erfahrung als Psychologe und Autor stieg Jims Wertschätzung für die Macht des Wortes, und er erkannte, wie überaus wichtig es ist, dass unsere Wortwahl exakt auf das Thema zugeschnitten ist, das wir vermitteln möchten. Er sah mehrere Ungereimtheiten im Grundgedanken der Spitzenleistung. Triathleten können nur für sehr kurze Zeit eine Höchstleistung beibehalten. Wären Sie etwa zufrieden, wenn Sie nach einer hervorragenden Wettkampfleistung in den darauf folgenden Rennen schlecht abschnitten? Denn nach einer Leistungsspitze gibt es nur noch einen Weg – und der geht bergab.

Also suchte Jim viele Jahre lang nach einem Ausdruck, der präzise beschrieb, wonach Athleten seiner Meinung nach streben sollten. Eines Tages lief er durch die Fleischabteilung eines Supermarktes und sah Wurst mit dem Etikett: Erstklassiger Aufschnitt. Er wusste, dass er auf der richtigen Fährte war. Er schlug ‚erstklassig‘ im Lexikon nach und fand die Erklärung: ‚von höchster Qualität oder besonders wertvoll‘. So war der Ausdruck ‚erstklassige Leistung‘ geboren – ein Begriff, der gut beschrieb, was er von Athleten als Zielsetzung erwartete.

Wenn du richtig gut drauf bist, dann solltest du wirklich alle damit verbundenen Gefühle genau kennen. Nimm dein Befinden auf emotionaler, psychischer und physischer Ebene bewusst wahr. Dann grenzt du dein Empfinden ein: Wie fühlen sich deine Oberschenkelmuskeln in diesem Augenblick an? Ich laufe einen Schnitt von 5:30 Minuten und bin jetzt richtig im Fluss, wie fühlen sich meine Waden an, meine Oberschenkel … Im Wettkampf denke ich wieder daran zurück. Vor dem inneren Auge laufen dann die eigenen flüssigen Bewegungen ab. Ich sehe mich dann selbst auf dem Fahrrad dahin gleiten, so als ob mein Fuß schwerelose Bewegungen machen würde. „Jetzt fühlt es sich mühelos an.“ Daran solltest du immer denken.

Dave Scott,
sechsfacher Weltmeister
über die Ironman-Distanz

Erstklassige Leistung oder, in unserem Fall, erstklassiger Triathlon, steht für „das Erbringen eines beständig hohen Leistungsniveaus unter Bedingungen, die die höchsten Herausforderungen stellen“. Es gibt in dieser Definition zwei essentielle Wörter. Das erste Schlagwort lautet *beständig*. Wir möchten, dass Sie tagtäglich, Woche für Woche und Monat für Monat ein hohes Niveau an sportlicher Leistung an den Tag legen. Der Begriff der erstklassigen Leistung beinhaltet nicht, zu jeder Zeit ‚voll da‘ zu sein – das ist unmöglich. Vielmehr geht es um sportliche Ergebnisse auf hohem Niveau mit einem Minimum an Höhen und Tiefen, anstelle der großen Leistungsschwankungen, die unter Triathleten so häufig zu beobachten sind. Das zweite Schlagwort ist *Herausforderungen*. Es kann einfach sein, unter idealen Bedingungen gegen ein leichtes Teilnehmerfeld anzutreten und in einem unbedeutenden Wettkampf ein gutes Rennen zu machen. Was die großen Triathleten erfolgreich macht, ist ihre Fähigkeit, unter den schlimmsten Bedingungen, die man sich vorstellen kann, gegen ein überragendes Feld anzutreten und in dem wichtigsten Rennen ihres Lebens ihr Bestes zu geben. Wer auf dieser Leistungsstufe steht, nämlich auf der des erstklassigen Triathlons, wird nicht nur Erfolg haben; er schöpft auch unendlich viel Freude und Befriedigung aus seinen sportlichen Anstrengungen. Na, wenn das kein erstrebenswertes Ziel ist!

Wie entsteht ein erstklassiger Triathlon? Obwohl wir uns hier auf die mentalen Faktoren konzentrieren werden, ist die Psyche nur eines von vielen Puzzlestücken. Man muss auch ein hohes Maß an körperlicher Gesundheit mitbringen: eine gute Kondition, gut ausgeruht, nicht verletzt und nicht krank sein und sich ausgewogen ernähren. Die Techniken müssen gut einstudiert sein, und die Taktik muss sitzen. Wer erst einmal physisch, technisch, taktisch und mental vorbereitet ist, besitzt auch die Fähigkeit, erstklassigen Triathlon zu betreiben.

Haben Sie jemals selbst erlebt, wie sich erstklassiger Triathlon anfühlt? Wissen Sie, wie es ist, auf einer solchen Stufe Sport zu treiben? Hier ein Versuch, die häufigsten Erfahrungen damit zu beschreiben: Alles läuft mühelos ab – angenehm, einfach, natürlich und automatisch. Das Denken ist reduziert, der Körper macht, was er tun soll, und es gibt keine Störungen auf mentaler Ebene. Die Wahrnehmung ist geschärft: Man sieht, hört und fühlt alles deutlicher als sonst. Berufssportler haben uns erzählt, wenn sie erstklassigen Triathlon erlebten, erschienen ihnen die Distanzen kürzer und die Anstiege weniger steil. Sie gingen komplett in der Erfahrung auf und waren voll und ganz auf den Vorgang selbst konzentriert. Es gab nichts mehr, was sie ablenkte, keine unnötigen Gedanken, die sie daran hinderten, ihre Leistung zu erbringen. Sie hatten grenzenlose Energie, ihre Ausdauer schien unerschöpflich, und Müdigkeit spielte einfach keine Rolle mehr. Schließlich erlebten sie, was wir erstklassige Zusammenarbeit nennen: Alles arbeitet im Einklang miteinander. Die physischen, technischen, taktischen und mentalen Aspekte des Sports laufen in einer gezielten Anstrengung zusammen, die Sie zum Ziel führen und das Triathlonerlebnis unvergleichlich werden lassen.

DIE GRUNDEINSTELLUNG

Wer seine Fähigkeiten für erstklassigen Triathlon entwickeln möchte, sollte sich Denkmuster aneignen, auf denen er seine mentalen Fertigkeiten aufbauen kann. Diese sind:

(1) Verhältnis zum Wettkampf: Wie denke ich darüber, was empfinde ich dabei, und wie bereite ich mich darauf vor?

(2) Auffassung von sich selbst als Wettkämpfer/in: Welche Leistungen erbringe ich im Training und in Wettkämpfen?

(3) Einstellung zu Erfolg und Misserfolg: Was bedeuten für mich Erfolg und Misserfolg, und welche grundlegende Rolle spielt Erfolg ebenso wie Misserfolg, um mich zum besten Athleten zu machen, der ich sein kann?

Wer sich über diese Standpunkte im Klaren ist, wird es einfacher haben, den mentalen Wettkampf zu gewinnen und erstklassigen Triathlon zu betreiben.

DAS PERSÖNLICHE VERHÄLTNIS ZUM TRIATHLON

Triathlon ist Ihnen wichtig. Sie investieren eine Menge Zeit und Mühe in Ihr Triathlontraining und die Wettkämpfe. Sie geben in jeder Schwimm-, Rad- und Lauftrainingseinheit Ihr Bestes. Ein schwerfälliger Trainingstag oder ein schwacher Wettkampf hinterlässt bei Ihnen ein Gefühl der Enttäuschung. Dieses Gefühl ist normal, weil Ihnen der Triathlon etwas bedeutet, und es motiviert Sie dazu, es in Zukunft besser zu machen.

An einem bestimmten Punkt kann es jedoch passieren, dass sich dieses Verhältnis ändert und dass die Gefühle für den Triathlon die persönlichen Trainings- und Wettkampfleistungen beeinträchtigen. Eines der gefährlichsten Wörter im Triathlon hat nur zwei Buchstaben: Z und U, ZU. Die Teilnahme an einem Triathlonwettkampf sollte Ihnen am Herzen liegen, aber nicht ZU sehr. Der Triathlon sollte wichtig sein, aber nicht ZU sehr. Sie sollten versuchen, Ihr Bestes zu geben, es damit aber nicht übertreiben.

In der ‚Zu-Zone‘ leistet der Triathlon keinen positiven Beitrag mehr zum Leben – er ist das Leben selbst geworden! Er steht nicht mehr für Spaß und Ziele, sondern für das gesamte Ego – d.h. was jemand über sich als Person denkt. Wer sich nach einem schlechten Training oder Wettkampf schlecht fühlt und über diese Fehlschläge lange grübelt oder gar bedrückt und mutlos wird, sollte unbedingt innehalten und seine Einstellung zum Triathlon wieder ins rechte Verhältnis rücken. Er muss das, was ihm der Triathlon bedeutet, neu bewerten: die Rolle, die dieser Sport in seinem Leben spielt und wie er sein Wohlbefinden und Glücksempfinden beeinflusst. Er wird möglicherweise zu dem Schluss kommen, dass der Triathlon eine zu große Rolle in seinem Leben spielt. Wenn der Triathlon

Ich bin nicht verrückt danach zu siegen oder so; ich versuche nur, mein Bestes zu geben und den Tag zu genießen. Deshalb mache ich jedes Jahr mit, einfach nur, um Spaß zu haben. Ich bin zu alt, um mich da richtig reinzuknien, aber ich mag Wettkämpfe und gebe gern mein Bestes – unabhängig davon, wie alt ich bin.

Missy LeStrange, zehnfache Altersklassensiegerin über die Ironman-Distanz so wichtig geworden ist, dass er bestimmt, wie jemand über sich selbst denkt, dann kann diese Einstellung seinen Triathlonzielen im Weg stehen und die Freude an diesem Sport bedeutend schmälern.

Wenn Sie beste Leistungen erbringen und dabei Spaß haben möchten, dann müssen Sie Triathlon als Teil eines Ganzen sehen. Rufen Sie sich ins Gedächtnis, warum Sie an Wettkämpfen teilnehmen: weil es Spaß macht, weil Sie das Training genießen, weil es ist eine tolle Möglichkeit ist, unter Menschen zu kommen, weil es Sie mit Stolz und Genugtuung erfüllt, diese Sportart zu beherrschen, und weil Sie Freude am Wettkampf und an Erfolgen haben. Triathlon ist ein gesunder Beitrag zu einem ausgewogenen Leben, eine körperliche, geistige und soziale Bereicherung. Kurzum: Wer Spaß am Triathlon hat, strengt sich bestmöglich an, genießt den Entwicklungsprozess – und wird seine Ziele erreichen.

HÖHEN UND TIEFEN

Zur richtigen Einstellung in Wettkämpfen gehört im erstklassigen Triathlon ein weiterer Aspekt: die Leistungsschwankungen in dieser Sportart erkennen und akzeptieren lernen. In der Geschichte des Triathlons haben nur wenige Athleten völlig oder nahezu perfekte Saisons gehabt. Sogar die besten Triathleten erleben Höhen und Tiefen innerhalb einer Saison. Sie sollten sich jedoch nicht darauf konzentrieren, ob Sie Höhen und Tiefen haben, sondern viel eher darauf, wie hoch Ihre Leistungskurve steigt und wie tief sie fällt – und wie Sie darauf reagieren. *Mentales Training für Triathleten und alle Ausdauersportler* möchte Ihnen dabei helfen, die Ausschläge Ihrer Leistungskurve innerhalb einer Saison zu glätten.

Wer so eine Periode mit Leistungstiefs durchmacht, geht leicht einmal hart mit sich selbst ins Gericht. Möglicherweise fühlen Sie sich enttäuscht und wissen nicht, wie Sie diesen Abwärtstrend um-

> *Durch langjährige Erfahrung habe ich gelernt, mit den Höhen und Tiefen umzugehen. Schließlich nehme ich Jahr für Jahr an Wettkämpfen teil – gegen Jung und Alt, über kurze und lange Distanzen, auf flachen und hügeligen Strecken. Ich habe alle erdenklichen Wettkampfbedingungen erlebt: Hitze, Feuchtigkeit, Kälte, Nässe, Schnee … ich musste da überall durch und habe gelernt, damit umzugehen.*
>
> Pete Kain, dreifacher Altersklassensieger bei den ITU-Weltmeisterschaften

kehren können. Womöglich möchten Sie ganz aufgeben. Diese Talfahrt anzuhalten und zu einem hohen Leistungsniveau zurückzufinden, ist eine essentielle Fertigkeit, die Triathleten haben müssen. Erfolgreiche Triathleten wissen, wie sie ihren Leistungsabfall stoppen und eine positive Einstellung wiedergewinnen können, mit positiven Gefühlen und guten Ergebnissen.

Der erste Schritt, um diese Phasen des Leistungsrückgangs (und eventuell daraus resultierender Niedergeschlagenheit) umzukehren, besteht darin, die Höhen und Tiefen im rechten Licht zu betrachten und sich klar zu machen, dass sie natürliche und periodisch wiederkehrende Bestandteile dieser sportlichen Disziplin sind. Diese Einstellung vermindert den Leistungsdruck in solchen Momenten der Niedergeschlagenheit und minimiert Frust und Enttäuschung. Das hilft, positiv und motiviert zu bleiben. Am wichtigsten ist es, nie aufzugeben, sich weiter auf seine Triathlonziele zu konzentrieren und nach den Ursachen für diese ‚Durchhänger‘ zu suchen. Mit einer positiven Einstellung zu Ihren Leistungshöhen und -tiefen werden Sie die Tiefen kurz halten und schnell zu den Höhen zurückkehren können.

EINE FRAGE DER LIEBE

Man verliert schnell einmal aus den Augen, warum man eigentlich Triathlon betreibt. Da sind all die Wettkämpfe, die Konkurrenz und die kleinen Vorbereitungen. Da sind die coolen Räder und die ganze unverzichtbare Ausrüstung, die man als Triathlet haben muss. Da sind die fitten und braungebrannten Körper. Wer sich auf diese äußerlichen Aspekte des Triathlons konzentriert, kann die tiefer liegenden und bedeutsameren Beweggründe für seine Teilnahme aus den Augen verlieren. Wenn die äußerlichen Seiten des Sports in Ihrer Wahrnehmung die Oberhand gewinnen, rufen Sie sich in Erinnerung, was Ihnen der Triathlon eigentlich bedeutet.

Im Grunde ist Triathlon ein Kinderspiel. Man tut das, was man schon als Kind gerne getan hat: Schwimmen, Radfahren und Laufen. Wer läuft, schwimmt oder Rad fährt, kann die Einfachheit und Unverfälschtheit der Kinderzeit wieder spüren, sich daran erinnern, wie viel Lust und Freude er dabei empfand. Es ging damals nicht darum, der beste Schwimmer oder die schnellste Läuferin zu sein, es ging nicht darum, sich selbst im Training zu Höchstleistungen anzutreiben oder gute Wettkampfergebnisse einzufahren. Es ging viel eher um die Lust, im Wasser herumzuplanschen, das Vergnügen, mit dem Fahrrad die Straße hinabzusausen oder ums Haus zu flitzen. Auch als erwachsener Triathlet können Sie immer noch diese unbändige Lust an der Bewegung verspüren. Und die Freundschaften, die beim Triathlon entstehen, können genauso bereichernd sein und Spaß bringen. Der Triathlon kann Sie bewegen, inspirieren, als Person wachsen lassen und förderlich für alle Aspekte Ihres Lebens sein.

Ich musste einfach meine Wettkampfeinstellung ändern. Und das tat ich auch; es war zwar ein langer Prozess, aber schließlich schaffte ich es. Dabei wurde mir bewusst, warum genau ich diesen Sport mache. Eine Weile lang war er zu einer Art Geschäft geworden, und ich hatte einfach keinen Spaß mehr daran. Jetzt auf einmal betreibe ich den Sport nur, weil ich ihn liebe. Während der diversen Leistungstiefs ist mir all das bewusst geworden.

Peter Reid, dreifacher Weltmeister über die Ironman-Distanz

ERSTKLASSIGER TRIATHLON BEI ERFOLG UND MISSERFOLG

Die persönliche Auffassung von Erfolg und Misserfolg bestimmt die Fähigkeit, beständig sein Bestes zu geben und den Sport zu genießen. Zu häufig werden Erfolg und Misserfolg in unserem Kulturkreis zu eng definiert: Wer siegt, ist erfolgreich, wer nicht siegt, hat versagt. Ein wunderbarer Aspekt des Triathlons ist, dass in jedem Wettkampf jeder Einzelne erfolgreich sein kann. Für manche Triathleten ist die Tatsache, dass sie sich an ihr Trainingsprogramm gehalten haben und an den Start gegangen sind, schon ein Erfolg. Für andere ist das Absolvieren einer Strecke, die ihnen früher unvorstellbar erschien, ein Erfolg. Für wiederum andere kann Erfolg gleichbedeutend sein mit einer persönlichen Bestmarke über eine bestimmte Distanz. Und für ein paar wenige ist ein Sieg in der Altersklasse, eine Quali für Hawaii oder ein Wettkampfsieg ein Erfolg. Mit dieser Erkenntnis im Hinterkopf lautet unsere Definition von Erfolg: sich bestmöglich anstrengen, die beste Leistung liefern, zu der man fähig ist, und die Wettkampferfahrung genießen. Jeder kann Erfolg anders definieren. Deshalb hat auch jeder die Macht, Erfolgserlebnisse nach seinen eigenen Vorstellungen zu suchen und zu finden.

Es gibt unter Triathleten viele Mythen und Missverständnisse zum Thema Erfolg und Misserfolg. Viele glauben, die einzige Art, Erfolg zu haben, sei, schon immer erfolgreich gewesen zu sein und dass Erfolgsmenschen selten scheitern können. Doch Tatsache ist: Die meisten erfolgreichen Triathleten hatten auf dem Weg zum Erfolg regelmäßige und öfter sogar riesige Misserfolge. Denken wir an Peter Reids Einbruch bei der Ironman®-Weltmeisterschaft 2001, nach dem er beinahe seine sportliche Karriere beendet hätte, bevor er 2002 auf Hawaii Zweiter wurde und 2003 seinen dritten Titel gewann. In Wirklichkeit sind sowohl gute als auch schlechte Leistungen für einen konstanten Erfolg wichtig.

Schlechte Trainings- und Wettkampfleistungen sind ein Zeichen dafür, wie wir vorankommen. Sie machen uns darauf aufmerksam, was wir gut machen und, wichtiger noch, was wir verbessern müssen. Rückschläge zeigen uns ebenso, was nicht funktioniert. Außerdem sind schlechte Leistungen gute Lehrmeister: Sie lehren, wie wir positiv auf Widrigkeiten reagieren können, die ja nun einmal zum Triathlon gehören. Und schließlich bringen uns Rückschläge bei, Demut zu empfinden und die Fähigkeiten zu schätzen, die nötig sind, um erfolgreich zu sein. Wegen der häufigen und unterschiedlichen Herausforderungen, mit denen wir im Triathlon konfrontiert werden, und aufgrund der regelmäßigen und oft schmerzvollen Lehren, die er uns erteilt, entwickeln wir einen gesunden Respekt vor diesem Sport. Statt uns durch eine schwache Leistung entmutigen zu lassen, sollten wir uns also darauf konzentrieren, wie wir dadurch zu einem besseren Triathleten werden.

Ich weiß, es klingt wie ein Klischee, wenn man sagt: „Gib Dein Bestes.“ Aber mehr als das kann man nicht tun. Wer ‚im Oberstübchen‘ stark ist, macht auch ein gutes Rennen. Konzentriere dich auf dich selbst, mach' einfach mit und probier' es aus.

Spencer Smith,
dreifacher ITU-Weltmeister

Natürlich sind allzu häufige Misserfolge niederschmetternd. Jeder braucht Erfolgserlebnisse, um sich als Triathlet/in zu verbessern. Erfolg erzeugt Selbstvertrauen und stärkt den Glauben an sich selbst. Andererseits kann allzu häufiger Erfolg problematisch sein: Er kann zur Selbstgenügsamkeit führen. Wer ständig erfolgreich ist, ist nicht sehr motiviert, sich zu verbessern. Früher oder später aber wird er anderen Sportlern begegnen, die genau so gut oder besser als er sind. Und weil er keine Zeit und Mühe in die Verbesserung seiner Leistung gesteckt hat, wird er gegen diese Athleten keinen Erfolg haben. Kontinuierlicher Erfolg kann außerdem für Bereiche blind machen, die verbesserungswürdig sind. Wenn Sie die wertvollen Lektionen aus Erfolg und Misserfolg lernen, werden Sie die richtige Einstellung für einen erstklassigen Triathlon erlangen.

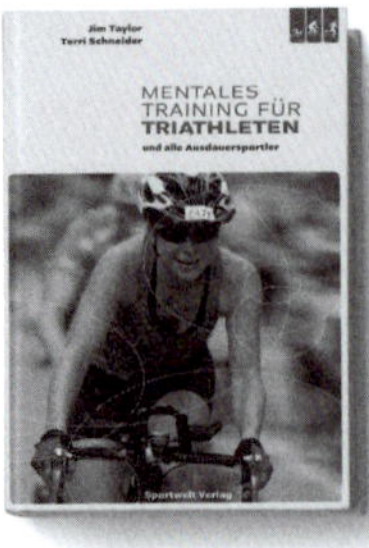

Mentales Training für Triathleten und alle Ausdauersportler

von Jim Taylor und Terri Schneider

352 Seiten, 22,95 EUR
ISBN 978-3-9811428-0-8
www.sportwelt-verlag.de

„Wer nur seinen Körper trainiert, verliert!“

Von zwei Sportlern mit den gleichen körperlichen Voraussetzungen und der gleichen Ausrüstung wird bei einem Kopf-an-Kopf-Rennen stets derjenige gewinnen, der mental besser vorbereitet ist.
Und genau wie die körperliche Leistung nur durch konsequentes Training gesteigert wird, erfordert es viel Zeit und eine gezielte Vorbereitung, seine mentale Leistungsfähigkeit zu entwickeln.

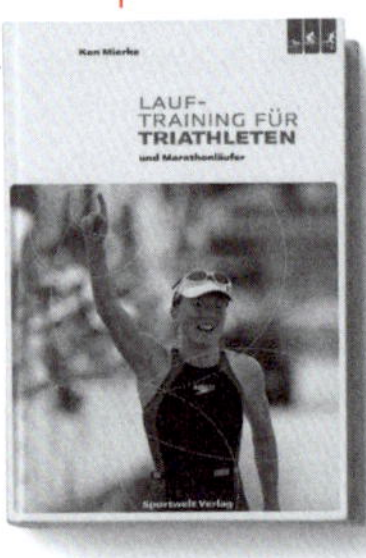

Lauftraining für Triathleten und Marathonläufer

von Ken Mierke

370 Seiten, 24,95 EUR
ISBN 978-3-9811428-2-2
www.sportwelt-verlag.de

„Auch ein Weg von 26,2 Meilen beginnt mit einem Schritt.“

Zwar braucht man zum Laufen nichts als ein Paar Laufschuhe – aber um dauerhaft verletzungsfrei und schnell zu laufen, sind ein gesunder Laufstil und eine energiesparende Technik unerlässlich. Je austrainierter ein Körper bereits ist, desto größere Leistungssprünge lassen sich durch eine verbesserte Effizienz erzielen, als mit irgendeiner Änderung des Trainingsplans.

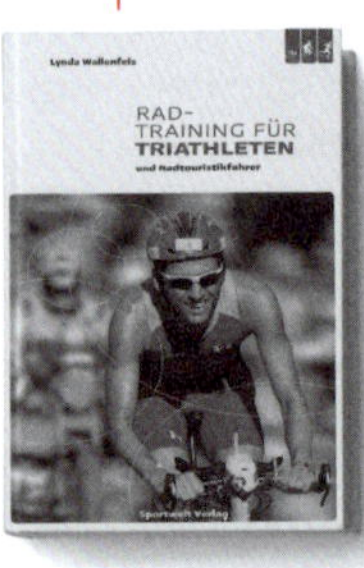

Radtraining für Triathleten und Radtouristikfahrer

von Lynda Wallenfels

254 Seiten, 22,95 EUR
ISBN 978-3-9811428-3-9
www.sportwelt-verlag.de

„Es geht nicht darum, das Rad neu zu erfinden – sondern es zu benutzen.“

Radexpertin Lynda Wallenfels gibt in diesem ebenso kompakten wie umfassenden Buch wertvolle Tipps zur richtigen Auswahl und Einstellung des Materials, wie Sie mit den wichtigsten Dehn- und Kräftigungsübungen leistungsmindernde Haltungsschwächen vermeiden und mit ausgewählten Übungen Ihre Tritttechnik verbessern. So lassen sich bei jedem Wettkampf ein paar „kostenlose Stundenkilometer“ herausholen.

Trainingspläne für Triathleten und andere Ausdauersportler

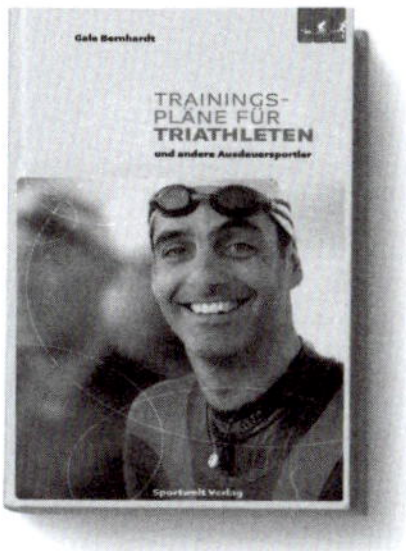

von Gale Bernhardt

380 Seiten, 26,95 EUR
ISBN 978-3-9811428-4-6
www.sportwelt-verlag.de

„Ein Plan funktioniert nur, wenn man sich an ihn hält!"

Sie haben ein Ziel, aber nur wenig Zeit? Oder Sie haben viel Zeit und möchten wissen, wie Sie Ihr Ziel am besten erreichen können? In beiden Fällen ist das Trainingsbuch von Gale Bernhardt die perfekte Lösung.
Egal, ob Sie ein Läufer oder Radfahrer sind und einmal einen Duathlon bestreiten, als Triathlet das Abenteuer der Langdistanz angehen oder sich in nur wenigen Wochen für einen kürzeren Wettkampf fit machen möchten – Sie finden in jedem Fall den für Sie geeigneten Trainingsplan.

Krafttraining für Triathleten

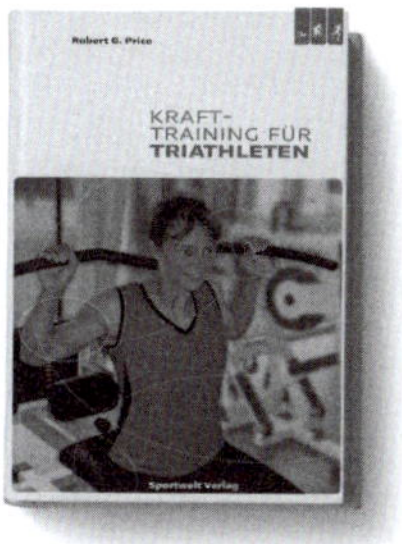

von Robert G. Price

202 Seiten, 22,95 EUR
ISBN 978-3-9811428-9-1
www.sportwelt-verlag.de

„Volle Kraft voraus!"

Gezieltes Krafttraining ist für jeden ambitionierten Triathleten ein Muss – nicht nur in der wettkampffreien Zeit!
Ein kräftiger Rumpf stabilisiert den Körper und garantiert, dass all Ihre Energie in die Fortbewegung fließt. Kräftige Sehnen und Bänder sind die Voraussetzung für eine verletzungsfreie Saison. Und kräftige Arme und Beine? Nun, die sorgen dafür, dass Sie Ihrer Konkurrenz im Freiwasser davonschwimmen, am Berg ein Schnippchen schlagen und im Zielsprint mehr als nur eine Nasenlänge voraus sind.

Der Lauf meines Lebens – Im Kampf gegen den Krebs zur Ironwoman

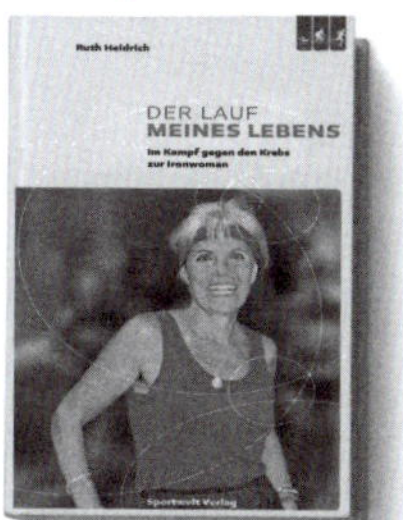

von Ruth Heidrich

208 Seiten, 19,90 EUR,
ISBN 978-3-9811428-7-7
www.sportwelt-verlag.de

„Carpe diem – nutze den Tag!"

Als bei Ruth Heidrich im Alter von 47 Jahren Brustkrebs diagnostiziert wird, geht sie in die Offensive: Sie verzichtet ab sofort auf tierische Nahrungsmittel und sucht sich ein ungeahntes sportliches Ziel – einen Ironman-Triathlon. Mit ihrer lebensbejahenden Haltung und einem unglaublichen Durchhaltevermögen stellt sie sich der Herausforderung von 3,8 Kilometern Schwimmen, 180 Kilometern Radfahren und 42,2 Kilometern Laufen.
Begleiten Sie die sympathische Hawaiianerin auf ihrem Weg voller Höhen und Tiefen.

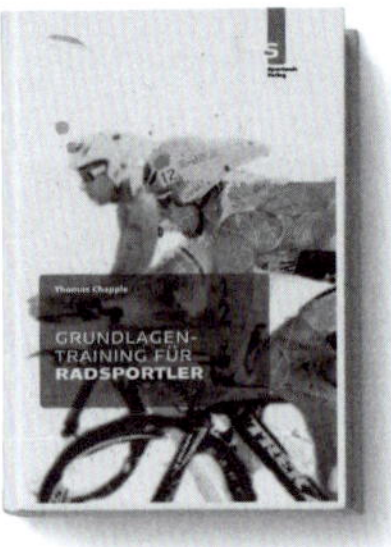

Grundlagentraining für Radsportler

von Thomas Chapple

382 Seiten
24,95 EUR
ISBN 978-3-9811428-8-4
www.sportwelt-verlag.de

„Trainieren Sie nicht härter, sondern intelligenter!“

Was macht ein Haus ohne stabiles Fundament? Nun, es stürzt früher oder später ein. Genauso entscheidend wie beim Hausbau ist eine solide Grundlage auch für Radsportler, die beim wichtigsten Rennen ihrer Saison top in Form sein wollen. Das Grundlagentraining ist also für jeden ambitionierten Radsportler die wichtigste Phase des Jahres. Dabei ist es notwendig, sich früh in der Saison viel Zeit zu lassen und locker zu trainieren, um später in der Wettkampfphase richtig schnell zu sein. Verbessern Sie also zunächst Ihre Ausdauer, Kraft und Effizienz, bevor Sie mit wettkampfspezifischen Belastungen für den letzten Schliff sorgen.

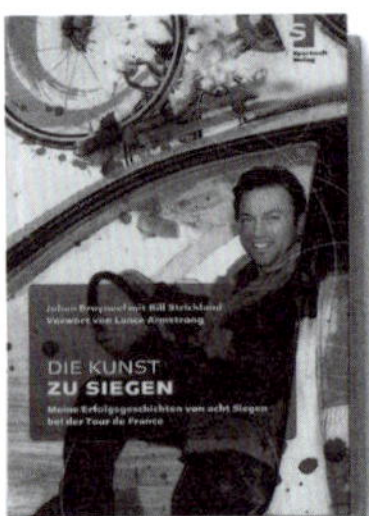

Die Kunst zu siegen – Meine Erfolgsgeschichten von acht Siegen bei der Tour de France

von Johan Bruyneel mit Bill Strickland

256 Seiten, 18,95 EUR,
ISBN 978-3-941297-01-2
www.sportwelt-verlag.de

„Du musst ins Gelingen verliebt sein, nicht ins Scheitern!“

In diesem Buch gibt Johan Bruyneel teils äußerst intime Einblicke in sein Seelenleben: wie der Tod des Vaters vor der Tour de France 1993 fast zum Verzicht auf den Start geführt hätte, ihn dann jedoch zum generalstabsmäßig geplanten Sieg auf der 6. Etappe brachte; wie Lance Armstrong in ähnlicher Weise mit einem Husarenritt auf den Tod seines Teamkollegen Fabio Casartelli reagierte; wie Bruyneel und Armstrong gemeinsam immer wieder unkonventionelle Trainingsmethoden einführten und sich selbst in Frage stellten; wie Bruyneel mit immer neuen taktischen Geniestreichen die Konkurrenz in die Schranken verwies; und wie ihn die schmerzhafte Saison 2006 erst recht die Kunst zu siegen gelehrt hat.
Dieser Blick hinter die Kulissen ist ebenso spannend wie kurzweilig zu lesen – ein Muss für jeden Fan des Radsports.

Diese und viele weitere Titel unter **www.sportwelt-verlag.de**

Lieferung innerhalb Deutschlands portofrei. Bestellungen bitte an:
Herold Auslieferung & Service GmbH, Raiffeisenallee 10, 82041 Oberhaching,
Tel.: 0049-(0)89-613871-16, Fax: 0049-(0)89-613871-5516, herold@herold-va.de,
www.herold-va.de